自分を愛して！

病気と不調があなたに伝える
〈からだ〉からのメッセージ

リズ・ブルボー 著
Lise Bourbeau

浅岡夢二 訳
Yumeji Asaoka

Ton corps dit : Aime-toi !

ハート出版

感謝の言葉

私にメタフィジックなものの見方を教えてくださった
すべての人たちに心から感謝します。
特に、アメリカ合衆国のルイーズ・Ｌ・ヘイに感謝しています。
彼女は、私にメタフィジックなものの見方を教えてくれた最初の人でした。

また、私と一緒に働いてくださっている
ＥＴＣセンターのスタッフに感謝します。
彼らがいるおかげで、私は、病気や不調の意味を読み解く力を
絶えず向上させることができています。

モニカ・ブルボー・シールズ、オデット・ペルチエ、
ベルナール・コンブそしてロレット・シールに感謝します。
彼らはこの本を作る過程で、私をいろいろと助けてくれました。

また、特に、医学博士のリュック・リュピアン氏に感謝を捧げます。
リュピアン博士は、健康とは何かということに深い関心を持ち、
私がこの本で病気の描写をする時に
多くの適確なアドバイスをしてくださいました。

最後に、ＥＴＣセンターの研修に参加してくださった
すべての人たちに、心からの大きな感謝を捧げます。
彼らがいてくださったおかげで、私はこの本の大部分を書くことができました。
彼らは私の教えを実践することによって、病気や不調を癒し、
私の教えの有効性を証明してくれたのです。

愛をこめて

リズ・ブルボー

もしあなたが健康を望むのなら、
あなたは病気の原因を取り除くための
心の準備ができていなくてはならない。
その時、はじめて、私はあなたを助けることができる。

ヒポクラテス

はじめに

私は、一五年のあいだ、メタフィジックな領域でさまざまな体験をし、また、さまざまな探求を行なってきました。その結果、今、そのことに関して新たな書物を書くことにしました。

心身医学とは、心（＝魂）とからだの両面から病気に取り組む医学です。すでに現代西洋医学においてさえ、病気のうちの七五パーセントは心身医学的なものである、とされています。つまり、それほど多くの病気の原因が、感情や心にあると見なされているのです。一方で、心身医学的な発想は、一般にはまだそれほど受け入れられていません。

多くの人は、「あなたの病気の原因は心にあるのですよ」、と言われると、なんだか侮辱されたように感じるのです。「あなたの病気は単なる気のせいである」、と言われたような感じがするからです。あるいは、自分の病気は何かおかしなものである、と言われたように感じるのです。そして、心の中にある病気の原因について考えることをやめてしまいます。

私が病気や不調に関して〈メタフィジック〉という言葉を使うのはそのためです。メタフィジックというのは、〈物質を超えたレベルを見る〉、ということです。

私も、みなさんと同じように、進化途上の人間です。絶えず学び続け、変化し続けています。そのおかげで、さまざまなことが、よりはっきりと見えるようになってきました。

私は、人に教えれば教えるほど、自分自身に教えることになります。私がこの一五年間で発見したことは、あまりにも素晴らしいので、私はそれをあなた方と分かち合わずにはいられません。

この本は辞書に似た体裁をとっています。そして、この本を参照すれば、何か病気を持っている人、不調を持っている人は、短時間で、簡単に、その病気や不調の原因を探ることができるのです。

病気や不調が現われるのは、私たちが自分のためにならない考え方をしていることを、からだが私たちに教えようとしているからである、と考えてください。

私たちは、無意識の内に、自分のためにならない考え方をしています。そして、そうした考え方は、私たちの生存を脅《おびや》かすのです。不調が現われるのは、からだが私たちに、「そろそろ、そんな考え方はやめたほうがいいですよ」と告げている、ということなのです。私たちが、肉体面、感情面、精神面で限界に来ている、ということを告げようとしているのです。

私の他の本でもそうですが、私はこの本でも、なるべく打ち解けた口調で語るつもりです。そうすることで、私はあなたと仲良くなり、手を取り合って、一緒に病気や不調の原因を探りたいからです。

あなたが〈メタフィジック〉な手法のことをこの本で初めて知ったとすれば、あなたはその手法を、いささか単純すぎると思うかもしれません。あなたはたぶん、次のように考えるでしょう。

「いったい、リズは、どこからこんな知識を仕入れたのかしら？」

「こんなこと、とてもじゃないけど信じられないわ」

あなたの反応は正しいのです。そうです。あなたは、本で読んだことを簡単に信じるべきではありません。でも、だからといって、すべてを拒絶すればそれですむというわけでもありません。

あなたは心を開いて本を読み、次のように考えることもできるのです。

「もしかすると、この本には、本当のことが書かれているかもしれない。少なくとも、私にとって役立つことが書かれている可能性はある」

現代のように西洋医学が支配的になる前は、メタフィジックな手法がもっとさかんに行なわれていたのです。また、メタフィジックな手法は、精神分析学が登場したあとで、ふたたび取り上げられるようになりました。フロイト自身も、からだと心は深く結びついている、と主張しています。

フロイトの教え子であるユングは、次のように言っています。

「表面意識と潜在意識が絶えず影響し合っているように、からだと心も絶えず影響し合っている」

彼がこう言ったのは、今からもう五〇年以上も前のことです。それ以来、ウィルヘルム・ライヒ、ピエラコス、フリッツ・パールズ、ルイーズ・L・ヘイ、そしてそれ以外にも多くの人たちが、メタフィジックな手法の再興に力を尽くしてきたのです。

残念なことですが、現代西洋医学の医師たちは（時には、自然療法家たちでさえも）、病気を、人間が幸せになるのを邪魔だてする悪《あ》しき存在である、と見なしていますですから、彼らは病気に対して〈戦い〉をいどむのです。しかし、彼らは、病気の本当の〈原因〉をなくそうとするのではなく、単に〈症状〉を消そうとするだけなのです。

それは、車のダッシュボードに警告ランプがついた時、その原因をなくそうとするのではなく、そのランプを消しただけで車が直ったとする態度と同じなのです。しかし、いくらランプを消したところで、その車は直っていませんから、そのまま走り続ければいずれ車は故障してしまうでしょう。

同様に、病気の症状だけ消したところで、その原因は取り除かれていないわけですから、そのまま生きていけば、やがてもっと重い病気になって現われてくるだけです。

大変ありがたいことに、私は、病気というのは、私たちの人生を立て直すための〈贈り物〉である、ということに気づきました。

確かに、〈物質体〉――つまり肉体――は病気の原因ではないのです。物質体は、それ自体では何ものでもありません。魂――つまりスピリット――から流れ出る生命力こそが、肉体を維持しているのです。肉体は、私たちの内面で起こっていることを反映しているに過ぎません。

ですから、病気になった肉体というのは、もとの平衡状態を取り戻そうとしているだけなのです。というのも、肉体の本来の状態は健康な状態であるからです。

そうしたことは、〈感情体〉、そして〈精神体〉に関しても同様に言えるでしょう。

以上の考え方に従うことで、あなたが失うものは何もありません。いや、何も失わないどころか、病気の本当の原因、そしてその解決法を知ることができるのです。

ただ、あなたのエゴは、病気の解決方法を手に入れることに対して、とても大きな抵抗を示すはずです。というのも、このメタフィジックな手法は、あなたの生き方を問い、あなたの〈間違った信念〉に変更を迫るからです。エゴはそれをすごく嫌います。

では、エゴとは何でしょうか？

エゴとは、端的に言って、あなたの過去の記憶なのです。長い年月のあいだに、あなたの記憶が主導権を握り、あなたの人格を支配するようになってしまったのです。

あなたが出来事をどのようにとらえるかというその見方が、記憶の中に保存されてきました。その出来事が特別に幸福だったり不幸だったりすると、あなたはそれを記憶に強く刻印することになります。

そうした記憶に基づいてあなたは結論を出します。そして、その結論にもとづいて、あなたは自分の行動を決めるのです。

もし出来事が不幸であったのなら、あなたはそうした不幸を避けようとし、出来事が幸福であったのなら、あなたはそうした幸福をくり返し味わおうとします。

そうした記憶はあなたの中でさまざまな〈人格〉を形づくります。そして、それらの人格自体が、生き延びようとする意志を備えるに至るのです。

記憶がよみがえって人生を方向づけるたびに、あなたは、それらの人格にエネルギーを与えることになり、そのエネルギーがそれらの人格の栄養になります。

それらの人格は実体を持っています。人間の普通の人格とまったく同じなのです。そして、あなたに語りかけることができます。あなたの心の中であなたにささやきかける無数の小さな声が、実はそうした人格たちなのです。

一方、あなたが何かを信じたのは、それを信じることによってさらに幸福になれる、と考えたからです。しかし、残念なことに、幼い頃そのようにして信じ込んだことの大部分が、現在、役に立たなくなっています。ただ、ほとんどの人はそのことに気づいていません。

それでは、具体的な例をあげてみましょう。今ここに、小さな男の子がいるとします。この子は本をうまく音読することができません。そのために、先生から次のように言われました。

「きみは何をやっても、うまくできないんだね。いつも、ぼーっとしてばかりいて。きみみたいな人間は、まともに生きることなんか、とてもできないだろう」

この子は、そう言われて、すごくつらい思いをします。それは当然のことでしょう。しかし、くり返し同じことを言われているうちに、やがて、それをそのまま信じ込んでしまいます。

そうすると、それ以来、何かをやろうとした時に、必ずその声が聞こえてきて、この子は完全にやる気を失ってしまうのです。しかもその声は、彼が何かをやって、うまくできず、そして苦しむのをあらかじめ防いでやっているつもりなのです！

その声を聞きながら大きくなったこの子は、大人になっても、「あなたは何ひとつ上手にできないんですね」と人から言われないために、新しいことには絶対に挑戦しないようになりました。

今では彼のエゴの一部をなしているこの〈信念〉は、彼に何もさせないように、絶えず、次のような言いわけをささやき続けています。

「そんなことにはまったく興味がない」

「気が変わったんだ」

「まだやるべき時期が来ていない」

そうした考え方が、大人になったこの子にとってまったく役立たないことは、言うまでもないことでしょう。

エゴは何百にも達するこの種の〈思い込み〉から作られています。ですから、私たちはそのことを自覚しなければなりません。そうしないと、私たちは、自分が本当に望んでいることを実現することができないからです。〈本当の自分〉をこの世の中に表わすことができないのです

以上のことから、次の結論を出すことができるでしょう。

「私たちの不調や病気は、私たちがエゴに完全に支配されているために起こる」

実際、私たちがエゴに支配されている限り、私たちは、永久に、自分が本当になりたい存在になることができません。私たちの欲求がエゴによってブロックされているからです。そして、やがて、私たちのからだにもブロックが生じ、それが不調や病気として現われてくるのです。

それでは、さらに、具体的な例をあげてみましょう。

ある時、若いお母さんが私のところに相談に来ました。右腕の腱《けん》が痛くてたまらない、というのです。

そこで、私は、その結果として何ができなくなったのかを尋《たず》ねました。

すると、彼女は、テニスができなくなった、と答えました。

彼女の立場であれば、他のことができなくなった、と答えることも可能です。たとえば、子どもを抱くことができなくなったとか、家事を行なうことができなくなった、と答えることもできたはずなので

す。

ある痛みや不調が原因で、何ができなくなったかを尋ねると、その痛みや不調の原因が簡単に分かることがあります。私はこのお母さんの答えを聞いていて、この人は本当はテニスをしたくないと思っている、ということがすぐに分かりました。

そこで、私は彼女に、どうしてテニスクラブに登録したのかと尋ねてみました。すると、彼女は、ただ単純に楽しみたかったから、と答えました。実業家の夫と二人の子どもがいて、人生が少しばかり退屈に感じられるようになっていた、と言うのです。

さらに質問を続けるうちに、彼女が他の三人の女性に誘われて二組のチームを作り、毎週、かなり激しい試合をするようになっていた、ということが分かりました。

ほんの気晴らしのつもりで入ったのに、猛烈な試合をするはめになってしまったのです。そして、彼女がちょっとでも失敗すると、パートナーからさんざん文句を言われるようになっていたのです。

ところが腱鞘炎《けんしょうえん》になったために、彼女は、必然的にテニスをやめざるを得なくなりました。そのことを指摘すると、彼女は、相手に嫌われるのが怖くて、自分からテニスの試合をしたくないとは言えなかった、ということに気づきました。

彼女のエゴは、どんなことでもまじめにやらなければならない、単なる娯楽のため、遊びのためにテニスをやってはならない、と信じ込んでいたのです。

さらに、彼女は、自分の母親が同じ〈思い込み〉を持っていたことも思い出しました。彼女の母親もまた、自分自身に対して非常に厳しい人間だったのです。

この腱鞘炎は、彼女に、テニスをやめなさいと言っていたのではないのです。そうではなくて、遊ぶことに関する〈思い込み〉を変えた方がいいですよ、と彼女に教えようとしていたのです。

私たちは何か苦しいことが起こると、「これは、何かをしなさい、あるいは何かをしてはならない、ということだろう」と考えがちです。

たとえば、このお母さんも、次のように考える可能性がありました。

「肘《ひじ》の痛みは、私に、もうテニスはやめたほうがよい、と訴えているんだわ」

でも、注意してください！　そういう考え方こそエゴの戦略なのです。あなたがそう考えている限り、あなたは自分の〈思い込み〉を改めずにすむからです。しかし、あなたが本当になすべきなのは、自分の〈思い込み〉を変えることなのです。

エゴは、自分の信じていることこそが、最もあなたのためになる、と思い込んでいます。

自分の不調あるいは病気が、純粋に肉体的なものだと思われる時こそ、特に注意が必要です。そうした例をいくつかあげてみましょう。

・ビタミン不足で病気になったが、ビタミンを補《おぎな》ったところ、すぐにその病気が治《なお》った。
・道で転んで、腕を骨折した。
・チョコレートを食べすぎて、消化不良になった。
・運動をしすぎたために、その後何日か筋肉痛に見舞われた。

こうした例を見ると、私たちは、どうしても原因を純粋に肉体的なものと考えがちです。しかし、実際には、〈物質体〉（＝肉体）、〈感情体〉そして〈精神体〉は、分かちがたく密接に結びついているのです。

それにもかかわらず、エゴは、あなたが、問題の原因を外側の世界に探すことを絶対的に望んでいます。エゴは、病気の本当の原因である自分の〈思い込み〉にあなたが気づくことを、極度に恐《おそ》れているのです。

エゴには、私たちの人生を導く力がないことを知っておいてください。エゴは、私たちの本当のニーズを知ることができません。なぜなら、エゴは過去の記憶だけに基づいて機能するからです。エゴとは、私たちの左脳が作り上げた幻想以外の何物でもありません。

エゴは、それ自身、生き延びようとする意志を持っていますが、あなたが〈思い込み〉にとらわれていなければ、あなたがエゴに引きずり回されることはありません。これはとても大切なことなので、私は、自分の本の中でくり返しそのことに触れています。

あらゆる人間はエゴを持っています。そして、あらゆる病気や不調は、例外なく、エゴの座である〈感情体〉や〈精神体〉と関係しているのです。

病気や不調は〈物質体〉のレベルにしか関わっていない、と主張することは、人間には〈感情体〉や〈精神体〉がない、と主張することと同じです。

私たち人間の物質世界における成長・進化は、〈物質体《フィジカル・ボディ》〉、〈感情体《エモーショナル・ボディ》〉、〈精神体《メンタル・ボディ》〉の三つの〈体《ボディ》〉があってこそ可能になります。いかなる活動であれ、この三つの〈体〉と必ず関係しているのです。

その関係を確認したいのであれば、あなたが何かを感じた時、あるいは何かを考えた時、からだがどのように反応するかを感じ取ってみればいいのです。

たとえば、恐怖を感じれば、心臓がドキドキするでしょう。この場合、原因は、からだを超えたところにあります。あるいは、恥ずかしいことを考えると、顔が赤くなったりするでしょう。この場合も、からだの変化の原因は、からだにあるのではなく、あなたが考えたことにあるのです。

病気の原因のうちで最も一般的なのは、罪悪感、そして、その他のネガティブな態度や感情です。また、他人の関心を引くために病気になる人もいます。あるいは自分にとって都合の悪い状況に直面しないために病気になる人さえいるのです。
また、「冷たい風に当たると風邪をひく」と思い込んでいるために、実際に風邪をひく人たちもいます。こうした人たちは、自分の中心がしっかりしていないために、まわりからの影響を受けやすいのです。伝染病がはやるとすぐにかかってしまうのも、こうした人たちだと言えるでしょう。

この本のタイトルが主張しているように、それぞれの不調や病気は、実は、あなたに対して、「自分を愛して！」と言っているのです。

では、どうして私はこの結論に達したのでしょうか？　それは、私たちが自分を本当に愛した時、私たちのエゴは姿を潜《ひそ》め、私たちのハートが私たちの人生を導き出す、ということを私が知ったからなのです。

自分を愛するというのは、自分に対して、さまざまな経験をするのを許すということ、他者を愛するのを許すということ、さらに、他者に対して、さまざまな経験をするのを許すということなのです。

つまり、自分に対して〈人間であることを許す〉ということなのです。恐れ、思い込み、弱さ、欲望、あこがれを持った自分をまるごと認めるということ、現在の自分をありのままに完全に受け入れるということなのです。

その際に気をつけるべきことは、自分を、単純な、〈善・悪〉、〈正・邪〉の基準で裁かない、ということです。

この本は、あなたのからだを本来の状態に戻すために書かれています。あなたのからだは、本来は健康なのです。あなたはもともと、幸福で、愛と調和に満ちた存在なのです。

あなたのからだをブロックして病気や不調の原因を作っている〈思い込み〉を発見したなら、次にはそういう自分をそのまま無条件に認めてあげてください。そうすれば、必ず、あなたに必要な変容が起こり始めるでしょう。

あなたが自分を無条件に認めれば、あなたのからだは喜んで変容を開始するはずです。あなたのからだはあなたの心をそのまま反映しています。そのことを忘れないようにしてください。

病気や不調が送ってくるメッセージを私たちが理解した時、その病気や不調は治り始めます。外部の状況や他人を理解したり、受け入れたりしただけでは、病気や不調は治りません。最も大切なのは、〈自分自身を受け入れる〉ということ、つまり〈自分自身を許す〉ということなのです。そのことについては、巻末に詳しい説明がなされています。

あなた自身であなたの病気や不調の原因を探しなさい、ということは、お医者さんにかかってはいけない、ということではありません。

あなたが、〈感情体〉、〈精神体〉、〈霊体〉のレベルで探求を行なっているあいだ、お医者さんに〈物質体〉のレベルで面倒を見てもらうのは当たり前のことです。からだが不調や痛みを訴えている時に、内面の探求を行なうことは、きわめて難しいからです。

人間は、物質的なからだだけからなっているわけではなくて、物質的なからだを超えた精妙な〈体《ボディ》〉も備えており、その見えない〈体〉が物質的なからだに影響を与えているのです。もし、そういうことが分かるお医者さんに出会えたら、どんなに素敵なことでしょう。

最近、多くのお医者さんが、からだとスピリットの関係に気づき始めています。

でも、東洋医学のお医者さんたちはずっと前からそのことを知っていたのです。病気のメタフィジックな側面を扱った書物も数多く書かれています。

さらに代替医療と言われる分野も大変さかんになってきています。あなたも、自分の判断に従って、数多くの選択肢の中から選ぶことが可能となりました。

いずれにしても、問題になっているのはあなたのからだです。あなたは自分のからだの面倒を見て、それを健康に保たなければなりません。

さあ、あなたの心を開いて、不調や病気に対するメタフィジックな取り組み方を受け入れましょう。それは、アクエリアス（みずがめ座）の時代のエネルギーがもたらした、人間に関する新しい見方なのです。アクエリアスの時代は、あらゆる領域に影響を及ぼし始めています。

私たちは、左脳支配型のひからびた世界から、右脳重視型のスピリチュアルで豊かな時代に移行しつつあります。これからは、〈所有〉することではなくて、〈存在〉することが大切になるのです。アクエリアスの時代のエネルギーを受け入れない人は、これからますます生きるのが困難になるでしょう。心の面でも、からだの面でも、さまざまな障害に直面することになるはずです。

ですから、あなたも、どうか心を開いて、新しい時代の息吹を受け入れてください。

もくじ

†

本書の使い方

1

あなたの不調や病気に該当する項を読み、それらが
どんな意味を持っているのかを確かめてください。

2

その項の中で、あなたが最も関心を持った部分を
心に深く刻みましょう。あるいはノートに書き写しましょう。

3

この本の巻末にある〈とても大切な質問〉に
答えることによって、あなたの病気や不調の
正確な原因を突きとめてください。

4

同じく巻末にある、最も重要な〈結論〉の部分を、
じっくりと時間をかけ、注意深く読んでください。
そうすれば、心、そしてからだに
良い変化のきざしが生じ始めるのが感じられるはずです。

5

そのあとで、このページのすぐ後にある
〈補足説明〉を、しっかり読んでください。
とても大切なことが書かれています。

補足説明：よくある質問

以下は、講演やセミナーなどで私がよく聞かれる質問と、それに対する答えです。とても重要なことが書かれていますので、どうか注意深く読んでください。

①先天的な病気をメタフィジックな観点から説明することはできるのですか？

もちろんできます。先天的な病気を持っているということは、その人の魂が、前世で解決できなかった問題を今世に持ち越している、ということなのです。

それぞれの転生は、あなたの人生全体の一日に相当すると考えてください。あなたがその一日のあいだにけがをしたとしましょう。その日の内にそのけがが治らなければ、あなたはそのけがを翌日まで、さらには翌々日まで持ち越すことになります。

先天的な病気を持っている人は、ほとんどの場合、まわりにいる身近な人たちに比べて、その病気をいさぎよく受け入れているものです。

その病気があるせいで自分は何をすることができないのか、ということをしっかりと見つめれば、だんだんその病気の意味が分かってきます。そのためには、本書の巻末にある、〈とても大切な質問〉を自分にしてみてください。

先天的な病気を持った子どもの両親は、そのことで罪悪感を持つ必要はありません。というのも、その子は、今回生まれる前に、天上界でそのことをすでに決めていたからです。あるいは、子宮に宿ったあとに、自分の意志でそれを決めたからです。

②遺伝病もメタフィジックな観点から説明できますか?

できます。遺伝病を持っているということは、その人が、その病気を持っている親から、考え方と生き方を引き継いだ、ということなのです。その人は、人生から、親と同じ教訓を学ぶ必要があるのです。ただし、親が罪悪感をいだいたり、子どもが親を責めたりすると、その病気を受け入れることが難しくなるでしょう。

子どもが、親を責めるだけでは足りず、その親のようには絶対になるまいとして、もがけばもがくほど、不愉快な出来事を引き寄せ、ネガティブな感情に襲われることになります。

ですから、遺伝病を持っている人は、自分がそういう選択をしたのだ、ということをまず受け入れた上で、その病気が送ってくるメッセージを理解しなければなりません。その人は、その病気のおかげで、霊的進化の過程を大いに進めることが可能になるのです。

愛をもってその病気を受け入れない限り、その病気は世代から世代へと引き継がれてゆくことになるでしょう。

③伝染病が流行すると、何千人もの人たちが同じ病気にかかったり、その病気で死んだりします。これは、その人たちが、同じ教訓を学ばなければならない、ということなのでしょうか?

人類史が始まって以来、何度も何度も伝染病が流行し、多くの人々の命が失われてきました。

メタフィジックに見た場合、伝染病は、人々に共通の思い込みがあるせいで流行する、と言うことができます。

伝染病にかかった人は、自分が、他の人たちと同じ考えをすることによって、自分に害を与えている、ということを自覚する必要があります。特に、ほんの短いあいだに――つまり、数週間とか数カ月のあいだに――、何千人もの人たちが伝染病にかかる場合には、そのことが言えるのです。

現代では、伝染病と見なしうる病気は数多くあります。癌《がん》、エイズ、糖尿病、筋ジストロフィー、心臓病、喘息《ぜんそく》などがそうです。

というのも、毎年、何万人、何十万人もの人たちがそうした病気にかかり、しかもその数は、医学的、科学的な発見がたくさんなされているにもかかわらず、年を追うごとに増え続けているからです。これでは、医学的、科学的な努力のほかに、何かなすべきことがあるとしか考えられません。

そして、この別な何かとは、「本当に許すことを通して自分自身を愛する」、ということ以外にありえないのです。どのようにすれば許せるのかという方法は、本書の巻末に詳しく書かれています。

④あなたは、ほとんどの病気が、幼い頃からの間違った思い込みの結果、生じるとおっしゃっています。だとしたら、なぜ、それらは、ある特定の年齢になった時に現われるのですか？

病気というのは、その人の肉体が限界に達した時に現われるものなのです。

人によって、肉体エネルギー、感情エネルギー、精神エネルギーの限界は異なります。私たちは、それぞれ、お互いに異なる限界を持って生まれてきているのです。

その人が、何度、心の痛みを感じたか、またその人がどれほどのエネルギーを持っているかによって、その人が限界に達する時期が変わります。エネルギーがたくさんあればあるほど、その人のエネルギーが限界に達する時機は遅くなるでしょう。

精神エネルギー、感情エネルギーが限界に達したのちに、肉体エネルギーが限界に達します。

ここで、自分が不当に扱われていると感じている子どもを例にあげてみましょう。

不当に扱われるたびに、その経験が、その子のそれまでのつらい経験につけ足されていきます。

この子は、やがて大人になり、ある日、また不当な経験をします。そして、ついに我慢の限界に達するのです。すると、それが肉体に、病気という形で現象化するでしょう。

⑤病気の原因を自覚しないにもかかわらず、病気が治るということはあるのですか?

もちろんです！　そういうことはしょっちゅう起こっていますよ。

みずから自覚していないにもかかわらず、心の中で、ある人を受け入れたり、許したりすることはよくあることなのです。

私たちは、一日の時間のうち、一〇パーセントくらいしか、自分の心に起こることを自覚していません。つまり、一四四〇分のうち、一四四分のあいだしか、自分の心に起こっていることを自覚していないのです。したがって、恨み、憎しみといった、心にブロックを作り出す感情のほとんどを自覚していません。

一方でまた、恨んだり憎んだりすることをやめ、他人を許したとしても、それもまたほとんど自覚していないのです。でも、そうしたことが起こったのであれば、癒《いや》しもまた確実に起こります。

一方で、あなたがもし、お医者さん、治療法、薬、祈り、ポジティブ・シンキングなどを無意識のうちに信頼したとしたら、それもまた癒しにつながるでしょう。

その場合、癒しは一時的なものになるかもしれません。あなたが、病気を引き起こす引き金を新たに体験した時、ふたたび古い傷――癒されていない傷――がうずき出し、あなたは前と同じ病気になるかもしれないのです。

⑥ある人が、重大な、つまり致命的な病気に見舞われるか、あるいは軽い不調に見舞われるかを決めるのは、いったいどんな要素なのですか？

第一の要素は、幼い頃に感じた苦痛がどれほど大きなものであったか、ということです。つまり、その出来事が、幼い子どもによってどのように受け止められ、解釈されたか、ということなのです。

第二の要素は、そうした体験をした子どもが、孤立していたかどうか、ということです。つまり、その子が、自分の感じた苦しみを誰かに話すことができたかどうか、ということなのです。

重大な病気にかかる人は、自分が受けた苦しみを人に話せなかった、ということが多いのです。

私たちが幼い頃に体験し、そして抑圧してしまう心の傷は、主として次の五つによって作られます。

つまり、〈拒絶〉、〈見捨て〉、〈侮辱〉、〈裏切り〉、そして〈不正〉です。

⑦〈○○炎〉という病名がつく病気の特徴は、なんですか？

私は多くの人から話を聞き、またドイツ人のゲールト・ハーマー博士の研究を参照しました。その結果、ハーマー博士が〈新しい医学〉と名づけた領域に、とても興味深い成果が出ていることを発見したのです。

ハーマー博士によれば、〈○○炎〉という病名がつく病気は、私たちがなんらかの〈葛藤《かっとう》〉を遠ざけた結果、あるいは解決した結果として現われる、ということなのです。

つまり、私たちがこうむった〈葛藤〉が遠ざけられた時、または解決された時に、からだは脳の指令を受けて、治癒の過程に入るのですが、その時に、〈○○炎〉という名前の病気が現われるということなのです。

たとえば、ある男性が、上司との葛藤に耐えられず、ついに休暇をとってバカンスに出かけたとしましょう。ところが、この人がバカンス先に到着してしばらくすると、鼻炎に見舞われる、といった具合なのです。

〈私たちが強い葛藤を体験し、それに対して、それを解決できないという無力感を持った時――しかも、誰にも相談できない時――、その葛藤は激しいショック状態をもたらします。そして、その人を完全に打ちのめしてしまうのです。ただ、私たちが日常生活で出合う葛藤は、それほど激しい影響を及ぼしません。ある程度予想できるものだからです。）

もちろん、炎症をともなう病気になった時、医師による治療を受けるのは当然でしょう。ただし、その場合でも、原因となった葛藤をきちんと解決しておくことが大切です。それには、相手を、愛の気持ちをもって許す、ということが必要なのです。

さらに、ハーマー博士によれば、よく知られた一〇〇〇に達する病気のうち、半分が〈熱い病気〉であり、あとの半分が〈冷たい病気〉である、ということになります。

たとえば、炎症をともなう病気は〈熱い病気〉に属しますが、こうした病気は、〈葛藤〉が遠ざけられ、解決された時に、からだが元の状態に戻ろうとして起こしている、ということになるのです。

また、私たちは、葛藤が継続しているあいだは、〈冷たい病気〉にかかるということです。そして、葛藤が解決されると、その〈冷たい病気〉が〈熱い病気〉に変化するのです。

ですから、病気というのは二極性を備えている、ということになるでしょう。

動物においても、人間においても、痛みというのは非常に大切な意味を持っています。痛みがあるからこそ、私たちはからだ全体と患部を休ませることになり、その結果として最も適した状態で治癒が進むのです。

葛藤のただ中で〈冷たい病気〉にかかった時にも、痛みを感じることがあります。たとえば、狭心症や胃潰瘍《かいよう》などの場合がそれです。

〈熱い病気〉の場合、痛みは、感染、炎症、浮腫《ふしゅ》、癒合《ゆごう》などが原因で生じます。

ハーマー博士の研究と発見は、それ以外の、たとえばシーゲル博士やサイモントン博士などの研究や発見とともに、非常に興味深いものだと思います。これらのお医者さんは、私たちに新しい地平を開いて見せてくれました。

それらのすべてが真実だとは私は断言できません。でも、そうしたことを参考にし、自分自身の体験を通して、〈自分にとっての真実〉を確かめることは充分可能だと思います。そして、それこそが大切なことなのではないでしょうか?

私は、ハーマー博士の提唱する〈新しい医学〉を実践しているお医者さんたちを何人か知っていますが、彼らは、非常に素晴らしい成果を上げています。彼らは、現代西洋医学と新しい医学を統合し、患者さんたちの幸せを実現しているのです。

あなたは何を信じますか? それを選択する自由をあなたは持っています。

もちろん、現代西洋医学のお医者さんに診《み》てもらうことも大切でしょう。ただし、その場合でも、自分の〈感情体〉、〈精神体〉そして〈霊体〉の世話をするのはあなた自身である、ということは忘れないでください。

私が、ハーマー博士の業績につけ加えることがあるとすれば以下のことです。

すなわち、私たちは、単に〈葛藤〉から遠ざかろうとするだけでなく、その葛藤を根本的に解決しておくべきだ、ということです。そうしないと、いずれまた同じ葛藤に見舞われることになるからです。

ここで、先ほどの例について、もう一度考えてみましょう。上司との葛藤に耐えられず、バカンスに出発して、旅先で鼻炎になった男性の例です。

このやり方では、問題が先送りされたに過ぎません。解決は一時的なものに過ぎず、根本的には解決されていないのです。

この問題を根本的に解決するためには、この男性は、この本の巻末にある〈許しのステップ〉をしっかり踏んで、心のレベルでの解決を図《はか》る必要があります。そうしないと、そのうちまた鼻炎にかかることになるでしょう。

つまり、単に〈葛藤から遠ざかる〉のではなく、〈葛藤を解決する〉ことが大切なのです。

注

以下のページでは、原則として、項目を「あいうえお」順に並べてありますが、一部「○○のトラブル」といった項目名などについては、この「○○」の部分を「あいうえお」順に配置してあります。

文中の項目名（病名）に「　」が付いている場合は、それぞれ独立した項目が設けてありますので、そちらも参照してください。

巻末333ページに「さくいん」があります。

自分を愛して！

青《あお》あざ
bleu

青あざは、血液がからだの組織の中に漏れ出ることによって形成されます。その部分がまず赤くなり、それから徐々に青くなっていきます。さらに、だんだん黄色くなり、20日くらいたつと消えるでしょう。青あざは、ほとんどの場合、打撲の結果として形成されます。「事故」、「血液のトラブル」の項を参照してください。ただし、次のことを頭に入れておきましょう。つまり、青あざができた人は、何らかの領域において、自分を、弱い、あるいは頼りないと考えている、ということです。また、非常に衝動的なために、からだの動きになめらかさを欠いている場合もあるでしょう。

アキレス腱《けん》
tendon d'Achille

「かかとの痛み」の項を参照してください。特に、アキレス腱のトラブルは、自分の力を誇示しようとする人に見られます。

悪性《あくせい》リンパ腫《しゅ》
maladie de Hodgkin

悪性リンパ腫とは、癌《がん》の一種で、リンパ組織が徐々に冒《おか》されていくものです。ただし、痛みはありません。「癌」、「ぐりぐり」の項を参照してください。

悪夢《あくむ》
cauchemar

・肉体的なレベル

悪夢というのは、いずれにしても見るのがつらい夢で、一般的には、突然終わったり、あるいは突然目覚めることで中断されたりします。そして、耐えがたい記憶となって残ります。

・感情的なレベル

悪夢を見る人は、悪夢の中でものすごい苦しみを味わいます。それはどうしてかというと、本当は、目覚めている状態で苦しい経験をしているのですが、現実に直面するのを恐れているために、それを意識化することができない、あるいは意識化したくないと思っているからなのです。現実生活で経験されたにもかかわらず、意識の奥に抑圧されたことが夢となって現われてくるのです。当人がもうそれ以上苦しみを抑圧していられない状態になると、その苦しみが夢となって解放されるわけです。夢は、体調不良や病気と同じく、私たちが意識できないものを意識化させてくれるのです。

・精神的なレベル

もしあなたが頻繁に悪夢を見るとしたら、それはあなたの〈内なる神〉が、あなたに「あなたは自分の欲望をもっと解放する必要があります。自分にはそれができないと思い込むのをそろそろやめましょう」というメッセージを送ってきているのです。たとえば、もし、あなたが、誰かに追いかけられて、すごく怖い思いをする夢を見たとしたら、あなたは現実生活でも、誰かあるいは何らかの強迫観念によって追いかけられているのです。夢は、そのことをあなたに意識化させようとしているわけです。あなたは、本当は、そうした現実に立ち向かおうとしているのですが、あなたの中に一種の〈思い込み〉（＝思考の鋳型《いがた》）があって、自分にはとてもそんなことはできない、と思い込んでいるのです。もし、あなたが、夢の中で、勇気を出して、あなたを追いかけてくる人の方に向き直り、どうして自分を追いかけてくるのか、何を望んでいるのか、と尋ねることができれば、あなたは現実においてもそうできるようになるでしょう。もし同じ悪夢をくり返し見るようであれば、あなたはぜひとも、あなたを苦しめている人や事柄に直面すべきです。そうすれば、必ず、心の平安を得ることができるでしょう。

・スピリチュアルなレベル、そして結論

３０７ページを参照してください。

顎《あご》のトラブル

problèmes de mâchoire

・肉体的なレベル

顎とは、上顎、下顎、そしてそのあいだにある歯を含めた全体を指す言葉です。顎のトラブルの中で最も頻繁に見られるのが、痛み、「骨折」、口が開かなくなる、などです。

・感情的なレベル

顎は、食物を噛み砕くため、言葉を話すために、不可欠の器官です。したがって、顎のトラブルが生じた場合は、それが咀嚼《そしゃく》を阻害するのか、発話を阻害するのかを見極める必要があります。発話を阻害するようなトラブルに見舞われた時は、自分が多くの怒りを抱え込んでいるために、自由な自己表現ができていない、ということに気づく必要があるでしょう。口を開けることがまったくできなくなった場合、その人は、自分をあまりにも抑えすぎたために、ついに限界を超えてしまったのです。そして、顎をコントロールすることができなくなったのと同様に、自分をコントロールすることもできなくなったのです。早急に自分を表現しなければなりません。自分を押さえ込むことは、その人に致命的なダメージを与えるのです。噛むことができなくなった場合、つまり咀嚼することができなくなった場合、その人は、「人生に食らいつく」ことを自分に禁じているのです。自分の望むことに「思いっきり食らいつく」必要があるでしょう。

・精神的なレベル

からだからあなたへのメッセージは、「自分自身をそこまでコントロールさせている恐れ、また自分自身をそこまで押さえ込ませている恐れが、本当に根拠を持っているのかどうかを、早急に確かめてください。あなたはただちに恐れに向き合う必要があります。そのために必要なことは、すべて、すでにあなたに与えられているのです」というものです。顎が骨折した場合は、「骨折」の項も参照してください。

・スピリチュアルなレベル、そして結論

307ページを参照してください。

脚《あし》の痛《いた》み

mal de jambe

・肉体的なレベル

ここで脚と呼んでいるのは、膝《ひざ》からくるぶしまでの部分です。脚の痛みは、主として、歩いている時、または立っている時に感じられます。

・感情的なレベル

当然のことですが、脚がなければ、歩いたり走ったりすることによって、前に進むことはできません。したがって、脚に痛みがあるということは、私たちが未来に立ち向かう態度、人生において前に進む能力と直接関係しています。つまり、脚に痛みがあるということは、新たな事態に立ち向かうのを恐れている、あるいは目標に向かって行動を起こすのを恐れている、ということを示しています。それは新しい仕事のことかもしれませんし、また愛情に関わることかもしれません。また、休んでいる時に脚が痛むとしたら、あなたは、人生の新たな局面に立ち向かうために必要な休息を、充分自分に許していない可能性があります。もし、事故にあって脚が痛むようになったのなら、「事故」の項を参照してください。

・精神的なレベル

もしからだを動かすと脚が痛むのなら、からだからあなたへのメッセージはこうです。「行動する前に考えすぎるのは、あなたのためになっていません。考えすぎて、決意することができないのは、あなたが恐れを持っているからです。恐れがあることによって、あなたは確かに間違いを避けることができるでしょう。しかし、一方で、恐れがあることによって、あなたは自分に必要な経験をすることができない場合もあるのです。宇宙をもっと信じ、また、自分をもっと信じましょう。そうすれば、行動に必要な勇気を得ることができます」さて、休んでいる時だけ脚が痛むとしたら、あなたは速く進みすぎているか、多くをやりすぎている可能性があります。その場合、からだからあなたへのメッセージはこうです。「休むと、怠《なま》け者だといって、あるいは恩知らずだといって、きっと誰かに非難されるに違いない、と考えることを、あなたはそろそろやめなければなりません」

・スピリチュアルなレベル、そして結論

307ページを参照してください。

足《あし》のトラブル problèmes au pied

・肉体的なレベル

足とは、くるぶしより下の部分のことで、足があるから私たちは前進することができます。足のトラブルは大変多く、そのために「足学」が一つの専門分野になっているほどです。足のトラブルが、足の骨に関わっている場合は、「骨のトラブル」の項を参照してください。

・感情的なレベル

前進するための器官である足は、人生において前進するために使われる手段を象徴します。したがって、足にトラブルがあるということは、その人が、前進するために必要な手段を持っていない、ということを意味します。恐れを持ちすぎているのかもしれません。あるいは、誰か他の人によって制止されているのかもしれません。また、どちらの方向に行ったらいいのか分からない場合もあるでしょう。もしかすると、その人は、進みたくても進むことができず、その場で足踏みをしているような感じがしているかもしれません。地上あるいは物理的世界にしっかりと根づいておらず、どこかに逃避したいと思っているのかもしれません。また、恐れがあるために、物質的現実から切り離されてしまっている可能性もあるでしょう。さらに、足の痛みは、リストラにあうのを恐れている人、あるいはリストラにあったことを受け入れられない人に起こる場合もあります。動いている時よりも、休んでいる時のほうが足の痛みが大きい場合は、休むことを自分に許していない可能性があります。そういう人は、速く進みすぎているか、または、目的に早く達するために頑張りすぎているのです。どれだけの成果を上げたか、ということだけが自分の評価基準になっているのです。

・精神的なレベル

足は、からだにとって、とても重要な役割を果たしています。からだ全体を支えており、からだが前に進むためには不可欠な器官です。あなたが、こだわりを手放して、喜びとともに、楽しく進んでいくことを足は願っています。足があるからこそ、あなたは、私たちを養ってくれている母なる大地と直接コンタクトすることができます。あなたが足のトラブルを抱えているとしたら、からだからあなたへのメッセージはこうです。「あなたは、〈いま、この瞬間〉の現実にしっかりと根づかなければなりません。宇宙をもっと信頼し、あなたの直観をもっと信頼してください。さあ、前進しましょう。思いきって進むのです。進むのに必要な手段だったら、どんなものでも使って結構です。他の人に軽々しく扱われて、そのままでいてはなりません。どうか決意して、今までとは別の生き方をしてください。あなたの隠された才能を発見するのです。人生に支えられていると信じてください。そうすれば必ず、人生はあなたを支えてくれるでしょう」

・スピリチュアルなレベル、そして結論

307ページを参照してください。

アジソン病《びょう》

maladie d'Addison

この病気は、副腎ホルモンの不足によって引き起こされる病気で、皮膚へのメラニン色素沈着に影響を及ぼします。「副腎のトラブル」、「皮膚のトラブル」の項を参照してください。さらに、この病気にかかると、低血糖症になりやすいので、「低血糖症」の項も参照してください。

足《あし》の指《ゆび》のトラブル

problèmes aux orteils

・肉体的なレベル

足の指というのは、足の延長であると考えられます。足の指のトラブルとしては、変形、「骨折」、「痙攣《けいれん》」、「うおのめ」、「けが」、そして巻き爪などがあります。

・感情的なレベル

足というのは、私たちが人生においてどのように前進しているか、その前進の仕方を表わします。そこから考えると、足の指のトラブルは、その前進の仕方における細かな問題を象徴すると言えるでしょう。足の指にトラブルが起こると、私たちは自由に、容易に前進することができなくなります。ということは、その人が、未来に向かっていこうとするやり方、未来に関する考え方において、無益な恐れを作り出していることを意味します。細部にこだわりすぎているために、状況全体（つまり大局）が見えなくなっているのです。「木を見て森を見ず」という状態になっていると言っていいでしょう。その結果、自分が本当にやりたかったことを見失い、飛躍することができなくなってしまいます。最もトラブルを起こしやすいのは親指でしょう。

たとえば、巻き爪は親指に起こりやすいのです。親指は、他の指に対する指導的な立場にあります。したがって、親指にトラブルが生じたということは、その人が、自分が選んだ方向に関して、後悔または罪悪感を感じていることを表わしています。あるいは、自分が選びたいと思っている方向に関して、罪悪感を感じていることを表わしています。この罪悪感はその人の未来に対して大きな影響を与えるでしょう。「骨折」「痙攣」「うおのめ」に関しては、それぞれの項を参照してください。

・精神的なレベル

あなたに足の指のトラブルがあるとしたら、からだからあなたへのメッセージはこうです。「あなたが本当にやりたいと思っていることをどうか思い出してください。あまり細かなことを気にしすぎると、前に進めなくなります。知らないことに対して恐れをいだくのは、人間であれば当然のことです。それがあなたにとって良いことなのか、そうでないのかを知るには、実際に行動してみるしかありません。細かなことにこだわりすぎて、前進するのをやめてしまうと、あなたは恐れにとらわれて、本当にやりたいことをブロックしてしまいます。未来に関するあなたの決意がどんなものであったとしても、後悔することはあなたの恐れを増大させるだけです。〈間違い〉は決してありません。すべては、あなたに未来のための教訓を与えてくれる〈経験〉にすぎないのです」

・スピリチュアルなレベル、そして結論

３０７ページを参照してください。

汗《あせ》 sueur

「発汗《はっかん》のトラブル」の項を参照してください。

アデノイド adénoïdes

・肉体的なレベル

この病気は子どもがよくかかる病気です。咽頭扁桃《いんとうへんとう》が肥大して炎症を起こすことによって生じるもので、そのために鼻呼吸がさまたげられ、口を使って呼吸せざるを得なくなります。

・感情的なレベル

アデノイドにかかる子どもは、一般的に感受性が鋭く、何かが起こる前にそれを感じ取るようです。ほとんどの場合、その出来事に関わる人たちよりも早く、それが起こることを察知します。ただし、それは必ずしも意識化されるわけではありません。たとえば、両親のあいだに問題が起こることを、両親よりも早く察知

することがあります。その場合、そのことで苦しまないように、自分が感じたことをブロックしてしまいます。そして、それを誰にも話すことができないので、たった一人きりで不安の中に置かれます。呼吸障害は、理解されないことを恐れて子どもがため込んでいる感情や考えの象徴かもしれません。

・精神的なレベル

アデノイドにかかる子は、自分のことを招かれざる客であると感じている場合があります。あるいは、溺愛されすぎていると感じているかもしれません。さらに、自分が、まわりに起こる問題の原因になっていると感じている可能性があります。そんな場合は、両親に尋ねて、自分の感じていることが本当なのかどうか確かめた方がいいでしょう。さらに、自分をもっと表現した方がいいでしょう。まわりの人たちがそれを理解しないからといって、自分が愛されていないということにはならないのです。

・スピリチュアルなレベル、そして結論

307ページを参照してください。

アテローム性《せい》動《どう》脈《みゃく》硬《こう》化《か》症《しょう》

athérosclérose

この病気は、簡単に「動脈硬化症」とも呼ばれており、大・中動脈の血管壁が肥厚し硬化したために引き起こされる症状を指します。動脈の内側にコレステロールが蓄積されて、アテローム性（粥《かゆ》状）のプラーク（硬化病変）が発生している状態だと言えるでしょう。アテローム性動脈硬化症は、狭心症や心筋梗塞の原因になる可能性があります。女性よりも男性のほうが5倍もかかりやすく、動脈瘤《りゅう》の主要な原因でもあります。「動脈瘤のトラブル」、「心臓のトラブル」の項を参照してください。ただし、次のことを頭に入れておきましょう。つまり、アテローム性動脈硬化症は、心労、裁きの心、生きる喜びの欠如などが原因となっている、ということです。そうしたことが心を硬くし、その結果、血管壁まで硬くなってしまうのです。

アメーバ症《しょう》

amibiase

アメーバ症は、断続的な下痢をともなう大腸の病気です。「腸のトラブル」、「下痢」の項を参照してください。

アルツハイマー

maladie d' Alzheimer

・肉体的なレベル

この病気は年を取った人がかかりやすく、記憶力が徐々になくなっていくことがその特徴です。遠い過去のことは覚えているのですが、つい最近のことを忘れてしまうのです。精神医学では、それを記銘減弱《きめいげんじゃく》と呼んでいます。

・**感情的なレベル**

この病気は、目の前の現実から逃避するための手段として使われます。この病気にかかる人は、他人の世話を非常によく焼くタイプの人です。過去の苦しかった出来事を忘れようとして、日常生活の義務的な仕事に没頭するのです。そして、そのために記憶力を実によく使います。アルツハイマーにかかる人は、むしろ記憶力のよい人であり、自分の記憶力のよさを誇るようなところさえあるのです。アルツハイマーにかかる人は、他人に言えないような秘密を心の中に抱えており、その秘密から何とかして逃れようとしていた可能性があります。そして、自分に苦しみを与えた人を、無意識のうちに、恨んだり、憎んだりするようになっているのです。

・**精神的なレベル**

残念なことに、アルツハイマーにかかった人はあまり治りたいとは思わないようです。むしろ、まわりの人たちの方がその人に治ってほしいと思うのです。当人にとっては、アルツハイマーこそが、復讐のための唯一の手段なのです。アルツハイマーにかかった人は、ある事柄に関して、じっと押し黙って耐えてきたのですが、今、ようやく、まわりから世話をしてもらえる身になったのです。もしあなたがアルツハイマーにかかっているとしたら、どうか、アルツハイマーなどにならなくても、まわりの人から面倒を見てもらうことはできる、ということを知ってください。すべてをこなさなくても、また、あらゆることを覚えていなくても、あなたは大切な人だし、愛されるべき人なのだ、ということを受け入れましょう。あなたにとっては、いま感じていること、そして過去に経験したことを話すことがとても大切なのです。あなたが真実を生きようと決意しさえすれば、美しい未来が目の前に広がるでしょう。どうか、この本の巻末にある〈許しのステップ〉を踏んで、許すという作業を実際に行なってみてください。もし、あなたが、アルツハイマーにかかった人を治してあげたいと思ってこの箇所を読んでいるのなら、どうかその人にこの箇所を読んであげてください。

・**スピリチュアルなレベル、そして結論**

３０７ページを参照してください。

アレルギー allergie

・**肉体的なレベル**

アレルギーとは、異物に対するからだの過剰な反応である、と定義できるでしょう。異物と初めて接触した場合、想像できないほど激しい反応を示すこともあります。免疫反応の異常亢進と考えることができるでしょう。

・感情的なレベル

アレルギーにかかりやすい人は、誰かに対して嫌悪感を持っており、その人のことを耐えがたいと思っている場合が多いようです。ある人、またはある状況に対して、適応することができずにいる、と言っていいでしょう。他者（特に、自分のことを強く印象づけたいと思っている相手）からの影響を受けやすいのです。また、疑い深い性格である場合もけっこうあります。攻撃されたと感じることが多く、その際に、必要以上に自分を防衛しようとします。アレルギーにかかりやすい人は、常に内面の葛藤にさらされているのです。自分の一部はあるものを愛しており、別の一部がそれを自分に禁じているのです。人に対しても、同じ接し方をすると言えるでしょう。たとえば、ある人を愛し、その人に依存します。しかし、自分の一部はその人と一緒にいることを望むのですが、別の一部はその人がいない方がいいと考えます。そして、やがて、その人の欠点をあれこれ探し始めるのです。アレルギーになりやすい人は、ほとんどの場合、あるいくつかの領域において、対立する考え方をする両親を持っているものです。また、アレルギーが、他者の関心を引くための手段になることもあります。特に、そのアレルギーにかかると他者から世話をしてもらえる場合、そのことが言えるでしょう。

・精神的なレベル

もしあなたがアレルギーで苦しんでいるとしたら、近親者の中に、あなたが愛すると同時に憎んでいる人がいないかどうかを確かめてみてください。あなたは、その人の期待通りに振る舞えば、その人から愛されるだろうと思っています。あなたは、自分がその人に依存しているということを自覚しなければなりません。あなたは、その人に認められたい、感謝されたいと思っているはずです。でも、愛されるためにはその人の言うことを聞かなければならない、と考える必要はもうないのです。興味深いのは、私たちは、自分の愛するものに対してアレルギーになるということです。たとえば、ある人は、乳製品が好きで、その乳製品に対してアレルギーになります。もしあなたがある食品に対してアレルギーを持っているとしたら、あなたは、人生がもたらしてくれるさまざまな喜びを、自分に対して禁じている可能性があります。あなたは、病気にならなくても、あなたの愛する人の関心を引くことはできるのです。そのことを知ってください。そうすれば、どれほど人生が快適なものになるでしょうか。確かに、過去において、あなたが病気になった時に、その人の関心を引くことができたでしょう。でも、病気になることが、その人の関心を引くための唯一の手段ではない、ということを知る必要があります。現在では、あなたは別の手段で、その人の関心を引くことができるのです。もし、あなたがホコリやダニなどに対するアレルギーを持っているとしたら、あなたは、たぶん、他人から攻撃されたと感じやすい人でしょう。そんな場合は、自分に攻撃性がないかどうかを確かめてみてください。私たちが他者に対して感じる恐れは、ほとんどの場合、自分の中に存在している攻撃性が他者に投影された結果にすぎないのです。アレルギーの原因は外側にある、と考えるのをやめましょう。もしあなたがアレルギーになったとしたら、それに先立つ24時間のあいだに、あなたの心の中に起こったことを思い返してみてください。あなたはきっと、誰かのことを許しがたいとか、耐えがたいとか思ったはずです。でも、私たちは他者を変えることはできません。ですから、他者を責めるのではなく、もっと大らかな気持で他者を見ることができるように、自分の心を変えることが必要です。

・スピリチュアルなレベル、そして結論

307ページを参照してください。

アンギナ angine

アンギナは扁桃腺《へんとうせん》炎が重症になったものと考えられます。したがって、「扁桃腺炎」を参照してください。

胃《い》のトラブル problèmes d'estomac

・肉体的なレベル

胃は、食道と小腸のあいだにある、とても重要な消化器官です。胃が分泌する胃液のおかげで、食物は粥《かゆ》状になります。胃のトラブルのうち、最も多く見られるのは、「胃潰瘍《かいよう》」、「胃炎」、「吐血」、「癌《がん》」、「消化のトラブル」（「嘔吐《おうと》」、「消化不良」、その他）などでしょう。

・感情的なレベル

胃に関するあらゆるトラブルは、その人が、ある人またはある出来事を受け入れて「消化」することができない、ということと直接関わっています。胃のトラブルに悩んでいる人は、自分の意にそわないことに直面して、不寛容になったり、恐れの気持ちをいだいたりするものです。新しい考え方、特に他人から来た新しい考え方に抵抗します。自分の計画、自分の習慣、自分の生き方に合わない出来事や人に、自分をうまく適応させることができないのです。かなり強力な裁きの思いを心の中に持っているため、こだわりを手放すことができず、また、ハートの声に従うことができないのです

（ハートの声に従いさえすれば、無条件に対象を受け入れられるのですが）。また、腹が据わっていないということで（つまり、大胆さが自分にないということで）自分を責めている人も、胃のトラブルに見舞われやすいと言えるでしょう。

・精神的なレベル

あなたの胃からのメッセージはこうです。「他の人たちの考えに抵抗し、すべてをコントロールしようとするのをやめてください。他の人たちや状況を変えることができないから自分は無力なのだ、と考えるのをやめて、自分の人生を自分自身で創り出す力があることを思い出しましょう。あなたの胃には、食物を消化する力が充分にあります。それを信じるとともに、他者を今以上に信じるようにしてください。あなたのからだや胃に、いちいち注文をつけるのはもうやめましょう。あなたが注文をつけなくても、からだはちゃんと機能しますし、胃はちゃんと消化できます。身近な人たちに対しても同様です。みんな、自立しており、それぞれが人生に対して違った見方をしているのです。そんな人たちに、いちいち注文をつけるのはもうやめましょう」胃が心臓の近くにあるのは偶然ではありません。胃は、愛と関係の深い器官なのです。胃の調子を良くしたいのであれば、愛をもってすべてを受け入れることです。つまり、あらゆる人たちの違いをそのまま受け入れるのです。「それはおかしい」「それは正しくない」「それは馬鹿げている」などといった考えをあなたはしょっちゅう持ちますが、それらは決してあなたのためになりません。ですから、そうした考えをもう手放しましょう。あなたの胃が、食物の消化を止めているように、そうした考えは、あなたの進化を止めているのです。他の人たちに対してもっと寛大になりましょう。そうすれば、あなたの胃も、食物に対してもっと寛大になるでしょう。

・スピリチュアルなレベル、そして結論

307ページを参照してください。

胃《い》炎《えん》 gastrite

「胃のトラブル」の項を参照してください。ただし、次のことを頭に入れておきましょう。つまり、胃炎にかかっている人は、大きな怒りを経験している、ということです。自分が経験したことによって、「焼かれる」ような思いをしているのです。30ページの⑦を参照してください。

胃《い》潰《かい》瘍《よう》 ulcères à l'estomac

胃潰瘍とは、胃壁が糜爛《びらん》したためにで

きた穴のことです。胃酸に対する胃壁の自然な抵抗力が減退したために、胃壁が糜爛したのです。胃を自己消化から守っている胃壁の粘膜の厚さが充分ではなくなった結果、そういう事態が生じたわけです。胃潰瘍になると、痙攣《けいれん》性の痛みを感じます。「胃のトラブル」の項を参照してください。ただし、次のことを頭に入れておきましょう。つまり、胃潰瘍になっている人は、他の人から攻撃されていると感じており、それに対して、自分で自分の身を守れないと思っている、ということです。つまり、深い無力感を感じているのです。そういう人は、自分に本来備わった自然な防衛能力を取り戻す必要があるでしょう。出来事や他者に対する考え方を変えることによって、初めてそれが可能となります。

胃《い》腸《ちょう》炎《えん》

gastro-entérite

胃腸炎には二重のメッセージが含まれています。というのも、胃の炎症と小腸の炎症が同時に起こっているからです。嘔吐《おうと》、下痢、下腹部の痛みなどを特徴としています。したがって、「嘔吐」、「下痢」、「胃のトラブル」の項を参照してください。ただし、次のことを頭に入れておきましょう。つまり、からだからのメッセージはより重大なものとなっている、ということです。というのも、からだの二つの部位が同時に病気になっているからです。これは、複数の思い込みが問題となっている、つまり複数の恐れが同時に体験されている、ということを意味するのです。30ページの⑦を参照してください。

遺《い》伝《でん》病《びょう》

maladie génétique

遺伝病に関しては、この本の最初のところにある「補足説明」の中の、遺伝病に関する説明（25ページの②）を読んでください。

いびき

ronflement

・肉体的なレベル

いびきというのは、寝ているあいだ、呼吸をする時に、鼻か喉で音を立てる症状のことです。

・感情的なレベル

人間は、寝ているあいだに、起きている時に経験したことから解放されます。だからこそ、どんな人も夢を見るのです。いびきをかく人というのは、昼のあいだ、音を立てたいと思っても立てる機会がなかった人、あるいは立てるのをためらった人であると言えます。自分の言うことを充分に聞いてもらっていると思えないタイプの人に多いようです。ですから、夜のあいだに自分を取り戻すのです。昼のあいだ、拒絶されるのが恐くて話すことができなかったのですが、夜になったら、いびきをかくことによって人を遠ざけ、結果的に拒絶されることになっています。

・精神的なレベル

いびきをかくことで、あなたがいちばん困ることは何でしょうか？　それをはっきりさせることです。もし、他の人を遠ざけることになるのが困るのであれば、実は、いびきは、あなたが自分自身を拒絶している、つまり自分自身を遠ざけている、ということをあなたに教えようとしています。他の人たちは、あなたが自分自身にしていることを、鏡のように映し出してくれているだけなのです。

また、音がうるさいのが困る、ということであれば、あなたは、自分が他の人の関心を引きたいと思っていること、他の人に自分の言い分を聞いてもらいたいと思っていることを、素直に認める必要があるでしょう。もし、他の人たちがあなたの言うことを聞いてくれないと思っているのなら、それはあなたが自分のことをそれほど重要な人間ではないと思っているからなのです。自分がそれほど重要な人間ではないから、他の人たちは自分の言うことを聞いてくれない、と考えているということです。でも、他の人たちがあなたの言うことを聞いてくれないのは、実は、あなたが他の人たちの言うことを聞いていないからに過ぎません。からだからあなたへのメッセージはこうです。「他の人たちの言うことをよく聞いてください。そうすれば、他の人たちもあなたの言うことをよく聞いてくれるでしょう。むしろ、喜んであなたの言うことを聞いてくれるはずです」

・スピリチュアルなレベル、そして結論

307ページを参照してください。

いぼ

excroissance

・肉体的なレベル

いぼというのは、皮膚にできた良性の腫瘍《しゅよう》のことです。

・感情的なレベル

どんないぼも、からだにとっては不要の異常増殖物です。いぼのできる人は、あまりにも長いあいだにわたって悲しみを反芻《はんすう》している、と言えるでしょう。今ここに生きることができず、過去あるいは後悔の中に生きているのです。からだにできたいぼが美しくないことから分かるように、その人は、自分の中にある美しさを見ることができていません。どんな領域で問題が起こっているのかを知るためには、いぼのできた部位が、どんな役に立っているのかを確認すればいいのです。

・精神的なレベル

あなたのからだからのメッセージはこうです。「あなたは、そろそろ自分の中にある美しさに気づくべきです。そして、過去を反芻してばかりいないで、自分のニーズに従うことによって、どんどん成長していきましょう。あなたは好きなことをしていいのです。好きなことをするのは良くない人間だ、と考えるのは、もういいかげんにやめて、新たなページを開きましょう。他人と自分を許すのです。そして、あなたが望むことを実現するために勇気をもって突き進むのです」本書の巻末にある〈許しのステップ〉を参照してください。また、「皮膚のトラブル」の項を参照してください。

・スピリチュアルなレベル、そして結論

307ページを参照してください。

咽《いん》頭《とう》炎《えん》 pharyngite

咽頭炎というのは、鼻窩《びか》と喉頭《こうとう》をつなぐ咽頭が炎症を起こした状態のことです。咽頭にある筋肉の仕切り壁が、食物を口から食道に送り込む時の調節をします。咽頭はまた発声と聴取にも大きな役割を果たしています。「喉の痛み」の項を参照してください。ただし、咽頭炎にかかる人は怒りを抑圧している、ということを頭に入れておきましょう。30ページの⑦も参照してください。

インフルエンザ grippe

・肉体的なレベル

インフルエンザは、呼吸器系に関わるウイルス性の病気で、次のような症状を示します。つまり、深い虚脱感、節々《ふしぶし》の痛み、「熱」、発作的な「咳《せき》」、「頭痛」などです。ほとんどの場合、インフルエンザにかかった人は、数日のあいだベッドの中にとどまることになります。

・感情的なレベル

インフルエンザにかかっている時、からだはこう言っています。「すべてがうまくいっていない」インフルエンザにかかりやすいのは、自分の欲求や要求を口に出すことができない人です。また、ある状況から逃げ出すためにインフルエンザにかかる人もいます。たとえば、自分の上司ともうこれ以上、一緒に仕事をすることができない、と感じた秘書が、数日のあいだ家で休むためにインフルエンザにかかることがあります。この秘書は、本当は働きたいと思っています。しかし、別の心構えで働く必要があるのです。インフルエンザにかかるのは、他の人との人間関係がうまくいっていない人だと言えるでしょう。

・精神的なレベル

インフルエンザが重症であればあるほど、それは、あなたの心構えがまずいために自分自身をより深く損《そこ》なっている、ということを表わしています。ある状況またはある人から逃げ出すためには、インフルエンザにかかるしかない、と思い込むのはやめましょう。自分の態度をよく点検して、心構えを直すことのほうがはるかにあなたの役に立ちます。ほとんどの場合、自分は犠牲者であると考えているはずです。でも、状況を悪化させているのはあなた自身なのです。ある状況またはある人に対して嫌悪感をいだくのではなく、こだわりを手放して、あなたがやるべきことを喜びをもって行なってください。そのために必要なものを、すべて、あなたはすでに持っているのです。そのことに気づいてください。

・スピリチュアルなレベル、そして結論

307ページを参照してください。

インポテンツ
impuissance

・肉体的なレベル

インポテンツというのは、男性に特有の症状で、勃起が充分でないためにペニスを膣に挿入できない状態のことを指します。

・感情的なレベル

どんな男性でもこれまでに一時的にインポテンツになったことがあるはずです。あるいは、これからも一時的にインポテンツになる可能性があります。というのも、勃起というのはきわめて繊細な現象だからです。インポテンツになった時は、それを大げさに考えたり、茶化したりしないことです。そうではなくて、冷静に、それよりも前のいつごろ、自分が「無力感」を感じたかを思い出してみてください。もし同じ女性に対してくり返しインポテンツになるのでしたら、男性と女性の関係が、息子と母親の関係になっている可能性があります。あるいは、男性が、愛する女性を「汚したくない」と思っている可能性があります。または、男性が、相手の女性の欲望を満足させたくない、と無意識のレベルで思っている可能性もあります。

・精神的なレベル

あなたが今インポテンツになっているとしたら、からだからあなたへのメッセージは、「あなたがある領域で、ある状況に置かれた時に無力感を感じるとしたら、その思い込みはもうあなたのために役立っていない、ということを知ってください」というものです。ある人が無力感を感じるのは、他の人のために何かをしてあげたいと思って無理をしすぎるからなのです。そういう場合、相手の問題は相手自身にまかせなければなりません。あなたが、それ以前のまずい性的体験のためにインポテンツになっているとしたら、からだからあなたへのメッセージは、「その体験は一過性のものにすぎません。それがまたくり返されると考える根拠はどこにもないのです。また、そう考えることはあなたのためになりません。それはくり返されるとあなたが考えれば、まさしくその通りになるでしょう。私たちが信じている通りのことが、私たちの人生には起こるからです」というものです。もし、あなたが、パートナーを罰するためにインポテンツを使っているとしたら、からだからあなたへのメッセージは、「それはむしろあなた自身を罰していることになるのですよ。なぜなら、あなたはそうやって肉体レベルでブロックを作ることによって、あなたの創造的なエネルギーをブロックしているからです。そんなことをしていると、あなたのエゴはどんどん肥大して、あなたの人間関係を損《そこ》なうばかりです」というものです。もし、あなたが、相手の女性を自分のお母さんのように感じているとしたら、あなたはそのパートナーとのあいだで「母ー息子」の関係を演じていることになります。でも、それはカップルにとってはとても不健全な関係です。なぜなら、それは、カップルの中に、権力関係を持ち込んでいることになるからです。そんな場合、からだからあなたへのメッセージは、「あなたは自分の内なる強さとのつながりを取り戻す必要があります。そして、異性に対して力を振るえる時だけ自分はパワフルなのだ、と考えることをやめましょう」というものです。

この項の記述は、また、「射精不能」の場合にも適応されます。「ペニスのトラブル」の項も参照してください。

・スピリチュアルなレベル、そして結論

307ページを参照してください。

ウイルス

virus

・肉体的なレベル

ウイルスとは、微小な構造体で、顕微鏡を用いなければ見ることができません。ウイルスは、自然の中に存在する非細胞性の生物です。生物の中では、最も単純な構造をしていると言えるでしょう。きわめて小さいために、どこにでも侵入することが可能です。ただし、生きた細胞の中に入らないと、増殖することができません。

・感情的なレベル

ウイルスが原因の病気にかかるということは、その人が、自分の作り上げた〈思考の鋳型《いがた》〉に侵入され、支配されており、そのために自分自身であることができなくなっている、ということを表わしています。私たちの〈感情体〉や〈精神体〉が、そんなふうに、何ものかによって侵《おか》されるためには、それらのどこかに〈裂け目〉がなければなりません。そして、そういう〈裂け目〉が生じるのは、私たちが恨みや憎しみを持つ時だけなのです。ですから、ウイルスが存在するのは、私たち人間が、恨みや憎しみを持っているということを、自覚するのを助けるためだと言えるでしょう。自分がどの領域において恨みや憎しみを持っているのかを知るには、からだのどの部位がウイルスに冒《おか》されているのか、そしてその部位は何の役に立っているのか、ということを知る必要があります。

・精神的なレベル

もしあなたが、ウイルスが原因の病気になっているとしたら、他の人に話しかけるようにウイルスに話しかけることをお勧めします。というのも、ウイルスもまた生物の一種だからです。話しかければ必ず通じます。あなたは、自分が作り出した〈思考の鋳型〉を自覚し、そして点検しなければなりません。あなたは、どんなことが理由で、誰を恨んでいますか？ それが分かったら、その〈思考の鋳型〉を一つの〈人格〉であると考えてください。その〈人格〉は、あなたに話しかけ、あなたがある人を恨み続けるようにあなたを促しているはずです。その〈人格〉に対して、「もう、私は、これ以上、恨みを持ち続けるつもりはありません。なぜならそのことが私を病気にしたからです。私は、その人を恨むのをやめ、許そうと思います」と語りかけてください。あなたにとって、今すぐ許すことができないとしても、少なくとも許そうと思い始めたのはとても良いことです。苦しみが今よりもやわらげば、あなたはきっと許すことができるようになるでしょう。今後、あなたが、自分の〈思考の鋳型〉によって支配されているのを自覚することができるようになれば、あなたのからだは、ウイルスによって病気になることを通して、あなたにそのことを知らせる必要がなくなります。したがって、ウイルスはその存在理由を失うことになるでしょう。「許し」に関しては、本書の巻末の〈許しのステップ〉を参照してください。

・スピリチュアルなレベル、そして結論

３０７ページを参照してください。

うおのめ

cor au pied ou à la main

・肉体的なレベル

うおのめは、足や手にできます。皮膚の一部に、長期的な圧迫や摩擦が加わって、皮膚の表面の角質層が部分的に厚くなり、それがうおのめになるのです。

・感情的なレベル

足にうおのめができる人は、未来に対して過度の不安をいだいていることが多いものです。そのために、本来の生命力にブレーキをかけ、未来に関するさまざまな欲求をブロックしてしまいます。手にうおのめができる人も、基本的には同じことです。ただし、その不安は、未来というよりも、むしろ現在に関わっていると言えるでしょう。

・精神的なレベル

もしあなたの手や足にうおのめができているとしたら、あなたのからだからのメッセージはこうです。「本当に望むことを自分は決して実現することができない、と思い込むのはもうやめましょう。あなたの生命力にブレーキをかけている恐れを発見してください。あなたを愛している人に嫌われることを恐れているのですか？　成功できないかもしれないことを恐れているのですか？　自分にあまりにも多くを要求しすぎることを恐れているのですか？　あなたのあらゆる能力を解放して使ってください。それらを抑制するのはもうやめましょう」

・スピリチュアルなレベル、そして結論

307ページを参照してください。

うつ病《びょう》

dépression

・肉体的なレベル

以下の記述は、誰にでも見られる反応性の一時的な「うつ」ではなく、かなり重篤な精神病としての「うつ病」に関するものです。自分がうつ病だと思う人は、他に「広場恐怖症」、「不安（漠然とした）」、「不安（強い）」の項も参照してください。

うつ病の主な症状としては、日常的な活動に対する興味や喜びの喪失、落胆、絶望感、慢性的な疲労感、エネルギーの減退、集中力の低下、無関心、興味喪失、やる気の喪失、自分への閉じこもり、物事をくよくよ考えること、などがあります。うつ病になった人は、ほとんどの場合、人からのサポートを受けようとしません。そして、自分ではなく、まわりの人たちが変わるべきだと考えます。睡眠薬を飲んでもあまりよく眠れません。また、自分をほとんど表現せず、むしろ世間から逃避しようとします。自殺しようと考えることもしばしばです。うつ病は燃え尽き症候群と混同されることもありますが、両者は別物です。混同を避けるために「燃え尽き症候群」の項を参照してください。

・感情的なレベル

うつ病になる人は、精神的なプレッシャー（特に愛情面でのプレッシャー）から逃れようとしている、と考えられます。そして、限界に達しており、それ以上耐えられないのです。私は長年にわたってうつ病の人たちを観察してきましたが、その結果、うつ病になりやすい人たちは、異性の親とのあいだに解決すべき葛藤を持っている、ということが分かりました。だからこそ、うつ病の人は、自分の配偶者に感情転移を行ない、配偶者を責めるのです。異性の親に対してしたかったけれどできなかったことを、自分の配偶者に対してするのです。他者のサポートを拒絶することで、親に対する恨みと憎しみの念をさらにため込み、自分の苦しみの中にはまり込むのです。うつ状態が激しければ激しいほど、親から与えられた傷が深いということになるでしょう。親から受けた傷としては、次の五つがあげられます。つまり、〈拒絶〉、〈見捨て〉、〈侮辱〉、〈裏切り〉、〈不正〉による傷です。うつ病や躁うつ病のような精神病になるということは、その人が、孤立状態の中で苦しみを経験したということなのです。幼い時に、自分の疑問や苦しみを聞いてくれる人がいなかったということです。他者を信用することを学ぶ機会がなかったのです。自分の欲求を押さえ込み、恨みや憎しみの念を抱え込んで、一人きりで自分の殻に閉じこもってしまったのです。

・精神的なレベル

一般的に、うつ病の人は、人から助けられることを望まないので、まわりにいる人たちがその人の問題を何とかしようとすることになります。もしあなたがそんな人たちの一人であるとしたら、私はあなたに、心を強く持って、うつ病の人に次のように言うことをお勧めします。「あなた以外のどんな人も、あなたをそこから助け出すことはできません。そこから決定的に抜け出すためには、あなた自身が決意して行動しなければならないのです」うつ病の人が受け入れなければならない最も大切なことは、次のことです。つまり、うつ状態は、幼い時に、自分の〈存在〉に関わるレベルで受けたものすごい苦しみが原因になっている、ということです。つまり、うつ病の人は、自分自身（自分のありのままの姿）を拒絶しているのです。一般的に、うつ病になった人が受けた心の傷は、〈拒絶〉によるもの、あるいは〈拒絶〉されることに対する恐れによるものです。でも、次のことを理解しなければなりません。つまり、あなたは、幼い時に拒絶されましたが、それは、必ずしも、あなたの親があなたを愛していなかったからではない、ということです。自分の子どもを拒絶した親は、自分もまた自分の親から拒絶されたために自分自身を拒絶してきたのです。どうか、あなたの親に思いやりを持ち、あなたの親を許してあげてください。それが癒《いや》しに至るための第一歩なのです。そして、次の一歩は、親を恨んだ自分自身を許すことです。それができたら、あなたが経験した内面の変化を、その親に話してください。その際に、相手を責める気持ちをいささかも持たないようにしましょう。本書の最後に載っている〈許しのステップ〉を参考にしてください。幼い子どもが、孤立状態の中で苦しんだら、恨みや怒りの思いを持つのは当然のことです。私がさらにあなたにお勧めしたいのは、あなた自身の価値を再認識しようと決意することです。もしそうするのが難しいと感じられるなら、あなたをよく知っている人たちに、あなたの長所や美点をあげてもらってください。もしあなたが自殺したいと思っているのなら、どうか次の点を確認してください。つまり、自殺したいと思っているのは、あなた自身ではなく、あなたの一部に過ぎず、その一部は、新たな考え方に場所を譲るために消えたいと思っているだけなのだ、ということです。決してその一部とあなた自身を取り違えてはなりません。「自殺」の項を参照してください。

・スピリチュアルなレベル、そして結論

307ページを参照してください。

腕《うで》の痛《いた》み

mal de bras

・肉体的なレベル

腕は、非常に多くの機能を備えており、人間のからだの中でも、最もよく使われる部位です。行動するためには原則として腕を動かす必要がありますし、何か、または誰かをつかむにも腕を使います。また、誰かを抱きしめる時にも腕を使います。さらに遊ぶ時にも腕が重要な役割を果たします。腕が痛くなると、こうした機能に支障が生じます。

・感情的なレベル

腕の痛みは、自分の能力に自信を持っていない人、仕事において自分を充分に有能だと思っていない人に起こることが多いようです。そういう人は、そのために悲しみや苦しみを感じ、その結果、自分の殻に閉じこもったり、自己憐憫《れんびん》におちいったりすることがあります。腕が痛くなることによって、愛する人たちを腕の中に抱きしめることができなくなり、そのことで苦しんだり、罪悪感を持ったりする人もいます。相手を抱きしめられない本当の原因は何なのかを、しっかりと確かめる必要があるでしょう。自分の力を発揮して相手を助けることができないということが原因で、腕が痛くなっている場合もあります。右腕は与えるための腕で、左腕は受け取ったり、受け入れたりするための腕であることを知っておいてください。腕の痛みは、また、新たな状況を抱きしめるための条件がすべて整っているにもかかわらず、自分の考えや他人の考えに影響されて行動に踏み出せずにいる人に起こることがあります。腕は、心臓の領域から伸びていることから、それが愛を表現するために使われるべきだということが分かります。腕は、何かあるいは誰かの重みを感じるために使われるべきではありません。つまり、義務感から、何かまたは誰かを守ったり、面倒を見たりするために使われるべきではないのです。腕が、まさにからだのその部分についているのは、決して偶然ではありません。私たちは、愛をもって人や状況を抱きしめ、愛をもって仕事をしなければならないのです。私たちのハートはそれを望んでいます。もし右腕が痛んでいるとしたら、その人は、自分が誰かの右腕として充分に役立っていない、と感じている可能性があるでしょう。

・精神的なレベル

あなたは、自分自身を疑っていませんか？　あるいは、自分の能力、自分の有用性を疑っていませんか？　もしそうだとしたら、あなたは、エゴの声に負けているのです。エゴの声は、「お前は充分な才能を持っていない」「お前は、計画を実現するのに必要な能力や知識を持っていない」などと言って、あなたのやる気を奪い去ろうとします。もしあなたが、誰かの右腕として充分に有能ではない、と思っているのなら、それが本当にそうなのかを確かめる必要があるでしょう。あなたのエゴが何を言ったとしても、あなたは自分で決意して、行動を起こすべきなのです。どうか自分を信じてください。あなたは前進するために必要なものをすべて持っています。どうか、エゴにそそのかされて、自分を疑い、目標を失うようなことになりませんように。行動に移さないほうがあなたのためになるのであれば、あなたの腕が、わざわざ痛くなるようなことはないのです。行動に移すべきなのに、あなたがそうしないから、あなたの腕は痛くなるのです。そうやって、あなたのその考え方はあなたのためになりませんよ、と教えようとしているのです。もし似たような状況で、ある人が行動に移すとしたら、あなたはその人のどんなところを素晴らしいと思いますか？　自分を疑うとあなたはエネルギーを失います。一方で、自分を賞賛するとあなたにはたくさんのエネルギーがチャージされます。もしかして、あなたは、他の人たちを腕の中に抱きしめて愛を伝えることに困難を感じていませんか？　もしそうだとしたら、ぜひ勇気をもってそのことに挑戦してみてください。そうすれば、腕の痛みはなくなるはずです。もっとも、いつも相手を腕の中に抱きしめなさい、と言っているわけではありません。状況に柔軟に対応して、愛情の表わし方を変化させるのは大事なことです。もう、自分を冷たい人間だと思うことはやめましょう。もし肘《ひじ》の部位が痛むのであれば、「肘の痛み」の項を参照してください。

・スピリチュアルなレベル、そして結論

307ページを参照してください。

エイズ

sida

・肉体的なレベル

エイズとは、後天性免疫不全症候群のことであり、25種類ほどの症状を示します。エイズに関しては、数多くの書物が科学者たちによって書かれており、おびただしい論議が交わされています。もし、患者がエイズ抗体を保持していない状態で、「癌《がん》」、関節「リウマチ」、肉腫、「肺炎」、「下痢」、真菌症、「結核」、「ヘルペス」などにかかったとしても、何も恐れる必要はありません。それはごく普通の病気だからです。ところが、もし、患者がエイズ抗体を保持しており、なおかつ右にあげた病気の症状を示したとすれば、それは突如として、エイズの症状となるのです。ただし、エイズ抗体が陽性だからといって、ただちにエイズだということにはなりません。エイズ抗体が陽性である人たちの99パーセントは、エイズの症状を表わさないのです。

・感情的なレベル

エイズは、自分を愛しているかどうかということと直接関係があります。エイズは、自分を愛していない人、特に自分の性を受け入れることができず、反対の性で生まれたかったと思っている人がかかりやすい病気なのです。この病気は、同性愛の人にも、異性愛の人にも感染します。アフリカ、アジア、インドなどにおいては、売春や乱れた性関係によって、異性愛者のエイズ患者が増えてきています。そのため、生まれた時にすでにエイズ患者である赤ちゃんも増えているのです。ある人たちは、エイズを性病だと考えています。しかし、実際には、エイズは、自分を愛することができないために、セックスをすることで、相手から受け入れられている、愛されていると感じたい人たちがかかる病気なのです。つまり、きわめて依存的な人たちがかかる病気だと言えるでしょう。そうした人たちは、自分自身に失望し、深い罪悪感を持っているので、自己評価が非常に低いというのが特徴です。彼らは、深い失意の中を生きています。これらの人たちにとって、エイズは、自己処罰の手段になっています。エイズになることによって、自分の罪悪感を中和させようとしているわけです。愛されていると感じるために彼らが最も頻繁に使う手段であるセックスを、みずからに禁じることによって、彼らは自分を罰するわけなのです。

・精神的なレベル

自分は生きるに値《あたい》しない人間であると考えるのをやめれば、エイズにかかっても死にません。あなたが失望するたびに、その状況を不当だと思ってきたのは、実は、あなたが他の人たちから愛されたいと期待しすぎたからなのです。自分の価値が信じられなかったために、自分が素晴らしい存在であると思えなかったために、あなたは他の人たちから愛されることによって、そう思いたいと強く願い続けてきたのです。からだからあなたへのメッセージはこうです。「あなたは、早急に、自分を愛し始めなければなりません。ありのままの自分を、愛にあふれた大きなハートで愛する必要があるのです。実際、エイズにかかった人たちは、ものすごく大きなハートを持っているので、世界全体を愛することなどすごく簡単にできてしまいます。あなたは、その大きなハートとのコンタクトを取り戻し、ありのままの自分を愛しさえすればいいのです。あなたは今のままの性でいいのです。なぜなら、それは、生まれる前にあなたが自分で選択した性だからです」今回の転生のために、あなたは、魂の深い部分で、大切な理由によって、今回の性を選びました。仮に、あなたの性が、ある人たち（たとえば両親）の気に入らなかったとしても、彼らは彼らでまた学ぶべきことがあったのです。彼らは、あなたの選択を、愛の思いで受け入れる、という冒険をみずからに課したのです。あなたにとって大事なことは、あなた自身の進化なのです。愛の中で成長すること、それこそが、私たち人間がこの地上に生まれてくる唯一の目的なのです。

・スピリチュアルなレベル、そして結論

307ページを参照してください。

壊疽《えそ》

gangrène

「壊疽」というフランス語の語源は、ギリシャ語の「腐敗」という言葉です。からだの組織が腐敗して、壊死《えし》を始め、そこが黒ずんで痛みます。数日後には、壊死した部分が断片となって剥離《はくり》し始めます。壊疽の主な原因は、動脈炎です。動脈炎が起こって動脈が徐々にふさがれ、血管網にさまざまな支障が生じ始めるのです。「動脈のトラブル」の項を参照してください。ただし、次のことを頭に入れておきましょう。つまり、からだからのメッセージはきわめて緊急かつ重大であるということです。壊疽にかかる人というのは、生きる喜びを感じることができないので、ついに「自己破壊」を始めた、ということなのです。自分の価値がまったく感じられないために、まず内面において自己破壊を始めているのです。

円《えん》形《けい》脱《だつ》毛《もう》症《しょう》

pelade

・肉体的なレベル

円形脱毛症とは、髪の毛が円形に抜け落ちてしまう症状です。その周囲の髪の毛にはまったく異常がありません。

・感情的なレベル

髪の毛は、私たちの頭皮を守る機能を

持っています。したがって、その髪の毛をある量失うというのは、私たちが〈保護〉を失っている、ということを意味します。何かの出来事または決意の結果として、自分が守られているという感覚を失い、非常に深刻な恐れをいだいているのです。そして、自分一人ではその恐れから抜け出すことができない、と感じています。しかも、他の人たちに守ってほしいと頼むことができません。あるいは、自分が守られていないという恐れを押し隠すために、必死になって他の人たちを守ろうとしているのかもしれません。

・精神的なレベル

もしあなたが円形脱毛症になっているとしたら、あなたのからだが送ってきているメッセージは、「あなたの存在の本質（つまり〈本当の自分〉）とのコンタクトを取り戻してください。そして、自分が、常に〈内なる神〉によって守られているということを思い出すのです」というものです。あなたは、誰もあなたのことを守ろうなどとは思っていないはずだ、と思い込んでいませんか？　あるいは、あなたにはまわりの人たちを守る義務がある、と思い込んでいませんか？　あなたのまわりの人たちが、本当にあなたに守ってもらいたいと考えているかどうか、ぜひ確かめてみることをお勧めします。必要を感じたら、あなたは、まわりの人たちにサポートを求めてもいいのです。自分が恐れを感じていることを受け入れ、そしてそれをまわりの人たちに打ち明けましょう。「髪のトラブル」の項を参照してください。

・スピリチュアルなレベル、そして結論

307ページを参照してください。

遠《えん》視《し》 hypermétropie

・肉体的なレベル

遠視とは、近くのものがはっきり見えなくなった状態です。水晶体をうまく調節することができないために、焦点距離が伸びて、網膜の背後でしか像を結ばなくなってしまったのです。

・感情的なレベル

遠視になっている人というのは、自分の人生で起こっていることを、近くからはっきり見るのを恐れている人です。何であれ、それを実践する前に、あれこれ考えるのに時間をかけすぎるのです。また、状況の全体を眺めることができません。なぜなら、自信がないために、それを解決できるとは思えないからです。

・精神的なレベル

からだからあなたへのメッセージはこうです。「目の前で起こっていることを解決することができないのではないか、と恐れるのをやめて、状況や人々に近づいていく必要があります。心の中に恐れがあるために、本来ならあなたの人生に豊かさをもたらすはずのさまざまな経験を、あなたはすることができていません。あなたは、人生を実際に生きるのではなく、人生が通過するのを眺めているだけなのです」

・スピリチュアルなレベル、そして結論

307ページを参照してください。

炎症《えんしょう》 inflammation

炎症というのは、ほとんどの場合、からだの組織が破壊されることによって起こります。30ページの⑦を参照してください。そこでは、炎症とは、葛藤の解決にともなって、本人のからだが再組織化されている状態である、というふうに説明されています。ただし、お医者さんから必要だと言われた場合は、どうぞ抗炎症剤を使ってください。あなたのために働いてくれているからだに心から感謝しましょう。そうすると、治るスピードがずっと速くなります。

黄疸《おうだん》 jaunisse

黄疸は、肝臓のトラブルにより、胆汁色素が異常に増加して、皮膚や粘膜が黄色くなることです。黄疸には、しばしば、脾臓《ひぞう》の肥大や貧血がともないます。したがって、「肝臓のトラブル」以外に、「脾臓のトラブル」、「貧血」の項も参照してください。

嘔吐《おうと》 vomissement

嘔吐とは、胃の中の食べ物を、突然、不随意的に吐き出すことを言います。「消化不良」の項を参照してください。ただし、次のことを頭に入れておきましょう。つまり、もし、嘔吐が、他の人に対するむかつきによって起こったのだとしたら、その人は、相手を受け入れ、そして「許し」の実践をする必要がある、ということです。受け入れるとは、相手が正しいと認めることではありません。また、相手に同意することでもありません。受け入れるとは、相手に対して思いやりを持ちながら、相手を優しく見つめ、相手を認めることなのです。「許し」に関しては、本書の巻末にある〈許しのステップ〉を参照してください。

おくび rot

「げっぷ」の項を参照してください。

お尻《しり》の痛《いた》み

mal aux fesses

・肉体的なレベル

お尻には、下肢を動かすための、また歩くための主要な筋肉が集中しています。以下の記述は、お尻の全体的な痛みに関するものです。もし座った時に特に痛むようであれば、「尾てい骨のトラブル」の項を参照してください。

・感情的なレベル

お尻に痛みを感じている人は、ある状況またはある人をコントロールできないために、ものすごく感情的になっています。問題は、お金、仕事、将来の計画といった物理的なレベルのはずです。そういう人は、いつも自分が中心的な役割を演じないと気がすまないのです。

・精神的なレベル

もしあなたのお尻が痛いとしたら、からだからのメッセージはこうです。「あなたは、こだわりを手放して、すべてをコントロールしようとするのをやめなければなりません。たとえあなたが素晴らしいアイディアを持っているとしても、そうしなければならないのです。他の人たちの決意に介入するのはもうやめましょう。彼らは、自分で物事を決めればいいのであって、常にあなたに相談する必要などないのです。また、あなたは、他の人たちから自分を守らなければ、と考えるのをそろそろやめた方がいいでしょう」

・スピリチュアルなレベル、そして結論

３０７ページを参照してください。

オスラー症候群《しょうこうぐん》

maladie d'Osler

この病気は、心臓の内側にある心内膜が感染したために起こる病気です。心臓弁膜に関わる、熱の出る病気ですので、「心臓のトラブル」、「熱」の項を参照してください。

おたふく風邪《かぜ》

oreillons

・肉体的なレベル

またの名を耳下腺炎とも言うおたふく風邪は、きわめて伝染性の強い病気ですが、ほとんどの場合に良性であると言えるでしょう。この病気は唾液腺の一つである耳下腺にウイルスが感染することによって起こります。耳下腺から耳に向かって痛みが広がり、耳下腺が腫《は》れるので「お多福」のような顔になります。咀嚼《そしゃく》が困難になる場合もあります。

・感情的なレベル

この病気は唾と関係しており、しかもかかるのはほとんどが子どもです。したがって、この病気は、「唾を吐きかけられた（＝悪口を浴びせられた）」と感じた子どもがかかる、と言えるでしょう。誰かから悪口を浴びせられた子どもが、自分は非難された、無視された、自分のほしいものが手に入らない、と感じた時にかかりやすいのです。したがってその相手に向かって「唾を吐きかけたい」（＝悪口を浴びせたい）とひそかに思うのですが、それをなんとか我慢するのです。その子は、「聞こえなかったふりをする」のですが、そのために心の中に怒りがたまり、それが原因となって顔がふくれるのです。

・精神的なレベル

もしあなたが大人であり、しかもおたふく風邪にかかっているとしたら、からだからあなたへのメッセージはこうです。「あなたは今、幼い頃に経験したつらい出来事を思い出させる状況の中にいるはずです。その出来事は、思い出すたびに、今でもあなたを傷つけます。そして、あなたは、子どもだった時とまったく同じように、今でも振る舞い続けています。あなたが誰かから悪口を言われたと感じたとしたら、悪口をその人に言わせているのはあなた自身である、ということに気づかなければなりません。今の状況は、そのことにあなたが気づくためのきっかけとして生じたのです。ですから、あなたはその機会をうまく利用して、自分を肯定し、劣等感を感じることをやめる必要があるのです。相手も、また、あなたと同じくらい恐れを持っている、ということを知ってください。相手の心の中にある恐れに気づき、相手を思いやり、あなたの中に生じてきた優しい気持ちを相手に伝えてください。あなたは自己評価が低く、そのために自分で自分に「唾を吐きかけている」（＝悪口を浴びせている）のです。そのことをあなたに教えるために、今、相手が目の前に現われているわけです」もし、おたふく風邪にかかっているのがあなたの子どもであるならば、子どもについての説明の部分をその子に読んであげてください。そして、「あなたは、考え方一つでこの病気を作り出したのだけれど、同じように、考え方一つでこの病気を治すこともできるんだよ」と教えてあげてください。30ページの⑦を参照してください。「小児病」の項も参照してください。

・スピリチュアルなレベル、そして結論

307ページを参照してください。

おでき clou

「膿瘍《のうよう》」の項を参照してください。

おなかの痛《いた》み

mal au ventre

・肉体的なレベル

おなか、あるいは下腹部というのは、腸を収容している腔の前部に当たります。以下の記述は、特に原因が思い当たらない、他の病気や不調とは関係ないと考えられる腹痛についてのものです。

・感情的なレベル

おなかの上の方、つまり太陽神経叢《そう》のあたりが痛む場合、からだが送ってきているメッセージは、「あなたは他人のことを気にしすぎています。つまり、他人が原因になって心配しすぎているのです」というものです。おなかの下の方、つまりおへその下のあたりが痛む場合、からだが送ってきているメッセージは、「あなたは現在自分に起こっていることを心配しすぎています。自分自身が原因になって不安を持ちすぎているのです」というものです。あなたは、誰かにだまされていると思っていませんか？　あるいは、誰かがあなたを踏み台にして目的を達成しようとしていると感じていませんか？　あるいは、目的を達するためには、誰かの前にひれ伏さなければならないと思っていませんか？

・精神的なレベル

おなかの上の方が痛いとしたら、からだがあなたに送ってきているメッセージはこうです。「あなたの愛する人たちがいつも幸せでいてほしいと願うためだけに、あなたはこの地上に生まれてきたわけではありません。あなたが彼らに対して思いやりを持つことはいいことでしょう。でも、そのためにあなたが病気になる必要はないのです。誰もそんなことは望んでいません。彼らは彼らの生き方をして、さまざまな経験を積んでいるのです。彼らがあなたに支援を求めてきた時だけ、無理のない範囲で、あなたは彼らを助けてあげればいいのです。あなたの限界を超えてまで、彼らを助ける必要はありません」おなかの下の方が痛いとしたら、からだがあなたに送ってきているメッセージはこうです。「あなたは、そのことについてたくさん思い悩むことによって、あなたにいま恐れをいかだせている人物または出来事をなくすことができる、と思い込んでいませんか？　でも実際はそうではないのです。あなたは、むしろ執着を手放すことによって、より良い解決策を見出すことができるでしょう。なぜなら、その時、あなたは自分のセンターにいるからです。心配している時、あなたはセンターからはずれています。したがって、あなたが決めることは恐れに基づいており、あなたの本当のニーズに基づいていません。あなたのおなかが痛いのは、その背後に恐れが隠されているからなのです。その恐れをしっかりと直視しましょう。それは今でも本当にあなたを怖がらせるのですか?」

・スピリチュアルなレベル、そして結論

307ページを参照してください。

親指《おやゆび》 le doigt majeur

「指のトラブル」の項を参照してください。

オルガスムの欠如《けつじょ》 absence d'orgasme

・肉体的なレベル

オルガスムの欠如とは、セックスをしても性的絶頂すなわちオルガスムに到達できないことです。

・感情的なレベル

オルガスムがあるということは、すべてのエネルギー・センター（つまりすべてのチャクラ）が開いている、ということを意味します。ですから、オルガスムが欠如しているということは、その人がチャクラを閉ざしている（他者から来るものを拒絶している）ということなのです。他者からのプレゼントに対して心を閉ざしている、異性が与えてくれるものをうまく受け取ることができない、ということなのです。他者に身をゆだねきって、他者の存在を楽しむことができず、むしろ自分をコントロールしようとしてしまうのです。ですから、オルガスムが得られない人というのは、ほとんどがコントロール型の人です。また、肉体的なオルガスムは快楽の同義語であることから、オルガスムが感じられない人というのは、日常生活において自分に快楽を許すことのできない人だということが分かります。快楽を感じると罪悪感を持ってしまうのです。

・精神的なレベル

あなたが、もし、オルガスムを自分に禁じることで相手を罰していると思い込んでいるとしたら、ただちにその思い込みを変える必要があります。というのも、そんなふうにしてあなたが罰しているのは、本当は相手ではなくて自分自身だからです。オルガスムとは、異性と一体になるためのきわめて優れた手段であるのです。したがって、あなたの内なる〈男性原理〉と〈女性原理〉を統合するためのきわめて優れた手段でもあるわけです。また、愛の思いで相手に自分を差し出すことができた時、セックスはきわめてすばらしいエネルギーを私たちにチャージしてくれます。肉体的なオルガスムは、私たちの誰もがあこがれている魂と霊との大いなる一体感を私たちに思い出させてくれるのです。どうかもっともっと自分を愛してください。そして、あなたは喜びに値《あたい》する人間なのだということを知ってください。あなたの人生を、喜びにあふれたものにするのはあなた自身であって、決して他の人たちではないのです。あなたが自分に与えていないものを、他の人たちがあなたに与えることはできません（それが、《原因と結果の法則》というものなのです）。どうか生きる上でのさまざまなこだわりを手放してください。そして、宇宙に身をゆだねましょう。あなたが自分をコントロールしなければ、他人があなたをコントロールするだろう、と考えるのはもういいかげんにやめてください。

・スピリチュアルなレベル、そして結論

３０７ページを参照してください。

壊《かい》血《けつ》病《びょう》 scorbut

・肉体的なレベル

壊血病とは、ビタミンCの不足が原因で起こる病気です。この病気になると、倦怠感、膝《ひざ》の脱力、筋肉の痛み、肌の損傷、口腔の損傷、歯肉の腫《は》れと出血、歯の脱落などが起こります。

・感情的なレベル

肉体に足りないものがあるということは、心にも足りないものがあるということです。壊血病にかかっている人は、他の人たちに依存しすぎており、彼らの愛情、彼らの世話、彼らの関心を必要としすぎています。自分が愛されていると感じるために、どうしてもそれらのものがほしいと思うのです。しかし、何よりもまず、自分への愛で自分を満たすことが必要です。他者から受け取るものは、あくまでもケーキの飾り付けにすぎない、と考えるべきでしょう。あなたは、自分の要求をはっきりと口に出し、自分の欲求を実現させるために行動する必要があるのです。

・精神的なレベル

あなたが壊血病だとしたら、あなたはきわめて重大で緊急なメッセージを受け取っています。からだからあなたへのメッセージはこうです。「あなたは、自分に必要なものはすべて与えられていることに気づかなければなりません。そして、自分が本当に望んでいるのは何なのかをはっきりさせることです。それがはっきりしたら、自分でそれを引き寄せるのだと決意してください。もちろん、その途上で、あなたは他の人たちに支援を求めることができます。ただし、何かを決める時に、他の人たちに依存してはなりません。自立的な人というのは、すべてを自分一人でやる人のことではありません。そうではなくて、自分のことはすべて自分自身で決める人のことなのです。そして、たとえ誰かから支援を拒まれたとしても、それであきらめることはありません。その場合は、望むものを手に入れるために、別の方法を選ぶだけです」

・スピリチュアルなレベル、そして結論

307ページを参照してください。

疥癬《かいせん》 gale

疥癬というのは、接触によってうつる、きわめて伝染性の高い病気です。治療せずにそのまま放っておくと、湿疹を併発する可能性があります。「皮膚のトラブル」の項を参照してください。ただし、次のことを頭に入れておきましょう。つまり、疥癬にかかる人というのは、他の人たちからの影響をきわめて容易に受けてしまう、ということです。ほんの些細《ささい》なことでいらだち、神経をピリピリさせてしまうのです。

潰瘍《かいよう》 ulcère

潰瘍とは、ある組織を覆っている外皮または粘膜が失われ、その下にある組織も損傷したために、回復が難しくなっている状態です。潰瘍は、からだのさまざまな部位に起こりえます。潰瘍になったからだの部位に関する説明を参照してください。ただし、次のことを頭に入れておきましょう。つまり、潰瘍になっている人は、強い恨みを持っており、その恨みが原因となって生じた苦悩がなかなか癒《いや》されない、ということです。「許し」だけが、心の傷と潰瘍を癒しうる唯一の手段です。「許し」に関しては、本書の巻末にある〈許しのステップ〉を参照してください。

顔《かお》のトラブル problèmes au visage

・肉体的なレベル

顔とは、人間の頭部の前面のことです。私たちが、誰かを見る時、普通はまず顔に注目します。顔は、その人のアイデンティティが存在する場所だからです。顔のトラブルはたくさんあり、単なる「にきび」から、病気または事故による全面的な毀損《きそん》まで、実にさまざまです。

・感情的なレベル

ほとんどの場合、顔のトラブルは、次のような言い回しの一つと関係があります。

「よい顔を持っている」（＝顔色がよい）
「〜によい顔をする」（＝愛想をよくする）
「顔に唾を吐きかける」（＝罵詈雑言を浴びせる、悪口を言う）
「顔をなくす」（＝面目を失う）

「顔を救う」（＝面目を保つ）
「誰かまたは何かに顔を向ける」（＝困難に対して的確に振る舞う）

　顔のトラブルに最も見舞われやすいのは、すぐに恥の感覚を持つ人、ちょっとしたことで侮辱されたと思う人でしょう。すぐに罪悪感を持つ人、人の期待に応えようとばかりしている人もまた、面目を失うことを恐れるでしょう。そのために、誰に対しても愛想をよくしようとするのです。

・精神的なレベル

　あなたが顔のトラブルを抱えているとしたら、からだからあなたへのメッセージはこうです。「あなたは、他の人があなたのことをどう思うかということを気にしすぎています。そのために、あなたは自分自身であることができないのです。自分自身に関してあなたが持っているあらゆる思い込みは、今ではもうあなたの役に立ちません。メリットよりもデメリットの方が多いのです。あなたは、そろそろ、『自分の本当の顔』を取り戻さなければなりません。つまり、『自分自身になる』ということです」

・スピリチュアルなレベル、そして結論

　307ページを参照してください。

かかとの痛《いた》み douleurs au talon

・肉体的なレベル

　かかととは、足の後ろの部分であり、私たちは歩く時、かかとに体重をかけます。かかとの痛みは、そのほとんどが、明らかな肉体的原因を持っていません。

・感情的なレベル

　かかとの痛みを持っている人は、しっかり前進して目的に達したいのですが、他人から支持されていると思えないのでためらっている、ということになります。こういう人は、思いを行動に移す前に、誰かの許可または同意がどうしてもほしいのです。他の人たちから同意してもらえないと、いとも簡単に罪悪感を持ってしまいます。

・精神的なレベル

　からだからあなたへのメッセージはこうです。「あなたは、自分を拠《よ》り所として決心し、前に進んでいいのです。あなた自身が、最も優れた支えなのですから。あなたの愛を証明するためには、あるいはあなたが愛されていることを証明するためには、他の人たちが常にあなたに同意する必要がある、と考えるのはもうやめましょう。みんながいつもあなたに同意する、ということなど、もともとありえないのです。もし、みんながいつも同じ意見だったら、人生はおそろしく退屈なものになってしまうでしょう。あなたが自分の計画を実行するのに、常に誰かに支えてもらう必要などないのです。あなたもまた、愛する人たち全員を常に支える必要などないのです」

・スピリチュアルなレベル、そして結論

307ページを参照してください。

角《かく》化《か》症《しょう》

kératose

角化症とは、もともと角質化した皮膚の多い、手のひらや足の裏の角質が異常に増える症状です。場合に応じて、「皮膚のトラブル」、「手の痛み」、「足のトラブル」の項を参照してください。

角《かく》膜《まく》の潰《かい》瘍《よう》

ulcération de la cornée

「目のトラブル」の項を参照してください。ただし、次のことを頭に入れておきましょう。つまり、角膜の潰瘍になる人は、現実を、あまりにも自分を傷つけるものとして見ている、人生に対してあまりにも暗い見方をしている、ということです。

角《かく》膜《まく》炎《えん》

kératite

角膜炎は、角膜に細菌が感染して、炎症を起こした状態のことです。角膜炎になると、ひどい痛みを感じたり、視力が落ちたり、涙が出たりします。「目のトラブル」の項を参照してください。ただし、次のことを頭に入れておきましょう。つまり、角膜炎になる人は、怒りと苦痛を感じている、ということです。そして、泣くことを我慢しすぎているのです。そのために、〈感情体〉が泣くことを必要としているわけです。30ページの⑦を参照してください。

過《か》呼《こ》吸《きゅう》症《しょう》候《こう》群《ぐん》

hyperventilation

・肉体的なレベル

過呼吸は、呼気と吸気のバランスが崩れた時に起こります。吸気が多くなりすぎ、からだの組織に過剰な酸素が供給されるようになった状態です。時には、過呼吸症候群と心臓の発作が混同されることもあります。

・感情的なレベル

過呼吸は、コントロールを失うのではないかという恐れを持つ時に起こります。自分を抑えすぎ、人生をありのままに生きられなくなっているのです。未知に対する恐れがあり、自分を信頼することができていません。

・精神的なレベル

もしあなたがしばしば過呼吸になる人であるとしたら、あなたに多くを要求する状況には身を置かないようにしましょう。そして、あなたの限界と恐れを受け入れ、少しずつ、未知に向かって進んでいくとよいでしょう。少しずつ、新たな経験を積むのです。新たな経験をまったくしなくなる、というのはよくありません。というのも、そうすることによって、あなたは、自分の欲求をブロックしてしまうからです。一方で、すべてのことを一気に経験しようとして、あまりにも速く未知に向かって突き進んではなりません。

・スピリチュアルなレベル、そして結論

307ページを参照してください。

過《か》食《しょく》症《しょう》 boulimie

・肉体的なレベル

過食症にかかっている人は、周期的に、制御しがたい空腹感に襲われ、食べ物を激しく過度に食べます。

・感情的なレベル

過食症は、拒食症と同様に、愛情をめぐる問題がある時に起こります。ただし、過食症は、「母親を食べてしまいたい」という思いの表われです。拒食症が〈拒絶〉への恐れに関係しているのに対し、過食症は〈見捨て〉への恐れに関係しています。事実、過食症は、母親から自立したいと思いながらも、母親がそばにいないとどうしていいか分からなくなって、母親の存在がどうしても必要になる、というタイプに見られる病理なのです。また、過食症になる人は、母親がすべての空間を占めようとしていると感じるものです。そのために、母親が、その人の父親に対する愛さえも禁じようとしている、と感じるのです。ですから、ものすごい怒りを心の中に抱え込んでいます。過食症とはコントロールを失った状態なのです。ですから、過食症になった人は、愛することをみずからに禁じており、また母親を認めていません。特に、母親の中の女性の部分を認めていないのです。したがって、過食症になった人は、女性の場合でも、男性の場合でも、自分の中にある〈女性原理〉を受け入れることができていません。自分のニーズを感じ取ることができない頑固な人、自分の欲求を認めることのできない人が、過食症になりやすいと言えるでしょう。

・精神的なレベル

もしあなたが過食症で苦しんでいるとしたら、幼い時に、あなたは、お母さんがあまりにも多くの空間を占めすぎている、と感じていた可能性が高いと言えるでしょう。あるいは、あなた自身がお母さんの人生のあまりにも多くの空間を占めすぎている、と感じていたかもしれません。あなたの一部は、お母さんを望んでいませんが、あなたの別の一部は、お母さんから見捨てられるのではないかと恐れています。あなたが過食症の発作に襲われている時、お母さんに見捨てられるのではないかと恐れているあなたの一部が、あなたがお母さんを無視してきたすべての時間を何とかして一気に取り戻そうとしているのだ、と考えられます。

さらに、あなたはお母さんとのあいだで、何か非常に屈辱的な思いをしたことがあるはずです。ですから、あなたのお母さんに対する反応は正当なのだ、と認める必要があります。自分の心の中をありのままに、率直に見る必要があるのです。そうすれば、お母さんもまたあなたと同じ経験をしてきた、ということが分かるはずです。また、お母さんは、あなたが思っているよりもはるかに深くあなたを愛している、ということが分かるでしょう。あなたとお母さんのあいだで起こったことが問題なのではありません。あなたがそれをどうとらえたか、ということが問題なのです。

・スピリチュアルなレベル、そして結論

307ページを参照してください。

下《か》垂《すい》 ptôse

・肉体的なレベル

下垂とは、ある器官が通常の位置よりも下がることを言います。ただし、その器官が下がったことにより、からだのトラブルが生じた場合にのみ下垂という言葉を使います。下がった位置が生まれつきのものであり、それで何の不都合も感じられないのであれば、仮に医者がそれを異常と見なしたとしても、それはその人にとって自然な位置なのです。

・感情的なレベル

下垂になっている器官によって、からだからのメッセージの内容は異なります。たとえば、ある女性の乳房が下垂しているとしましょう。この場合、その女性が、母親として、自分が望んでいる理想よりも低いところにいる、と思っていることを表わします。どんな場合に自分が「低い」と感じるかは、人によって異なります。たとえば、親の期待にそうことができないために、自分を「低い」と感じる人もいるでしょう。あるいは、自分の理想像に到達していないために、自分を「低い」と感じる人もいるでしょう。下垂した器官が何のために使われるのかが分かれば、その下垂の意味も分かります。本書を使って、当該する器官が何のために使われるのかを調べてみてください。一般的に、下垂が起こりやすいのは、依存的な人であると言えます。そういう人は、自分が愛されている、重要であると感じるために、他人の関心を必要とするのです。

・精神的なレベル

からだからあなたへのメッセージはこうです。「あなたは自分の価値にもっと気づかなければなりません。他人との比較をやめ、自分の理想像との比較をやめることです。あなたは、自分にあまりにも多くのことを要求しすぎます。自分に限界があるということを認めましょう。もし自分の価値がどうしても分からないのであれば、あなたの親しい人たちに尋ねてみてください。そうすれば、きっと自分の価値が分かるでしょう。ただし、他者は、あなたに自尊心を取り戻させることはできません。自尊心を取り戻すのはあくまであなた自身なのです。他の人たちにサポートを求めた場合、彼らができるのはせいぜいあなたにアドバイスを与えることだけです。彼らは、あなたに代わって、あなたの心の深い部分の修正をすることはできないのです。それはあくまでもあなたの仕事です」あなたのからだは、あなたが心の中で思っていることを、見える形で示してくれています。そのことに感謝して、自分の思いを修正しましょう。

・スピリチュアルなレベル、そして結論

307ページを参照してください。

ガス貯留《ちょりゅう》 flatulence

・肉体的なレベル

ガス貯留とは、胃や腸に余分なガスがたまり、「げっぷ」、下腹部の膨張や緊張、苦しみ、疝痛《せんつう》、「痙攣《けいれん》」などを引き起こすことです。

・感情的なレベル

ガスは、その人が、話したり食べたりしている時に空気を飲み込むことによってたまります。ということは、その人が、何かが足りないという不安を持っていることを意味しています。その不安がたまり、やがて耐えられなくなって、その状況から抜け出さざるをえなくなるのです。

・精神的なレベル

ガスがたまるのは、あなたが心配しすぎているというしるしです。あなたの欠乏に対する不安は正当なものではありません。すでに与えられているものを意識して、感謝してください。何かが足りなくなるかもしれないことを心配しても仕方がありません。執着を手放しましょう。所有物をいつまでも手元に置いておきたいと願ってはなりません。「げっぷ」が出るのであれば、「げっぷ」の項も参照してください。

・スピリチュアルなレベル、そして結論

307ページを参照してください。

風邪《かぜ》

rhume

・肉体的なレベル

風邪とは、鼻の粘膜が炎症を起こすことです。鼻水、「くしゃみ」、鼻づまりなどが特徴です。

・感情的なレベル

風邪は、私たちの心労が限界に達した時に発症します。ある人、または状況が、自分に襲いかかってくるような印象を持つのです。それほど重要ではない細かなことまで心配します。そして、どこから手をつけていいのか分からなくなってしまうのです。その結果、怒りの思いを持つことになります。というのも、始める前に、すべてが終わっていることを望むからです。そんなふうに心が混乱しているので、自分のニーズを感じることができず、また、今という瞬間を味わうことができなくなっています。そんな時、出会いたくないある状況、またはある人物が自分の前に現われます。でも、風邪をひいているその人は、平和を得ることができます。というのも、目の前に現われた人物は、その人から風邪をうつされるのがいやで、遠ざかっていくからです。

・精神的なレベル

風邪を発症させる心の原因としては、寒くなってくると風邪をひくに違いない、という〈思い込み〉があげられるでしょう。思い込みが広まれば広まるほど、それは社会に対して大きな影響を与えます。自分が思い込みを持っていることを意識していなくても、思い込みは、その対象を当人のもとに引き寄せるのです。風邪に関する別の思い込みとしては、風邪は他の人からうつる、というものがあります。そして、そう思い込んでいる人にとって、それはまさしく実現するのです。ですから、いわゆる俗説というものに影響されないようにすることが大切です。そうやって多くの人が俗説を信じなくなれば、それが、この地球に影響を与えることもなくなっていくでしょう。とはいえ、あらゆる病気には効用があります。風邪も同様です。あなたが、風邪に関する俗説を信じ、そして風邪にかかったとしたら、あなたは、自分がかなり影響を受けやすい人間である、ということが分かるわけです。あなたが風邪をひいているとしたら、からだからあなたへのメッセージはこうです。「こだわりを手放して、どうでもいいことは気にしないようにしましょう。すべてをやりとげるために、感覚から自分を切り離す必要はありません。また、ある状況やある人物を非難することは、何の解決にもなりません。というのも、非難することによって、あなたはその状況や人物を『感じる』ことができなくなるからです。つまり、あなたは、自分の感覚から切り離されてしまい、その結果として、優先順位を決めるために必要な情報を得ることができなくなるのです」風邪にかかると鼻がつまりますので、「鼻のトラブル」の項も参照してください。

・スピリチュアルなレベル、そして結論

307ページを参照してください。

肩《かた》の痛《いた》み

mal à l'épaule

・肉体的なレベル

肩は腕を胴に結びつける部位で、複雑な関節が組み合わさっており、その関節のおかげで、私たちは実にさまざまな動きを正確にまたスムーズに行なうことができます。以下の記述は、肩の痛みに関するものです。骨折に関しては、さらに「事故」の項を参照してください。

・感情的なレベル

肩の上の方が痛む場合、その人は、肩にいろいろなことを負いすぎていると感じています。肩は腕を胴に結びつける部位ですから、そこが痛むということは、その人が、他の人たちのためにあまりにも多くのことをしすぎようとしている、ということなのです。そのために、自分の望む方向に進むことができません。というのも、他の人たちの幸福や成功の責任は自分にあると思い込んでいるからです。肩の痛みは、一般的に、多くのことをする能力を持っている人に起こります。その人に対するからだからのメッセージは、「人生において多くのことをするのをやめる必要はありません。ただそれらを、義務感からではなく、愛の思いで行なうことが大切なのです」というものです。もし、肩が痛くて腕を動かすことができないなら、からだからのメッセージは、「あなたは、ある人、またはある状況を抱きしめられずにいるのではないですか？ どうかそれを確かめてみてください」というものです。

・精神的なレベル

あなたの肩が痛いのは、あなたが、自分にとって必要ではないあまりにも多くの義務を自分に課しているからです。他の人たちのためにたくさんのことをしなければならないと考えているために、あなたは、本来自分のものではない重荷まで背負い込んでいるのです。あなたがそんなふうにするために、他の人たちは、本当は自分がやらなければならないことを学ぶことができずにいます。あなたがやっていることは本当に必要なことなのか、しっかりと確かめることをお勧めします。あなたは、その人たちに対して、それらすべてのことをやると約束したのですか？ あなたは、「自動的に」それは自分がやるべきことだと思い込んでいるにすぎないのでありませんか？ 自分の限界とニーズをはっきりさせて、あなたが本当に望むことだけをするようにしてください。自分を愛し、もっと自分の面倒を見てあげましょう。あなたが自分に課していることは、あなたの思い込みから来ているにすぎません。あなたが自分のニーズを大切にすれば、他の人たちもまたそれを大切にしてくれるはずです。もっと柔軟な考え方をしましょう。そして、あなたが愛する人や愛する物を、結果がどうなるかを気にすることなく、心から抱きしめさえすればいいのです。

・スピリチュアルなレベル、そして結論

３０７ページを参照してください。

花《か》粉《ふん》症《しょう》 rhume des foins

・肉体的なレベル

植物の花粉が原因となる花粉症は、春の訪れとともに始まり、夏の到来とともに終わります。

・感情的なレベル

花粉症は、毎年、春になると発症します。ということは、その頃になると、初めて花粉症になった年に受けた古い傷がうずき出す、ということなのです。確かに、その頃に、受け入れることが難しい出来事が起こったのです。特に、直面したくない出来事が起こったのです。というわけで、あなたは、その出来事による傷を心の奥に抑圧しました。しかし、いくら抑圧したとしても、毎年、花粉が飛来する時期になると、その古い傷がうずき出すのです。

・精神的なレベル

もしあなたが花粉症だとしたら、からだからあなたへのメッセージはこうです。「あなたは、そろそろ、『許し』を実践しなければなりません。毎年、同じ時期に、同じ症状が現れるということは、あなたが、自分の苦しみの原因だと考える人に対して、恨みの思いをいだき続けているからなのです。しかし、問題は、その人が何をしたかということではなく、あなたがそれにどう反応したかということです。つまり、あなたの苦しみの原因は、あなた自身の解釈にあるのです。『許し』を通じてのみ、あなたは、自分が経験したことを変容させることができます」詳細については、巻末にある〈許しのステップ〉を参照してください。

・スピリチュアルなレベル、そして結論

３０７ページを参照してください。

髪《かみ》のトラブル problèmes de cheveux

・肉体的なレベル

髪のトラブルとしては、「はげ」、白髪、脂髪、「円形脱毛症」、「ふけ」、「脱毛」

などがあります。

・感情的なレベル

大きなショック、無力感、絶望感、過度の興奮などを感じると、私たちの髪は力を失って傷むものです。髪は、私たちの頭（私たちの〈存在〉の象徴）と、宇宙エネルギー（聖なるもの）を結びつけるアンテナの役割を果たしています。ですから、髪にトラブルが生じるということは、私たちが、聖なるエネルギーに対する信頼をなくした、ということを教えてくれているのです。つまり、私たちは、人生を創造する聖なる力とのコンタクトを失ってしまったのです。そうした信頼の喪失が、私たちの生命エネルギーを奪い去っているのです。髪は、私たちの頭皮を守るために存在しています。髪は、私たちが〈内なる神〉に守られているということを教えるために生えているのです。

・精神的なレベル

あなたの髪にトラブルがあるということは、「あなたは自分自身ではなくなっています。ですから、自分への信頼を取り戻し、さらにあなたをサポートしてくれる宇宙への信頼を取り戻しましょう」というメッセージがあなたに送られているということなのです。確かに、人生において物質的側面は大事です。しかし、だからといって、そのために、あなたのスピリチュアルな側面まで、すなわち〈本当の自分〉まで見失うべきではありません。どうか聖なる存在とつながってください。そうすれば、問題に対する解決策がもっと容易に見つかるでしょう。あなたは心配する必要などないのです。

・スピリチュアルなレベル、そして結論

307ページを参照してください。

かゆみ

démangeaison

・肉体的なレベル

かゆみというのは、皮膚の表面に生じる感覚で、思わずその部位をかきたくなります。いずれにしても、いらだたしい感覚です。

・感情的なレベル

かゆみを感じるのは次のような人たちです。まず、何かがほしくてたまらないのに、そう感じるのを自分に許すことができない人。また、誰かのせいで、何かができないと感じている人。あるいは、環境のせいで、何かができないと感じている人。そのために、あれこれとさかんに案じ、いらだちと怒りを感じているのです。

・精神的なレベル

あなたがもしかゆみで悩んでいるので

したら、そのかゆみの部位をしっかり確かめましょう。そうすれば、あなたがどの分野で、何をほしがっているのか（しかもその思いはブロックされている）ということが分かります。そのからだの部位が何のために役立っているのかを知るために、この本の中で、その部位について書かれている説明を探して読んでください。かゆみは皮膚に生じるものであり、皮膚は人格と関係のある器官です。したがって、あなたは誰かを傷つけるのではないか、あるいは誰かが自分のことを悪く思うのではないか、ということが心配で、自分の欲求を否定しているのです。かゆい部分をかきむしるのではなく、その欲求が本物なのか、それとも単なる気まぐれに過ぎないのかを確かめたほうがよいでしょう。もしその欲求が気まぐれに過ぎないのなら、それを手に入れるのはもっと先のことにして執着を手放し、すべてを自分の思い通りにコントロールしようとするのをやめるべきです。もしその欲求が本物で実現可能ならば、勇気をもって自分の欲求を表明し、すぐさま行動を開始しましょう。

・スピリチュアルなレベル、そして結論

307ページを参照してください。

過労《かろう》 surmenage

「燃え尽き症候群」の項を参照してください。

癌《がん》 cancer

・肉体的なレベル

癌とは、細胞が変質し、細胞の再生システムがおかしくなってしまった状態のことです。癌になった部位がどこであるのか、そしてその部位がどんな機能を持っているのかを確認することによって、より明確な情報を得ることが可能となります。

・感情的なレベル

癌になる人は、幼い頃に、一方の親、あるいは両方の親とのあいだで深く傷つく経験をしており、その傷をたった一人で耐え忍んできた、ということが言えます。私たちの感情を深く傷つけて重い病気を引き起こす可能性のある原因としては、次の五つがあります。つまり、〈拒絶〉、〈見捨て〉、〈侮辱〉、〈裏切り〉、〈不正〉です。中には、それらの原因によって、複数の傷を負っている人もいます。一般的に、癌になって苦しんでいる人は、もともと、愛の思いをもって他者と調和して仲良く生きたい、と非常に強く願う人なのです。ですから、仮に、親に対して、恨みや怒り、憎しみの念を持ったとしても、それを心の奥深くに完全に抑圧してしまいます。そして、その状態で長い年月を過ごしてきたのです。中には、自分が経験したこと、経験していることに関して、神を恨んでいる人もいます。しかし、そうしたネガティブな感情を自分が持っていることを、けっして認めようとしません。それらの感情は心の奥に押し込まれます。そして、傷つく経験を新たにするたびに古い傷がうずき、蓄積された感情はさらに大きなものになっていくのです。そうして、ある日、ついに我慢の限界に達します。その時に癌が出現するのです。親との葛藤を解決した後であっても、癌になることがあります。もちろん、感情のブロックが起きているあいだに癌になる場合もあります。

・精神的なレベル

もしあなたが癌にかかっているとしたら、幼い時に自分が傷ついて苦しんだ、ということを素直に認める必要があります。そして、一方の親、あるいは両方の親を自分が恨んできた、という事実を受け入れましょう。そう、自分もまた、ごく普通の人間であるということを受け入れるのです。あなたがたった一人で苦しんだことが、より多くの問題を引き起こしてきたのです。あなたは、きっと、親もとから離れればもっと自由になれるだろう、と考えていたのではないでしょうか。しかし、そんなことはないのです。あなたのハートと魂は、あなたがもっと本質的な解決策を取り、真実の愛に目覚めることを望んでいます。その解決策とは、「許す」ことです。ただし、「許す」とは、単に相手を許すだけではない、ということを忘れないようにしましょう。癌にかかっている人にとって非常に難しいのは、自分が、恨みや憎しみ、そして復讐の思いを持ったことを許すことなのです。つまり、自分自身を許すことが非常に難しいのです。誰にも話を聞いてもらえず、誰にも助けてもらえなかったあなたのインナー・チャイルドは、たった一人で、自分の怒りや恨みを背負い込まなければなりませんでした。その子は、一人きりで、沈黙のうちに苦しんできたのです。どうか、そのインナー・チャイルドを許してあげてください。あなたが親を恨んだのは、あなたが意地の悪い子だったからではないのです。あなたは意地が悪かったのではありません。あなたもまた、ごく普通の人間だった、ということなのです。人間だったら、そんな状況に置かれれば、親を恨み、親を憎むのは当然です。どうぞ、この本の巻末に載っている〈許しのステップ〉を踏むことによって、あなたも許しの道を歩んでください。

・スピリチュアルなレベル、そして結論

307ページを参照してください。

肝《かん》炎《えん》 hépatite

肝炎とは、ウイルス、病原菌、化学物質などが原因となって、肝臓が「炎症」を起こすことです。「肝臓のトラブル」の項を参照してください。また、肝炎が伝染性のものである場合には、26ページ③の伝染病の説明も読んでください。

肝《かん》硬《こう》変《へん》 cirrhose

肝硬変とは、肝臓の機能が全面的に衰えている状態のことであり、主要な原因はアルコール依存症です（男性患者の90％、女性患者の75％）。初期においては、症状は、消化に関わるもの（食欲の減退、「消化不良」、「胸やけ」など）や全身に関わるもの（疲労、痩せなど）です。病態が進むにつれ、症状は深刻化し、血管に関わるものになります。「肝臓のトラブル」の項を参照してください。なお、肝硬変は、肝臓の病気の中では最も重篤なものなので、肝硬変になった人は、ただちに自分と向き合わなければなりません。からだは次のようなとても大事なメッセージを送ってきています。「あなたは、肉体的、感情的、精神的に限界に達しているのです。それを改善できるのはあなただけです。あなたはそろそろ自己破壊的な生き方をするのをやめなければなりません。そして、人生は不当だと考えて、憤激するのをやめなければならないのです」

カンジダ症《しょう》 candidose

カンジダ症は、カンジダというカビの一種によって引き起こされる感染症で、そのほとんどが口腔や性器の部位に発生します。カンジダ・アルビカンスと呼ばれるカビが原因になるケースが最も多いと言えるでしょう。口腔カンジダ症になると、舌、口内壁、扁桃腺《へんとうせん》などに白い小さな斑点ができます。性器カンジダ症になるのは、ほとんどが女性です。外陰部や膣がかゆくなり、性交時に痛みを感じることもあります。口腔カンジダ症に関しては、「口のトラブル」の項を、性器カンジダ症に関しては、「膣のトラブル」の項を参照してください。ただし、次のことを頭に入れておきましょう。つまり、性器カンジダ症にかかった人は、純真無垢だった過去の自分に戻りたいと思っており、自分が純潔であるとまわりの人たちに信じてもらいたがっている、ということです。また、カンジダ症は感染による炎症であることから、原因として怒りが関わっていると考えられます。

関《かん》節《せつ》のトラブル
problèmes aux articulations

関節によって、骨と骨がつながり、からだが動けるようになっています。ですから、関節のトラブルは、関節を曲げる時の痛みないしは困難として現われてきます。「関節炎」の項を参照してください。ただし、次のことを頭に入れておきましょう。つまり、関節のトラブルに見舞われる人は、決断することが苦手であり、言葉で自分を表現することがあまり得意ではない、ということです。やる気を失っており、行動への意欲が湧いてきません。つまり、関節の動きをブロックしており、関節を動かすことが少なくなっている、ということです。

関《かん》節《せつ》の硬《こう》直《ちょく》
raideur articulaire

関節の硬直とは、関節の可動性が減少することです。やがて、まったく動かなくなることもあります。「関節のトラブル」の項を参照してください。ただし、次のことを頭に入れておきましょう。つまり、関節が硬直している人は、柔軟性に欠けており、考え方が硬直している、ということです。特に、自分自身に対する考え方が硬直しています。どの領域で柔軟性に欠けているのかを知るには、硬直している部位が何のために使われるのかを確かめればいいのです。本書を使ってその部位について調べてみてください。

関《かん》節《せつ》炎《えん》
arthrite

・肉体的なレベル

関節炎というのは、関節に炎症が起こる病気で、リウマチ性のものもあります。腫《は》れ、発赤、「熱」、痛み、といった「炎症」に特有なあらゆる症状を備えており、ひどくなるとからだを動かさなくても痛むようになります。夜となく昼となく痛むので、患者は非常に苦しみます。この病気になると、関節を曲げることができにくくなるので、患者は非常に困難な生活を強《し》いられます。

・感情的なレベル

関節炎の原因はさまざまですが、症状の重さは、感情的なブロック、精神的なブロック、スピリチュアルなブロックの深刻さに比例していると言えるでしょう。一般的に、関節炎は、自分自身に対して厳しい人がなると考えられます。立ち止まることを自分に許さない人、好きなことをするのを自分に許さない人、さまざまな要求をすることを自分に許さない人などがなりやすいのです。そういう人は、他者が自分のニーズを察知して、それを満たしてくれるのをいつも望んでいます。そして、他者が自分の期待に応えてくれないと、失望して、悲しみや恨みを抱え込むのです。中には、復讐したいと思う人さえいます。もちろん、実際には復讐などできないのですが。そのために強い怒りを感じ、さらにその怒りを抑圧することになります。結果として、心の中は裁きの思いで一杯になるのです。関節炎がどこに生じたかによって、その人の抱えている人生上の問題が分かります。たとえば、腕に関節炎が起こったとしたら、その人は、腕を使ってする仕事に関して、別の態度を取るようにした方がいいでしょう。もし、助けがいるのなら、他の人たちがそれを察してくれるのを待つのではなく、はっきりと申し出たほうがいいでしょう。関節炎にかかる人は、一見すると素直であるかのように思われるのですが、実はそうではありません。かなり強情なのです。心の中に怒りを抱え込んでおり、しかも自分が怒りを感じていることで自分を責めています。関節炎も感情も、同様に、人を動けなくします。関節炎にかかった人は、感情を心の中にため込むのをやめなければなりません。

精神的なブロック

もしあなたが関節炎にかかっているとしたら、どうして自分は何かを人に要求するのが苦手なのかを考えましょう。自分の好きなことをし始めると、どんどんエスカレートして、自分はエゴイストになってしまうのではないか、と考えていませんか？　もしそうだったら、本当にそうなのかどうか確かめることをお勧めします。もしかすると、あなたはエゴイストという言葉の意味を取り違えているかもしれません。それを確認してみてください。何かをやりたくない時は、それをはっきりと口に出して言いましょう。そして、そうする時には、裁きの心で行なうのではなく、喜びの心で行なってください。もしあなたが、他の人たちからの感謝がほしくて仕事を背負い込んでいるとしたら、どうかその事実を素直に認めてください。そして、誰かに強制されたからそうしているのではなく、みずから進んでそうしているのだ、ということを認めましょう。一方でまた、感謝がほしくて他の人たちのために仕事をしている自分をありのままに認めましょう。裁きの心で物事を行なうのではなく、喜びとともに行なうことによって、あなたは今より柔軟になり、身軽になり、生き生きとしてくるでしょう。きっと人生があなたに微笑みかけるのを感じるようになるはずです。30ページの⑦を参照してください。

・スピリチュアルなレベル、そして結論

307ページを参照してください。

関《かん》節《せつ》症《しょう》

arthrose

か

・肉体的なレベル

関節症は、関節が慢性的に痛む病気ですが、関節炎と違うのは、それが炎症をともなわないということです。関節症にかかった人は、特に朝起きた時に痛みに苦しみます。また、関節症にかかった関節を動かすのに、ずいぶん時間がかかります。関節症にかかった関節は、動きが限定されます。そして、無理に動かすと、カクカクと音がすることもあります。

・感情的なレベル

関節炎と関節症は多くの点で似ていますが、一つだけ違う点があります。それは、関節炎にかかる人は自分を責めるのですが、関節症にかかる人は自分以外の人に対して怒りや恨みを感じるという点です。関節症にかかる人は、自分の責任を引き受けず、自分が不幸になったのは他人のせいだと考えるのです。そして、心の中に、不当であるという思いをいだいています。ですから、もっと他者に対する思いやりを持つようにして、心の中に情熱や喜びを育《はぐく》むようにするといいでしょう。

・精神的なレベル

「関節炎」の項を参照してください。

・スピリチュアルなレベル、そして結論

307ページを参照してください。

乾《かん》癬《せん》

psoriasis

乾癬というのは、あらゆる年齢の人に頻繁に見られる病気です。肘《ひじ》、膝《ひざ》、手のひら、足の裏、頭皮などの、刺激にさらされやすいからだの部位に、かさぶたのような形で現われます。また、場合によっては、からだの他の部位に広がることもあります。かさぶたは、小片どうしが重なって形作られています。より厚くなった古いかさぶたは白色を呈し、洋服などに触れると粉のようにはがれ落ちていきます。「皮膚のトラブル」の項を参照してください。ただし、次のことを頭に入れておきましょう。つまり、乾癬にかかる人は、皮膚を一新したいと思っている、ということです。自分の皮膚に包まれていても、くつろぐことができず、新しい皮膚を欲しているのです。つまり、ありのままの自分を受け入れることができずにいるのです。アイデンティティの問題に苦しんでおり、今の人格とは別の人格になりたいと願っています。今回の人生をうまく受け入れることができていません。この人へのからだからのメッセージはこうです。「長所も、短所も、恐れも、弱さも、力も、才能も含めたあなたのすべてを受け入れてください。何ひとつ恥ずかしいと思うことなく、また、拒絶されることを恐れずに、すべてをありのままに受け入れてください」

感染《かんせん》 infection

・肉体的なレベル

感染とは、毒性のある細菌が私たちの体内に侵入して攻撃を仕掛けている状態のことです。免疫力が弱っているため、細菌からからだを守ることができていないのです。

・感情的なレベル

感染は、攻撃されたからだの部位と関係のある領域が脆弱《ぜいじゃく》であることを示しています。感染にかかりやすい人は、他者の行動、言葉、考えなどによって簡単に傷ついてしまいます。それらによって、「焼かれる」ような思いをするわけです。こういう人は、自己肯定の力、つまり自分のパワーに気づいていません。あるいは、敗北主義者やペシミストもまた、感染にかかりやすいと言えるでしょう。いわば、戦うのをやめてしまった人たちです。また、自分のことを、恥ずべき人間である、嫌悪すべき人間である、と思っている人も感染にかかりやすいと言えるでしょう。

・精神的なレベル

あなたは他者によって攻撃されるがままになっていませんか？ 攻撃的な人、攻撃的な状況にあなたが出合うのは、あなたが攻撃にあうのを恐れているからです。あなたが攻撃的だと思っている人は、本当は攻撃的ではないのです。あなたが、その人の言動を攻撃的だと受け止めているだけなのです。あなたは自分の内なる力と、ふたたびつながる必要があります。そして、他者の愛や関心を得るためには、弱い人間、傷つきやすい人間として振舞うことが必要である、と考えるのをやめることです。あなたは自分が考えているよりもはるかに強い人間なのです。もし、自分のことを、恥ずべき人間である、嫌悪すべき人間である、と思っているのなら、「恥ずべき人間」、「嫌悪すべき人間」とはどのような人間なのか、もう一度、じっくり検討してみることをお勧めします。そうすれば、あなたが自分のことを正当に見ていない、ということが分かるはずです。

・スピリチュアルなレベル、そして結論

３０７ページを参照してください。

肝臓《かんぞう》のトラブル problèmes du foie

・肉体的なレベル

肝臓はからだの中でも最も大きな臓器です。人間のからだの中で、最も重要で、最も複雑な機能を持っていると言えるでしょう。肝臓は、腸内に、胆汁をはじめとする分泌物を送り込み、消化を助けています。また、ブドウ糖、タンパク質、脂質などの代謝にも関わっています。血液の凝固作用を助け、またからだを解毒する役割も担《にな》っています。これらの機能に乱れが見られる時は、肝臓にトラブルが生じていると言えるでしょう。肝臓障害の結果として生じるのは次のような病気です。すなわち、「膿瘍《のうよう》」、「胆石」、「肝硬変」、むかつき、ウイルス性「肝炎」、「黄疸《おうだん》」、「腫瘍《しゅよう》」などです。

・感情的なレベル

「気をもむ」、「やきもきする」ことが肝臓のトラブルを作り出します。身のまわりに起こっていることにうまく適応できず、不安になったり、心配しすぎたりすると、肝臓のトラブルが生じてきます。結果を恐れたり、また特に、何かが足りなくなるのではないかと不安になったりする人、新たな状況にうまく対応できないために、多くの怒りや不満を感じる人も肝臓のトラブルを起こしやすいでしょう。肝臓のトラブルは、一方で、その人が落ち込んでいることも意味しています。ただし、当人はそれを意識していません。というのも、それを抑圧しているからです。メタフィジックな見方によれば、肝臓とは抑圧された怒りの貯蔵庫です。肝臓のトラブルを持っている人は、怒りを表現することができない人であることが多いようです。攻撃された場合、自分に力がないと感じ、やり返すことができないのです。怒りをあらわにする人たち、コントロールを失ってしまう人たちに対して違和感を感じます。というのも、自分自身は、怒りを表わさないためにものすごい努力をしているからです。しかし、心の中では、悲しみや恨みを感じています。あまりにも長いあいだ自分を押さえ込んでいると、それが怒りとして爆発するのではなく、肝臓の発作として現われるのです。

・精神的なレベル

肝臓の主要な役割は、からだのさまざまな機能を調整することです。したがって、肝臓にトラブルが生じているということは、あなたが、人生のさまざまな側面を調整できずにいる、ということを意味しています。さまざまな出来事、さまざまな人たちに適応する代わりに、あなたはそれらを批判し、変えようとし、その結果、内なるエネルギーをブロックしてしまっているのです。あなたは頭の声《エゴ》に耳を傾けすぎています。あなたが怒ってばかりいるのは、相手の立場に立つことができないからです。いつも自分の方が正しいと思いたいのです。だから、いつも相手から攻撃されていると感じるのです。からだからあなたへのメッセージはこうです。「あまりにも早く結論に飛びつこうとするのではなく、まわりで起こっていることを、よく観察し、自分の中でしっかりと整理してください。あなたはそんなに躍起《やっき》にならなくても、自分を守るためのあらゆる力とあらゆる手段を備えているのです」

・スピリチュアルなレベル、そして結論

307ページを参照してください。

顔《がん》面《めん》神《しん》経《けい》麻《ま》痺《ひ》 signe de Bell

これは、顔面神経が冒《おか》されたために、顔の半分が麻痺する病気です。顔面神経麻痺になった人が、両目を閉じようとすると、麻痺している側のまぶたがしっかり閉じられません。「麻痺」の項を参照してください。ただし、次のことを頭に入れておきましょう。つまり、この病気になる人は、何か重大なことが起こった時に、そのことに直面しようとしなかった、ということです。さらに、「顔のトラブル」の項も参照してください。

気《き》管《かん》支《し》炎《えん》 bronchite

・肉体的なレベル

太い気管支は空気を肺のほうに送る役目を持っており、細い気管支はもうちょっと微妙な役割を持っています。細い気管支は、拡張したり、収縮したりすることによって、空気を通したり、空気を通すのをやめて肺の一部を休ませたりします。気管支炎とは、気管支の粘膜が炎症を起こした状態のことです。

・感情的なレベル

気管支は家族とのきずなを表わします。したがって、気管支炎は、その人が家族の誰かとケンカをしたり、言い争いをしたりして、強い感情的反応を示した時に起こる可能性があります。そんな時は、自分の境界やテリトリーが脅かされたと感じて、強い怒りを感じているものです。家族のあるメンバー、あるいは複数のメンバーとのきずなを切りたいと思ったりもするのですが、罪悪感ゆえにそうすることができません。自分の気持ちを表現することもできずに、すっかり固まってしまいます。そして、やる気をなくし、無気力になるのです。自分が望むものを手に入れることができず、しかもそれを要求することもできません。こういう人は、家族の中での自分の位置をしっかりと確保すべきでしょう。そして、家族の他のメンバーが、何かをしてくれるまでじっと待つべきではありません。

・精神的なレベル

もしあなたが気管支炎になっているとしたら、私はあなたに次のアドバイスをしましょう。つまり、あなたは、家族のあいだに起こることをあまり深刻にとらえすぎないで、もっと多くの喜びとともに人生を生きたほうがいい、ということです。あなたは家族を理想化しすぎています。いつも、みんなが同一意見で、すべてがうまくいく家族なんて、実際には存在するものではありません。家族の他のメンバーが全員あなたと同じ考え方をする必要などないのです。家族のあいだに起こる争いによって落胆し、やる気を失う必要はありません。家族の他のメンバーの欲求や考え方に影響されずに、あなたは自分の好きなように生きればいいのです。何かがあった場合でも、固まってしまわずに、自由に動けばよいのです。つまり、すぐに罪悪感にとらわれるのではなく、あなたの場所、あなたのテリトリーの中で、自分を肯定し、自由に振る舞っていいのです。家族のほかのメンバーも、それぞれのやり方で、自分の好きなように生きればいいのです。

・スピリチュアルなレベル、そして結論

307ページを参照してください。

奇形《きけい》

malformation

・肉体的なレベル

奇形とは、生まれつきからだの一部が異常な状態になっていることで、それはからだのどんな器官、どんな組織にも起こりえます。

・感情的なレベル

生まれつきの奇形の本当の原因を探ることはきわめて難しいと言わなければなりません。なぜなら、その原因のほとんどが、前世に関するものだからです。ですから、両親は、責任が自分たちにあると考えるのをやめるべきでしょう。もし、その奇形が遺伝的なものであると言われたのであれば、「補足説明」の中にある「遺伝病」に関する説明（25ページの②）を読んでください。生まれつき奇形であるのは、ほとんどの場合、その人が〈無条件の愛〉を学ぶためであるのです。自分自身に対する〈無条件の愛〉、また家族に対する〈無条件の愛〉を学ぶためなのです。奇形のからだの中に素晴らしい魂が宿っている、ということを家族に教えるために、あえてそのようなからだに宿って生まれてきたのです。

・精神的なレベル

もしあなたが生まれつきの奇形であるとしたら、それはあなた自身が生まれる前に選んだことなのだ、ということを知ってください。そして、たとえ奇形であったとしても、それは、あなたが調和された人生を生きるのをさまたげることはできない、ということを知ってください。なぜなら、調和というのは、からだから来るものではなく、あなたの内面から来るものだからです。この世の中に不可能なことなど何ひとつありません。現代では、整形外科のおかげでかなりの奇形を治すことができます。しかし、大切なのは、外見をどうこうすることではありません。大切なのは、あなたが〈無条件の愛〉を学ぶことなのです。すなわち、自分のありのままの姿を完全に受け入れる、ということなのです。どうか、からだは、あなたの〈本質〉を宿している乗り物にすぎない、という事実を知ってください。奇形が生じているからだの部位に関する説明も参照してください。

・スピリチュアルなレベル、そして結論

307ページを参照してください。

寄生《きせい》 parasites

・肉体的なレベル

寄生とは、動物または植物が、他の生物（宿主）にとりついて、その生物を滅ぼすことなく、一時的または永続的に栄養を奪い取ることを指します。

・感情的なレベル

数多くの人々が、さまざまなレベルの有害な寄生に苦しんでいます。ある人が、他の人たちを犠牲にしながら生きている時、私たちは、その人のことを「寄生者」と呼びます。そういう人は、自分で自分のニーズを満たそうと思えば満たせるにもかかわらず、他人に寄生して生きているわけです。私たちは、他人に寄生されて生きている一方で、自分の考え方、自分の〈思い込み〉によっても寄生されている、という事実に気づかなくてはなりません。子どもたちは、大人たちによって寄生されていると感じながら生きています。なぜなら、大人たちに愛されるためには、自分自身であることをやめなければならないからです。また、私たちは、外国を旅行していると、しばしば寄生者を引き寄せてしまいます。私たちは、寄生されればされるほど、自分が細部を重要なものと考えすぎて全体を見失っていることに気づかされます。細部が私たちに侵入し、細部がより多くの場所を占めるようになっているのです。

・精神的なレベル

あなたが寄生に悩まされているとしたら、からだからあなたへのメッセージはこうです。「あなたが寄生を許さない限り、どんな人といえども、あなたに寄生することはできません。あなたは、他人から愛されようとして、自分以外の人間になる必要はないのです。あなたは、今のままで、充分、愛するに値《あたい》するのです。あなたがまず自分自身を尊重してください。そうすれば、他の人たちもあなたを尊重するようになるでしょう。あなたは、自分の家の中に有害な人間を入らせないはずです。それと同様に、あなた自身の中にも有害な思い込みを入らせてはなりません」

・スピリチュアルなレベル、そして結論

307ページを参照してください。

か

気絶《きぜつ》

évanouissement

・肉体的なレベル

気絶とは、意識を、突然、短いあいだ失うことです。光の点、あるいは光の染《し》みが現われる一方で、視界が徐々に失われていきます。顔色が蒼白になり、冷や汗をかき、やがて意識が完全に失われます。

・感情的なレベル

気絶とは、ある状況に直面したくない人が、そこから逃避するために引き起こす現象です。ある嫌な状況がしばらく続き、その人がすっかりやる気を失い、苦しみ始めた時、そして、状況を変える力が自分にはないと思った時、そこから逃避する手段として気絶が引き起こされるのです。

・精神的なレベル

あなたのからだからのメッセージはこうです。「あなたは、本当は、その状況を新たな視点から見直す必要があるのに、それをせず、その状況の中にはまり込んでいるのです。恐れの感情を抱え込むのではなく、その感情を誰かとシェアして、状況を違う視点から見られるように、考え方を変える必要があります。それなのに、あなたのエゴが邪魔をして、あなたに対し、『お前はその状況に直面できない、お前は逃げるしかない』と言っているのです。でも、その状況は、あなたを進化させるために起こっている、ということを知ってください」ですから、あなたは、その状況があなたに教えようとしていることに対してもっと意識的にならなければなりません。それなのに、あなたはその反対のことをしている（つまり、気絶していっそう無意識的になっている）のです。あなたは、そろそろ自分の〈内なる神〉とのコンタクトを取り戻すべきでしょう。

・スピリチュアルなレベル、そして結論

307ページを参照してください。

吃音《きつおん》

bégaiement

・肉体的なレベル

吃音（どもり）は一般的に幼児期に始まり、大人になるまで続きます。

・感情的なレベル

幼い時に、恐れのために、自分はこうしたいとはっきり主張できなかった人が吃音になりやすいようです。そして、大きくなっても、権力を持つ人を非常に恐れています。特に、権力者に対して、自分が望むことを表明しなければならなくなった時に、強い恐れに見舞われます。

・精神的なレベル

もしあなたが吃音であるのなら、どうか自分自身に対して、自由に欲求を持つことを許してあげてください。「そんな欲求を持つなんて正気の沙汰ではない」と言うエゴの声は無視するようにしましょう。また、誰か権力を持つ人が、あなたの欲求を正当でないと見なすことを恐れる必要も、もうありません。自分のほしいものを自分に与えてあげましょう。いずれにしても、あなたは自分の選択の結果を引き受けなければならないのです。どんな人でも、自分の選択の結果を引き受けなくてはなりません。あなたは他の人たちが権威主義的だと思い込んでいますが、実は、あなたの中にも権威主義的な部分があり、その部分が、自己表現することを望んでいます。その部分は、決して意地が悪いわけではありません。どうかそれを知ってください。そうすれば、あなたの身近にいる、あなたが権威主義的だと思い込んでいる人たちとも、今後はうまくやっていくことができるでしょう。

・スピリチュアルなレベル、そして結論

307ページを参照してください。

ぎっくり腰《ごし》

lumbago

ぎっくり腰は、腰椎の最後の二つのあいだにある椎間板《ついかんばん》に問題が生じた時に起こります。重い荷物を持ち上げようとした時などになりやすく、ぎっくり腰になると急激な痛みを感じて、まっすぐ立っていられなくなります。腰がこわばってしまうために、からだを移動させることもできなくなります。「背中の痛み」の項を参照してください。ただし、次のことを頭に入れておきましょう。つまり、ぎっくり腰になる人は、物質的なあらゆる責任を自分が引き受けられると思えないために、怒りと罪悪感を同時に感じている、ということです。すべてをコントロールしようとせず、こだわりを手放せば、多くの問題を避けることができたはずなのです。あなたは、頑《かたく》なな態度をただちに改めなければなりません。新しいものに対して心を開き、他の人たちのやり方を受け入れて、彼らに支援してもらうようにする必要があるでしょう。

急激《きゅうげき》な痛《いた》み

douleur soudaine

・肉体的なレベル

急激な痛みとは、突然、からだのどこかが理由もなく痛くなることです。

・感情的なレベル

刑法のシステムによると、私たちは罪を犯した時、罰金を払ってそれを償うか、あるいは投獄されるかのどちらかになります。したがって、人間は、自分に罪があると考えると（つまり、罪悪感を持つと）、必ず自分を罰しようとするのです。ただし、それは無意識のうちに行なわれます。急激な痛みは、人間が、自分を罰するために使う方法の一つです。からだの痛みは、人類が誕生して以来、罰の一形式として使われてきました。したがって、急激な痛みを感じているということは、その人が、自分が何かをしたこと、あるいはしなかったことで、自分に罪があると考えていることを示しています。または、何かをしようと思ったこと、あるいは何かをしようと思わなかったことで、自分に罪があると考えているのです。しかし、本当にそうであるかどうかは確かめていません。痛くなっている部位が、どのような役に立つのかを知ることによって、自分がどのような領域で罪悪感を持っているかが分かります。

・精神的なレベル

あなたが、すぐ自分に罪があると考えるタイプの人ならば、あなたはきっと自分を罰することによって罪を中和させようとするでしょう。しかし、不幸なことに、そうすることは何の役にも立ちません。あなたは、罪悪感を持つたびに同じことをくり返すだけです。自分が本当に罪を犯しているのかどうかを確かめてみてください。そうすれば、きっと痛みはなくなるはずです。すぐに罪悪感を持つ人たちのほとんどは、実際には何の罪も犯していません。「罪がある」とは、あなたが意図的に、相手あるいは自分自身に悪いことをした、あるいはしようとしている、ということなのです。実際には何の罪も犯していないのに、罪悪感を感じるということは、あなたは、自分の思い込み、信念体系を全面的に見直さなければならないということです。頭の中の小さな声があなたに、「お前には罪がある」と言うのであって、あなたのハート（つまりあなたの〈内なる神〉）がそう言うわけではありません。その小さな声は、そのほとんどがあなたの両親の声の反響なのです。あなたは、小さい時に両親の声を心の録音機に録音してしまい、そして、その声が言うことを盲目的に信じ込んでいるのです。どうか罪についての考え方を変えてください。そうすれば、いたずらに自分を罪深い人間であると考えることはなくなるでしょう。

・スピリチュアルなレベル、そして結論

３０７ページを参照してください。

狂《きょう》犬《けん》病《びょう》 rage

・肉体的なレベル

狂犬病は、ウイルスによって犬がかかる恐るべき病気で、その犬に噛まれると唾液を通して人間にも伝染します。症状はすべて神経に関わるもので、興奮、いらだち、攻撃性、「痙攣《けいれん》」、「麻痺《まひ》」と進んでいきます。

・感情的なレベル

狂犬病にかかった犬に噛まれる人は、しばらく前から、いらだちを誘う出来事、あるいは麻痺を起こさせるような出来事が原因となってひどく怒ってきたはずです。そして、その怒りを抑圧し続けてきたために、ついに狂犬病にかかり、麻痺を起こす結果となったのです。日常生活で普通に振る舞うことができなくなったのです。

・精神的なレベル

狂犬病にかかった人への、からだからのメッセージはこうです。「あなたは、早急に、自分が怒りを感じていることを認めなければなりません。そして、その怒りを自分の中にため込むことをやめるべきなのです。あなたは、たぶんその怒りを表現することに大きな恐れをいだいているのでしょう。あなたは、自分をコントロールしすぎる人、特に怒りを押さえ込んでしまう人なのかもしれません。恐らく、小さい時に、怒ることはよくないことだと教え込まれたのでしょう。その結果、あなたは怒りを押さえ込むようになり、あなたをいらだたせる人、あなたにとって攻撃的だと思われる人に対して、恨みを持ち続けてきたのです。それは、あなたにとって、とても苦しいことであったはずです。そして、あなたはついに限界に達し、もうそれ以上自分をコントロールできなくなったのです。どうか自分自身に対して思いやりを持ってください。自分に対して、苦しむことを許してあげてください」本書の巻末に載っている〈許しのステップ〉をぜひとも実践してください。

・スピリチュアルなレベル、そして結論

307ページを参照してください。

狭《きょう》心《しん》症《しょう》

angine de poitrine

この病気は、心臓の大部分を占める心筋に充分な酸素が供給されない時に起こります。そのために心臓が重い感じがしたり、胸部の圧迫感、胸痛などが起こったりするのです。痛みが強い場合、その痛みが、肩、左手、顎《あご》、首にまで広がることがあります。過去に感じたのと同じような苦しみを体験するのがいやで、生きる力を押さえ込んでしまっている人がかかりやすいと言えるでしょう。そういう人は、さまざまな心配事によって息が詰まるような感じがしており、そこから解放されることを強く願っているものです。「心臓のトラブル」の項を参照してください。

胸《きょう》腺《せん》のトラブル

problèmes à la glande thymus

胸腺は、首の付け根の下方に位置する腺であり、その主要な役割は、「免疫」に関するものです。「心臓のトラブル」の項を参照してください。ただし、次のことを頭に入れておきましょう。つまり、胸腺は、肉体と〈心臓のチャクラ〉（＝第四チャクラ）を結びつけている、ということです。胸腺にトラブルがあるということは、心臓に関わるエネルギーがブロックされ、閉鎖されていることを表わしています。興味深いことに、胸腺は、思春期に最も発達し、その後、徐々に衰えていって、大人になるとほぼ完全に萎縮するのです。胸腺が萎縮するにつれて、私たちが大人としての自分自身を愛する能力も萎縮していきます。ただ、現在、私が確信していることがあります。それは、今後、世代を経るにつれてこの胸腺が萎縮しなくなり、その結果、私たちは、エイズを始めとする多くの病気に対する大きな免疫力を獲得することになるだろう、ということです。フランス語の「免疫」という言葉は、もともと「～から自由であること」、「～を免除されていること」という意味です。ですから、免疫に問題があるということは、その人が、自分を充分に愛していないために、日常的な制約から自由になっていない、ということを表わしています。過去の聖賢たちが私たちに教えてくれた通りに、私たちが自分を無条件に愛することができるようになれば、きっと偉大な免疫力が発揮されるようになるにちがいありません。

蟯《ぎょう》虫《ちゅう》症《しょう》

oxyurose

蟯虫症とは、蟯虫という白い虫が、腸に寄生することです。子どもへの腸内寄生としては、最も多く見られるものです。「寄生」の項を参照してください。

強《きょう》迫《はく》観《かん》念《ねん》

obsession

強迫観念とは、あなたに取りついて離れない観念のことです。あなたは、それを自分の意識から追い払うことができません。強迫観念には、宗教的または道徳的な考え方に由来するもの、命令に対する心配、厳密さに対する心配、災難に対する心配から来るものなどがあります。そして、それらにはある程度の根拠があります。強迫観念を持っている人は、いつも不安を感じながら生きています。「ノイローゼ」、「不安（漠然とした）」の項も参照してください。

恐怖症《きょうふしょう》 phobie

「ノイローゼ」の項を参照してください。

胸膜炎《きょうまくえん》 pleurésie

胸膜炎とは、肺を覆っている胸膜が炎症を起こした状態のことです。急性のものも慢性のものもあって、次のような症状をともないます。すなわち、胸の痛み、発作的で苦しい乾いた「咳《せき》」、「呼吸困難」、「熱」、心拍数の増加などです。「肺のトラブル」の項を参照してください。ただし、次のことを頭に入れておきましょう。つまり、胸膜炎にかかる人は、感情を抑圧しがちであり、不平不満を持っている、ということです。自分の感情を表現すること、特に泣くことを自分に許してあげましょう。

虚弱《きょじゃく》 faiblesse

・肉体的なレベル

虚弱とは、肉体的な活力が欠如していることです。

・感情的なレベル

虚弱に悩んでいる人は、あらゆる理由を並べ立てて、自分が虚弱であることを正当化し、人生に噛みつこう（正面から立ち向かおう）としません。興味深いことに、そういう人は、同時に歯も悪いものです。いつも他人と自分を比較してばかりいて、素晴らしい機会があってもそれを見逃してしまいます。その虚弱が、からだのある部分だけに限られているとしたら、そのからだの部分がどんな役に立っているのかを確認してみてください。そうすれば、人生のどの領域に問題が生じているのかが分かるでしょう。

・精神的なレベル

あなたはどうして自分の力を信じることができないのでしょうか？　また、どうして、全力で生きようとしないのでしょうか？　からだからあなたへのメッセージは、「もういいかげんに、自分を弱い人間だと思うのはやめてください。あなたが自分の内なる力を使わないと、それはやがて爆弾のように爆発しますよ！」というものです。その爆発は、おそらく病気として現われるでしょう。というのも、使われなかったエネルギーは、そのうち必ず何かを作り出すからです。「燃え尽き症候群」の項も参照してください。

・スピリチュアルなレベル、そして結論

307ページを参照してください。

拒食症《きょしょくしょう》

anorexie

・肉体的なレベル

拒食症は、食欲がほぼ完全になくなってしまう病気で、しばしば長期に及びます。そのために、からだ全体が痩《や》せ細り、健康面にも影響が出ます。皮膚が生気を失い、白っぽくなることもあります。この病気にかかるのは、ほとんどが、少女や若い女性であり、男性はあまりかかりません。ただし、最近では、少年がこの病気にかかるケースも見られるようになりました。拒食症にかかった人は、同時に、過食症にも悩まされることが多いようです。要するに、食欲がコントロールできなくなるわけです。そして、びっくりするくらい大量に食べ、その後で意識的に吐きます。そんな場合には、「過食症」の項も参照してください。

・感情的なレベル

拒食症の人は、地球という母なる大地の象徴である食べ物を拒否することによって、実は、自分自身の母親を拒否しているのです。〈女性原理〉のモデルである自分の母親を拒否することによって、拒食症の人は、母親の中にある〈女性性〉、また自分自身の中にある〈女性性〉を拒否しています。ですから、拒食症にかかっている女性は、現実から逃避することをやめ、むしろ、自分に対して女性であることを許し、その上で女性として生きることを学び直さなくてはなりません。実際、拒食症の人は、簡単に想像の世界や低位霊界に入り込んでしまうようです。つまり、何かあるとすぐに「あちら」に行ってしまい、この地上で果たさなければならない自分の課題に背を向けてしまうのです。生きる意欲、行動する意欲が失われたために、食欲もまたすっかり失われてしまったのです。

・精神的なレベル

もし、あなたが拒食症で苦しんでいるのなら、あなたはただちにお母さんに対する見方を変えなければなりません。あなたのお母さんは、これまで、自分に可能な限りのことをしてきたのです。でも、この地上にいるすべての人間と同様に、恐れと限界を持っていたために、あなたが望む通りにあなたに接することができなかったのです。おそらく、あなたが小さい時に、お母さんは、あなたを失望させたことがあるのでしょう。そして、そのことであなたは苦しんだのだと思います。でも、それはあくまでもあなた自身の解釈が原因であって、あなたは現実それ自体をありのままに見ていたわけではありません。本当は、お母さんは、お母さんなりにあなたを愛し、お母さんなりにあなたを育《はぐく》んでくれていたのです。どうかそのことを知って、受け入れてください。そうすれば、あなたは、自分の中の〈女性性〉を受け入れることができ、そして生きる意欲を取り戻すことができるでしょう。

・スピリチュアルなレベル、そして結論

307ページを参照してください。

魚鱗癬《ぎょりんせん》 ichtyose

・肉体的なレベル

魚鱗癬（または乾燥肌）は、肌が常に乾燥していて、魚の鱗《うろこ》のようにはがれ落ちる症状です。この症状は、ほとんどの場合、生まれた直後から、あるいは生まれて数カ月たった頃から始まります。「皮膚のトラブル」の項も参照してください。

・感情的なレベル

子どもがごく幼い頃に示す症状は、その子が前世から持ち越したものである可能性がきわめて高いと考えられます。肌が乾燥しているのは、潤《うるお》いのない無愛想な心の態度を反映しているのです。皮膚は、私たちの人格をとてもよく表わします。私たちが他人からどう見てもらいたいと思っているか、という点を皮膚が反映するのです。乾燥肌の人は、自分の傷つきやすさ、優しさを人に知られたくないために、無愛想に振る舞っているのです。

・精神的なレベル

もしあなたが魚鱗癬になっているとしたら、からだからあなたへのメッセージはこうです。「あなたは、そろそろ、自分自身そして他人に対して、もっと優しくなっていいのですよ。無理にそっけない態度を取る必要はないのです。そんなことをしていたら、絶えず自分をコントロールしなければならず、疲れるだけでしょう。あなたが敬愛している人で、自分の優しさを素直に表現している人をよく観察してみてください。その人は、自分を素直に表現することによって、他人から利用されているでしょうか？　決してそんなことはないはずです。あなたも、もっと素直に自分を表現してください。そうすれば、生きていることがもっとずっと楽しくなるでしょう」もしあなたの小さいお子さんがこの症状で苦しんでいるのでしたら、どうかこの項をその子に読んであげてください。その子の魂が波動を通じて内容を理解するはずです。ただし、その子がどんな反応を示しても、それをありのままに受け入れましょう。それはその子自身の選択なのですから。

・スピリチュアルなレベル、そして結論

307ページを参照してください。

切《き》り傷《きず》 coupure

「事故」、「動脈のトラブル」の項を参照してください。ただし、次のことを頭に入れておきましょう。つまり、切り傷を作った人は、誰かまたは何かから切り離されていると感じており、そのことで腹を立てている、ということです。

近視《きんし》 myopie

・肉体的なレベル

近視は、遠くのものが見えなくなる視覚異常です。

・感情的なレベル

近視の人は、未来に起こるかもしれないことを恐れています。近視の原因を知りたいのであれば、近視になった頃に、未来に関するどんな恐れを持っていたかを思い出すだけで充分でしょう。思春期にさしかかる頃に、近視になる人が多くなるのは興味深いことです。彼らは、大人になることを恐れているのです。というのも、大人の世界は、彼らにとって脅威に満ちているからです。また、近視になる人は、自分のことばかり考えて、あまり他人のことは考えない、という傾向があります。自分自身の考えは受け入れられるけれど、他人の考えはなかなか受け入れられないのです。心の幅が狭いと言えるでしょう。

・精神的なレベル

もしあなたが近視だとしたら、次のことを受け入れてください。つまり、過去においてあなたを恐れさせていたことが、現在もなおあなたを恐れさせる理由はまったくない、ということです。外からやってくるさまざまな新しい考え方に心を開いてください。そして、あなたはもう過去のあなたではない、ということを自覚するのです。新たな状況がやってきたら、勇気を持ってそれに立ち向かってください。最悪のことを考える必要はないのです。あなたを恐れさせているのは、現実ではなく、あなたの想像力が作り出した幻想にすぎません。もっと楽しく、もっと多くの喜びとともに、積極的に未来を創造しましょう。また、他の人たちの考えや意見（たとえそれがあなたの考えや意見と違っていても）を、もっと喜んで受け入れましょう。

・スピリチュアルなレベル、そして結論

３０７ページを参照してください。

筋《きん》ジストロフィー dystrophie musculaire

・肉体的なレベル

ジストロフィーというのは、からだのある部分に対する栄養補給に偏《かたよ》りが生じたために、萎縮が起こったり、肥大が起こったりすることです。

・感情的なレベル

この病気にかかると、筋肉のコントロールができなくなります。ということは、その人は、それまでの人生の中で、あまりにもコントロールされてきたために、ついに自分をコントロールすることができなくなってしまった、ということを示しています。つまり、我慢の限界に達してしまったのです。この人は、無意識的な自己破壊の念に支配されています。そして、まわりの人たちの注意を引くために、犠牲者の役割を演じているのです。しかし、一方では、そうしたがる自分をコントロールしようと努力し、そういう自分の側面を隠そうとしてきたのです。ただ、すぐに自分を過小評価してしまうのです。自分自身に対する愛の思いで、自分の心に栄養を与えることができません。自分の幸福に関して、どんどん他の人たちに頼ることになってしまったのです。

・精神的なレベル

もしあなたが筋ジストロフィーになっているとしたら、あなたはからだから次のような緊急のメッセージを受け取っています。「自分自身を愛することを学んでください。他者から愛が来るのを待っていてはいけません。あなたは、病気になれば、あるいは問題を抱えていれば、他者から関心と愛を与えてもらえると考えてきました。そして、もっと大きな問題を抱えれば、もっとたくさんの愛を与えてもらえると考えるようになったのです。しかし、そうした考え方は決してあなたに解決をもたらしません。他の人たちに完全に依存するということによって、どれほど大きな代償を支払うことになるか、あなたはちゃんと自覚していますか？　そんなふうに病気になるよりも、自分の能力や才能をしっかり生かし、それによって他の人たちの関心を引く方が、はるかにあなたのためになるのです。そのことを、もうそろそろ自覚してください」「筋肉のトラブル」の項を参照してください。

・スピリチュアルなレベル、そして結論

３０７ページを参照してください。

緊《きん》張《ちょう》病《びょう》性《せい》昏《こん》迷《めい》

stupeur catatonique

緊張病性昏迷は、表情、動作、声などの働きを失うことです。統合失調症の人が発作を起こした時に、この緊張病性昏迷におちいることがあります。「精神病」の項を参照してください。

筋《きん》痛《つう》症《しょう》

myalgies

筋痛症とは、休んでいる時、あるいは

か

動いている時に、筋肉が痛む症状のことです。あるいは、動くことによってさらに痛みがひどくなる症状のことです。「筋肉のトラブル」の項を参照してください。ただし、次のことを頭に入れておきましょう。つまり、もし痛みが休んでいる時だけに起こるとしたら、それは、その人が、自分に対して休む権利を与えていないか、立ち止まる時間を与えていないかのどちらかである、ということです。痛む部位が何の役に立つのかを確かめてください。そうすれば、どんな領域に関わる、どんな内容のメッセージが送られてきているかが分かるでしょう。

筋《きん》肉《にく》のトラブル

problèmes musculaires

・肉体的なレベル

筋肉は、筋組織からなる器官で、収縮することによって動きを生み出します。そして、それは、当人の意志の力によってコントロールされるのです。この項では、たとえば心臓の筋肉のような不随意筋は扱いません。筋肉のトラブルのうちで最もよく起こるのは、筋肉痛ならびに筋肉の力が弱くなることでしょう。

・感情的なレベル

筋肉は、主として手足を動かすためにあります。そのことから考えると、筋肉のトラブルは、その人が、自分の望むものを手に入れるための動機や意志を持っていない、ということを示しているのです。

・精神的なレベル

あなたが動けないのは、筋肉が痛いから、あるいは筋肉が弱いからではありません。むしろ、目的に到達することを恐れるあなたの心の弱さが原因となって、あなたは動けないのです。からだからあなたへのメッセージはこうです。「あなたの意志とのコンタクトを取り戻し、目的に向かって突き進んでください。あなたは、そのために必要なものをすべて備えています。あなたがすべきなのは、自分の内なる力を思い出すことだけです。あなたが望むものに向かって新たに出発し直すための強力な動機を、ぜひ見つけてください」

・スピリチュアルなレベル、そして結論

３０７ページを参照してください。

空《くう》気《き》嚥《えん》下《げ》症《しょう》

aérophagie

・肉体的なレベル

これは、意識的あるいは無意識的に大量の空気を飲み込んでしまう、というものです。そのためにくり返しげっぷが出るようになりますし、さまざまな症状を引き起こす可能性があります。特に、食道や胃の拡張が起こり、吐くこともあります。

・感情的なレベル

この症状を持っている人は、しばしば苦しみに襲われることがあります。空気（つまり生命）を飲み込むために多大な努力を払っており、自分の限界を無理に超えようとしています。つまり、自分自身でいることができていないのです。

・精神的なレベル

空気は生命の象徴です。したがって、この症状の人は、他者に生命力を与えなければならない、と考えている可能性が大いにあります。たとえば、数年にわたってこの症状に苦しんでいたある男性は、まわりの人たちを全員、笑わせなければならないと考えていました。というのも、彼らは、笑うととても気持ちがよく、エネルギーがチャージされる、とくり返しこの男性に言っていたからです。したがって、この症状を患《わずら》っている人は、自分がどんな手段を用いて、他人に生命力を与えようとしているかに気づく必要があります。この症状が言わんとしていることはこうです。「あなたは、これから、人のためではなく、自分のためにしっかり空気を吸ってください。そうすれば、もっとずっと自然に生命力を取り込むことができますよ」

・スピリチュアルなレベル、そして結論

３０７ページを参照してください。

くしゃみ éternuement

・肉体的なレベル

くしゃみとは、不随意的で突然の吸気と、その直後に起こる激しい呼気のことです。呼気の時に、鼻や口から液体が飛び散ることもあります。ホコリやニオイ、また気温の急激な変化によって鼻の粘膜から分泌液が出た時には、それを体外に排出する役割を果たすのです。くしゃみがあまりにも頻繁に、連続的に起こると、一種のトラブルになるでしょう。

・感情的なレベル

くしゃみは鼻の粘膜から何かを取り除くために起こるわけですが、それから分かるように、しょっちゅうくしゃみをする人は、誰かまたは何かに悩まされている、妨害されていると感じ、それらを取り除きたいと思っています。ただし、そうした自分の感情に必ずしも気づいていません。

・精神的なレベル

もしあなたが理由もなくくしゃみをしたのなら、それよりも数秒前、あるいは数分前に、自分が何を考えたかを確かめてください。何かがあなたを悩ませており、あなたは批判的な気持ちになってい

た、ということに気づくはずです。批判的な気持ちを持ち続け、起こったことや聞いたこと、あるいはあなたのそばにいる人を追い払おうするのではなく、その中にあなたにとって良いことを見つけ、そしてそれを受け入れてください。起こっていることが本当にあなたのためにならないのなら（たとえば、人の悪口を言う人たちの中にいて、それがあなたを困らせ、いらだたせているのなら）、その人たちを批判するのではなく、静かにそこから立ち去ればいいだけのことです。

・スピリチュアルなレベル、そして結論

307ページを参照してください。

口《くち》のトラブル

problèmes à la bouche

・肉体的なレベル

口というのは、食道と気道につながっている腔であり、以下の説明は、「潰瘍《かいよう》」や痛みなどといったあらゆる症状と関連しています。

・感情的なレベル

口は、消化システムの入り口です。したがって、そこにトラブルが生じるということは、あなたが、何か新しい考えを飲み込み、消化し、同化するのを拒否している、ということを意味しています。その新しい考えは、自分自身から来たものかもしれないし、他人から来たものであるかもしれません。状況をきちんと確かめもせずに、あまりにも性急に反応することによって、拒否が起こるのです。したがって、口からのメッセージは、「もっと心を落ち着けて、心を開きましょう」ということになります。なぜなら、その新たな情報は、あなたにとって役立つものかもしれないからです。口の内側を噛む人がいますが、そういう人は、自分を苦しめる何か人に知られたくないことが心の中にあり、それを我慢して言わないようにしているのです。

・精神的なレベル

もしあなたに口のトラブルが起こったとしたら、次のことを理解する必要があります。つまり、あなたはあまりにも性急に判断しすぎたのであり、その判断を再検討すべきである、ということです。仮に、判断を再検討したところで、あなたに、不愉快なことは何ひとつ起こりません。むしろ逆に、それはあなたにとって有益な何かをもたらし、それがさらに他の人に対しても喜びをもたらすことになる可能性があります。あなたは、新しい考え方の有用性をもっと受け入れる必要があるでしょう。口のトラブルはまた、あなたが不健全な考えをいだき、それを心の中に押さえ込んでいる場合にも起こります。あまりそうした考えを心の中に長く持ちすぎないようにしましょう。言うべきことは言ったほうがいいのです。それを言ったからと言って、あなたが他の人たちから拒否されることはありません。

・スピリチュアルなレベル、そして結論

307ページを参照してください。

唇《くちびる》のトラブル problèmes aux lèvres

唇は、食物をとらえたり、発音を助けたり、口笛を吹いたり、微笑んだり、キスをしたり、歯を保護したり、といったさまざまな機能を持っています。唇のトラブルには、次のようなものがあります。すなわち、腫《は》れ、ひび割れ、「痺《しび》れ」、「ヘルペス」、乾燥、「三《み》つ口《くち》」、「麻《ま》痺《ひ》」、「癌《がん》」などです。以下の説明を参考にしつつ、それぞれのトラブルの項を参照してください。メタフィジックな見方からすれば、上の唇は私たちの欲求と関係しています。また、下の唇は、私たちを取り囲む環境と関係しています。唇を噛むということは、自分が言ったことに対して激しい怒りを感じている、ということを表わしています。

クッシング病《びょう》 maladie de Cushing

この病気は、クッシング症候群とも言われ、副腎皮質から分泌されるコルチゾールが慢性的に過剰になることによって引き起こされます。「副腎のトラブル」の項を参照してください。

首《くび》の痛《いた》み mal de cou

・肉体的なレベル

首は、頭とそれより下のからだを結びつける、非常に重要な部位です。メタフィジックな見方によれば、首は、スピリチュアルなものと物質的なものを結びつけている、ということになるでしょう。首が痛くなると、とてもつらいものです。なぜなら、頭をちょっと動かしただけで痛みが感じられるからです。首が硬直している場合は、「斜頸《しゃけい》」の項を参照してください。

・感情的なレベル

首は、からだの中でも特に柔軟な部位の一つです。ですから、首のトラブルは、その人に、「柔軟さ」の問題がある、ということを示しています。首の痛い人は、ある状況に直面できずにいると考えられます。その状況を自分の思い通りにコントロールできない、と思っているのです。自分の背後で起こっていることを見たり聞いたりするのを恐れているのです。首がこわばって後ろを向けないことが、それを如実に表わしているでしょう。自分はそんな状況によって心乱されることなどない、と強がっていますが、実際には非常に感情的になっています。

・精神的なレベル

首の痛みが送ってきているメッセージは、「あなたは自分が置かれた状況に対して、ある理由から直面したくないと考えていますが、その理由はあなたに役立つものとは言えません」というものです。そういう考え方をしているがゆえに、あなたの首が硬直し、あなたは解決策を見つけられずにいるのです。あなたは、自分の背後で起こっていることを恐れていますが、それは実際には起こっていません。その恐れは、あなたの空想が作り出した産物にすぎないのです。そのことに関係している人（たち）と話し合って、あなたが恐れていることが事実なのかを確かめてください。あなたが信じていること、あなたが恐れていることを彼（ら）に話すのです。さらに、あなたの首がどんなふうに動かないのかを確かめてください。うなずいて「承諾」することができないのか、首を振って「否定」することができないのか、どちらなのでしょうか？　もし「承諾」できないのなら、あなたが現在、あることを「承諾」できないでいる理由は正しくありません。何らかの恐れがあるために、あなたは「イエス」と言うことをためらっているはずです。その恐れを発見してください。そして、その恐れが果たして本当に正しいものかどうか、関わりのある人に尋ねて確かめてください。要するに、首が痛くて「承諾」できない場合には、あなたのからだはあなたに、「イエス」と言った方がいいですよ、と教えてくれているのです。あなたの強情さ、あなたの頑固さが、あなたの生き方を想像以上に害している、ということなのです。もし、首を振って「否定」することができないのなら、「承諾」を「否定」に、「イエス」を「ノー」に置き換えればいいのです。

・スピリチュアルなレベル、そして結論

３０７ページを参照してください。

ぐりぐり（リンパ節《せつ》腫《しゅ》大《だい》）

gangliions gonflés

・肉体的なレベル

リンパ節は、小さなふくらみで、リンパ管に沿って存在しています。それぞれが、一定の領域を担当しており、細胞の老廃物を血液に戻すことにより、組織をきれいにします。また、組織を感染から守ります。

・感情的なレベル

リンパ節が腫張したり炎症を起こしたりした場合は、あなたが、ある人またはある状況に対して悔《くや》しいという気持ちをため込んでいる、ということを表わしています。あなたは物事を自分の思いどおりにしたいのですが、問題の相手とうまくコミュニケーションをとることができないのです。人間関係がブロックされているので、リンパ液もブロックされてしまったのです。あなたが人生でなすべきことをきちんとやっていないので、それがリンパ液をとどこおらせているわけです。あなたは、自分が他者との人間関係をうまく行なうことができないので、自分に対する評価を下げています。左わきの下のリンパ節が腫《は》れている時は、あなたは親としての自分の評価を下げています。右わきの下のリンパ節が腫れている時は、それ以外の人間関係（配偶者や職場の同僚との関係）がうまくいっていません。鼠径《そけい》部のリンパ節が腫れている時は、セックス面に問題があります。

・精神的なレベル

あなたは、あらゆる状況、あらゆる人間をコントロールしようとしても無理である、ということを認めなければなりません。すべてをコントロールしたいと思っているから、悔しい思いをするのです。あなたは人間関係において欲ばりすぎています。あなたのからだは、あなたに、「自分の限界を尊重してください」と言っています。状況を別の視点から眺めてみましょう。物事には必ず良い面が含まれています。あなたは、こだわりを手放して、もっと自分を愛する必要があるのです。ただし、人間関係を放棄したり、生きるスピードを落としたりしたところで、何の解決にもなりません。

・スピリチュアルなレベル、そして結論

307ページを参照してください。

クループ croup

クループとは、ジフテリア性喉頭《こうとう》炎の俗称で、特に幼い子どもたちがかかります。この病気にかかると、声がしわがれて、やがて出なくなります。また、咳《せき》も出ます。病状が進むにしたがって、呼吸が困難になり、ヒューヒューと口笛を吹くような鋭い音になります。「喉頭炎《こうとうえん》」、「アンギナ」、「咳」の項も参照してください。

くる病《びょう》 rachitisme

・肉体的なレベル

くる病は、乳幼児がかかる病気であり、この病気にかかると成長が著しく阻害されます。この病気の原因は、ビタミンDの不足であると考えられています。

・感情的なレベル

くる病にかかる赤ちゃんは、愛情不足に苦しんでいます。親が赤ちゃんの面倒をまったく見ないというわけではありません。むしろ、赤ちゃんの愛情欲求の度合いが大きすぎるために、通常の愛ではこの赤ちゃんの要求を満たすことができない、ということです。その子は、これからもずっと世話をしてもらいたいために、成長せずに赤ちゃんのままでいることを選んだのです。

・精神的なレベル

もしあなたが、くる病の赤ちゃんを育てているとしたら、必要とされるビタミンDを与えることは当然ですが、それに加えて赤ちゃんにもっと話しかけることが大切です。大人に話しかけるように、赤ちゃんに話しかけてください。赤ちゃんは、私たちのメッセージを波動として受け取ることができます。赤ちゃんに、「いずれいつの日か、あなたは自立しなければならないのよ」と教えてあげましょう。依存していればより多く愛されるだろうと赤ちゃんが思っているとしたら、赤ちゃんはいずれ大きな失望を味わうことになります。赤ちゃんでい続けることによって、他の人たちの時間をたくさんもらえるだろうと考えるのは間違っているのです。両親（または両親役の人たち）は、自分たちの能力と限界の範囲内で、自分たちにできる限りのことをしているのです。赤ちゃんは、そのことを知らなければなりません。

・スピリチュアルなレベル、そして結論

307ページを参照してください。

くるぶしのトラブル

problèmes aux chevilles

「足のトラブル」の項を参照してください。ただし、次のことを頭に入れておきましょう。つまり、くるぶしにトラブルが生じたということは、計画を行動に移したり、計画の変更をしたりする際に、柔軟性が不足している、ということを意味しているのです。また、くるぶしのトラブルが事故によるものであるならば、「事故」の項も参照してください。

クローン病《びょう》

maladie de Crohn

クローン病は、回腸炎とも言われ、小腸の最後の部分が炎症を起こした状態のことです。初期の症状は、「虫垂炎《ちゅうすい》」のそれによく似ていますが、ほとんどの場合、虫垂炎ほど急性ではありません。下痢が続き、下腹部が痛みます。慢性になることが多く、余病を併発することもあります。「腸のトラブル」、「下痢」の項を参照してください。ただし、次のことを頭に入れておきましょう。つまり、クローン病にかかっている人に対するからだからのメッセージは、「ただちにこだわりを手放してください。そして、拒絶されたと考えるのをやめ、すべてを拒絶してやろうと考えるのもやめることです」というものです。クローン病の人は、愛する人たちの期待に自分は応えられないのではないか、とすごく恐れているのです。

憩《けい》室《しつ》炎《えん》 diverticulite

憩室炎は、消化管壁の一部が袋状に飛び出した憩室が炎症を起こしたものです。腸に憩室炎が起こると、熱が出て下腹部が痛くなったり、下血がみられることもあります。この病気には、女性よりも男性の方が多くかかります。症状は「虫垂《ちゅうすい》炎」と、とてもよく似ており、しばしば間違えられることがあります。「腸のトラブル」の項を参照してください。ただし、怒りがこの病気の原因になっていることを頭に入れておきましょう。30

ページの⑦を参照してください。

珪《けい》肺《はい》症《しょう》 silicose

珪肺症は、シリカ（石英）の粉塵を何年にもわたって吸い込んだ人がなる病気です。この病気の特徴は、シリカを吸い込むのをやめたあとでも病状が悪化するということです。「肺のトラブル」の項を参照してください。ただし、次のことを頭に入れておきましょう。つまり、問題は、この病気にかかった人の仕事に対する考え方にある、ということです。というのも、仕事を通じてシリカの粉塵にさらされている人たちのうち、その多くは珪肺症にならないからです。病気になった時、人間のエゴは、常に何らかの外的要因を見つけ出し、自分以外のその人物または物体や環境が病気の原因であると言って非難するのです。珪肺症の場合も、シリカこそが唯一の物理的原因であると考えられています。しかし、私たちは、もっともっと慎重であらねばなりません。エゴに負けてはならないし、物理的な見せかけにだまされてもならないのです。

痙《けい》攣《れん》 crampe

・肉体的なレベル

痙攣とは、一つないしはいくつかの筋肉が突然、不随意に収縮し、痛みを与える現象のことです。特に足に起こりやすく、また、胃、腸、時には手に起こることもあります。

・感情的なレベル

痙攣は、恐れや緊張を感じて、誰かまたは何かにしがみつきたいと思っている人に起こります。

・精神的なレベル

もしあなたに痙攣が起こったとしたら、それはからだのどの部位に起こったのか、そしてその部位は何の役に立っているのかを確かめてください。たとえば、足に痙攣が起こったとしたら、あなたは計画を実行するために前進することをためらっていたり、あるいは仕事に行くことをためらっていたりするかもしれません。あなたは誰に、あるいは何にしがみつこうとしているのですか？ 今あなたが感じている恐れや緊張が、あなたを硬直させています。あなたは、こだわりを手放すことができず、行なうべきことを喜びとともに行なっていません。からだの他の部位に痙攣が生じた場合はどうなのか、ということについても、ぜひ考えてみてください。

・スピリチュアルなレベル、そして結論

307ページを参照してください。

痙《けい》攣《れん》性《せい》体《たい》質《しつ》 spasmophilie

痙攣性体質の症状は、線維筋痛のそれとだいたい同じです。ですから、「線維筋痛」の項を参照してください。ただし、次のことを頭に入れておきましょう。つまり、痙攣体質の人は、自分の善意が認められていないと感じている、ということです。

けが blessure

「事故」の項を参照してください。

血《けつ》液《えき》のトラブル problèmes de sang

・肉体的なレベル

血液は、血漿《けつしょう》と言われる液体の中に、さまざまな細胞が懸濁《けんだく》した形で構成されており、からだ全体を管理する役割を担《にな》っています。まず、肺で取り込まれた酸素、消化管で取り込まれた栄養素、またその他の器官から取り込まれた物質（たとえば、肝臓から取り込まれた変換物質）を、からだの組織に送り届けます。そして、組織で作られた老廃物を回収して、体外に排出します。また、ホルモンを全身に運ぶという、情報の担い手としての役割も持っています。以下の記述は、血液の質、また血液のさまざまな機能に関わるトラブルに適応されます。

・感情的なレベル

「管理する」というのは、当然ながら「ある組織の全体を管理する」、ということを意味します。したがって、ある人が、血液のトラブルを抱えているのは、その人が、自分の本当のニーズにしたがって人生全体を管理することができていない、ということを表わしています。人間にとって、本当の意味で生きるとは、さまざまな経験をありのままに受け入れて、喜びとともに生きる、ということです。人生を管理できない人というのは、すぐに物事を誇張して大げさにしてしまい、人生を全体として見渡すことができない人のことです。そういう人は、あらゆること、あらゆる人に関して、心配ばかりしています。すぐに感情的になってしまい、その結果、自分の感受性をブロックしてしまうのです。ちょうど輸血でもするように新しい考え方を取り入れて、自分を無条件に受け入れるようにする必要があるでしょう。自分を無条件に愛することができるようになれば、必ず血液の質も改善されるはずです。感受性をブロックしてしまうもう一つの原因として、「冷血」ということがあげられます。「冷血」な人は、人格が冷たくて、何があっても平然としています。自分の気持ちを隠すからです。そういう人には、喜びもまたありません。人生において最も大切なものが欠けているのです。

・精神的なレベル

からだを管理する血液は、からだにとってきわめて大切な要素です。その血液がトラブルを起こしているということは、あなたが自分の人生を管理できていない、ということを表わしています。つまり、あなたは、自分をありのままに受け入れて、喜びとともに人生を管理することができていないのです。もしあなたがいま血液のトラブルを抱えているとしたら、からだからあなたへのメッセージはこうです。「あなたはもういいかげんに、生き方を改めなければなりません。これまでとは違う考え方を取り入れて、自分をもっと信じる必要があるのです。あなたは、自分が思っている以上に素晴らしい存在なのですよ。そのことを知ってください。自分の本当の価値を自覚し、自分の本当のニーズを知ってください。あなたの人生を管理できる人は、あなた以外にいないのです。自分一人では自分の人生を管理することはできない、と考えるのは、もうやめましょう。誰かに頼ろうとするのは、もうやめましょう。あなたの能力と才能をすべてリストアップしてください。また、あなたがこれまでなしとげてきたことをすべてリストアップしてください。そうすることによって、自分の本当のニーズに耳を傾けることができるようになるでしょう。世界の中で自分こそが最も大切な人間である、ということが分かるようになるでしょう。あなたが生まれてきたのは、他の人の進化のためではなく、あなた自身の進化のためなのです。あなたを進化させることができるのは、あなた自身だけである、ということを知ってください」

・スピリチュアルなレベル、そして結論

307ページを参照してください。

結核《けっかく》 tuberculose

結核は、伝染性の強い病気であり、主として肺を冒《おか》します。「肺のトラブル」の項を参照してください。ただし、次のことを頭に入れておきましょう。つまり、あなたに対するからだからのメッセージはきわめて緊急かつ重大である、ということです。結核が肺以外の器官に発症している場合は、その器官に関する説明を読んでください。

血球《けっきゅう》のトラブル problèmes de globules

・肉体的なレベル

白血球はからだの組織の中や血液の中を循環している細胞で、この細胞があることによって細菌や「ウイルス」から、からだが守られています。一方、赤血球は、ヘモグロビンを活発に保つために存在しており、ヘモグロビンは、肺から全身へと酸素を運搬する役割を担《にな》っています。

・感情的なレベル

白血球にトラブルが生じているということは、その人が自分を守ることに困難を感じている、ということを意味しています。自分を肯定することができないのです。一方、白血球が増えすぎている人は、戦おうとする気持ちが強すぎる、と言っていいでしょう。何かあるとすぐに自分が攻撃されていると感じてしまうのです。また、白血球が減りすぎている人は、戦うことを放棄している、と言えるでしょう。赤血球が減少している人は、そのほとんどが貧血になっています。ですから、「貧血」の項も参照してください。

・精神的なレベル

もしあなたの白血球が不足しているのなら、からだからあなたへのメッセージはこうです。「あなたは自分を信じる気持ちを取り戻す必要があります。自分の能力、自分の才能をどうか信じてください。事態を変えることができるのは、あなた自身だけなのです。今あなたが信じていることは、現実ではないのです。もしあなたが自分を信じられないのなら、あなたをよく知っている人たちに、あなたをどんな人間だと思っているかと尋ねてみてください。自分を信じる気持ちを取り戻さないと、あなたはさらにやる気を失い、生きることを苦役と見なすようになるでしょう。あなたのハートはこう叫んでいます。『助けてください！　私は人生に喜びを感じたいのです！』」あなたの白血球が増えすぎているとしたら、あなたは戦うことをそろそろやめなければなりません。あなたがそんなふうに戦わなくても、他の人たちはあなたの真実の姿を知っており、ありのままのあなたを愛してくれているはずなのです。常に戦い続けることは、あなたを消耗させるのではありませんか？　からだからあなたへの重要なメッセージはこうです。「あなたは自分自身に対する見方を変えなければなりません。自分の価値をもっと信じましょう。そうしないと、あなたは生きる勇気を失って、からだのトラブルがさらに重大になります」

・スピリチュアルなレベル、そして結論

３０７ページを参照してください。

月《げっ》経《けい》のトラブル

problèmes de menstruation

・肉体的なレベル

月経とは、妊娠していない女性に見られる子宮からの出血のことで、ごく自然な生理現象です。月経の平均的な周期は28日ですが、25日から32日までであれば、正常であると見なされます。月経に関わるトラブルとしては、無月経、生理痛、腹部膨満、乳房の痛み、骨盤の痛み、「月経過多」、「子宮出血」などがあります。

・感情的なレベル

月経のトラブルがあるということは、その女性が、自分の〈女性性〉を受け入れていない、ということを示しています。特に思春期以降、女性としての自分のモデルになってきた母親を受け入れていません。でも、それは、その人が女性的ではない、ということではありません。そうではなくて、その人が、女性としての役割をできれば避けたいと思っている、ということです。なぜなら、女性はあまりにも「規律」によって縛られているからです（フランス語では、「規律」はまた「月経」という意味も持っている：訳者注）。そういう女性は、しばしば無意識のうちに、男になりたいと願っています。そして、男性は、女性としては得られない体験をすることができると考え、時には男性を恨みさえするのです。状況によっては思わず男性の役割を演じてしまうのですが、そんな時は無意識のうちに罪悪感を持ちます。

・精神的なレベル

あなたが月経のトラブルを抱えているとしたら、からだからあなたへのメッセージはこうです。「あなたは、小さい時に、女性であることに関して何らかの決意をしましたが、その決意は現実に基づいていません。女性をそんなふうに見ることは、あなたにとって有害であり、あなたの幸福を損《そこ》ないます。女性についての思い込みが原因で、あなたはしばしば感情的になり、そのためにあなたの心の平和がいっそう乱されます。あなたは自分の望むことをしてもいいのです。特に、現在では、かつては男性だけに許されていたことを女性がしても、許されるようになってきているのですから。男女の役割の違いとして決められてきたこと（規律）を、あなたはもう守る必要はありません。男性を恨むのはもうやめて、素直に男性にあこがれましょう。そうすれば、あなたと男性の関係はとても良好になります。時々、無意識のうちに男性の役割を演じてしまったとしても、そういう自分を責めずに、ありのままに受け入れましょう。そして、自分が男性を必要としていることを素直に認めるのです。だからといって、男性に依存する必要はありません。あなたが男性に成り代わろうとするのをやめれば、あなたの心の中にスペースができて、あなたの望む男性を受け入れることができるようになるでしょう」また、月経のトラブルが、家族に伝えられてきた「俗説」に基づいている場合もあります。たとえば、月経は恥ずべきもの、汚いもの、罪、病気であると、あなたは思い込まされていませんか？　あるいは、月経にトラブルがあるのは当たり前、と思い込まされていませんか？　もしそうだとしたら、あなたは自分の意志でそうした思い込みを点検して、それらを手放す必要があるでしょう。月経は、女性に必要な自然の生理現象であり、もともと苦痛をともなうものではないのです。

・スピリチュアルなレベル、そして結論

307ページを参照してください。

月《げっ》経《けい》過《か》多《た》

ménorragie

・肉体的なレベル

月経過多とは、経血が、量においても、期間においても、通常より多いということです。これは、子宮内避妊具を使っている女性によく見られます。

・感情的なレベル

多くの血を失うということは、生きている喜びを失うということです。もし、子宮内避妊具を使うようになってから出血が増えたのであれば、その女性が、妊娠を避けることによって苦しみを感じている、ということを示しています。本当は子どもがほしいのに、恐れから、あるいはその他の事情から、妊娠することができずにいるわけです。もし、子宮内避妊具をつけていないにもかかわらず出血が多いのであれば、「月経のトラブル」の項を参照してください。

・精神的なレベル

あなたが子どもを生んだとしたら、どんな難しいこと、あるいは、いやなことが起こりうるでしょうか？　それを考えてみてください。そして、あなたがそう考えるのは、現実に基づいているのか、それとも想像の産物にすぎないのか、あるいは誰かからそう聞いただけなのか、それを自問してみてください。もし、当面はどうしても子どもを生むことができないのなら、いずれふさわしい時期が来た時に、罪悪感を持つことなしに生めばいいのです。

・スピリチュアルなレベル、そして結論

307ページを参照してください。

月《げっ》経《けい》前《ぜん》症《しょう》候《こう》群《ぐん》

syndrome prémenstruel

「月経のトラブル」の項を参照してください。

血《けっ》小《しょう》板《ばん》の減《げん》少《しょう》

diminution de plaquettes

血小板とは、直径が2~3ミクロンくらいの、核を持たない細胞で、さまざまな形をしており、出血した時にそれを止める役割を持っています。したがって、血小板が減少すると、出血が止まりにくくなります。「出血」の項を参照してください。

結《けっ》石《せき》

calculs

・肉体的なレベル

結石というのは、何らかの異常な条件のもとで、ミネラルや有機物が凝固して小さな石のようになったものです。中には肉眼ではほとんど見えないほど小さなものもあり、そうしたものがたくさん集まっている場合もあります。また、中には数センチにも及ぶものがあり、それほど大きなものは、そのほとんどが単独で見つかります。結石は、胆嚢、腎臓、前立腺などにできることが多いようです。

・感情的なレベル

結石ができる場所によって、その意味は違います。意味をはっきりさせるためには、結石ができた部位がどんな役割を持っているか、ということを確かめる必要があるでしょう。結石ができる人というのは、一般的に、羨望、嫉妬《しっと》、不満、攻撃性といった〈重い〉感情を長いあいだかけてため込んできています。そうした感情は、表現されずに、心の奥底に押し込められてきました。感じることを自分に禁じている厳格な人は、最も結石ができやすいと言えるでしょう。

・精神的なレベル

結石は、思ったこととやることが食い違う人にできやすいようです。たとえば、前に進もうと思っているのに、他の人の邪魔に屈してしまう人。あるいは、あることをしたいと思っているのに、実際には何もしない人。その結果、不満や攻撃性が心の中に生じ、それらがたまって、固くなるのです。そういう人は、あれこれと考えすぎるのをやめ、自分のやりたいことをすぐ行動に移すとよいでしょう。

・スピリチュアルなレベル、そして結論

３０７ページを参照してください。

結節《けっせつ》 nodules

結節とは、皮膚の下にできる小さなかたまりで、ある程度の固さを持ち、手で触ることができます。「嚢胞《のうほう》」、「いぼ」の項を参照してください。

血栓症《けっせんしょう》 thrombose

血栓症は、静脈、動脈、心腔といった循環器系のシステム内に血栓が生じることによって引き起こされます。血栓によって、血流がさえぎられると、その程度によっては、きわめて重篤な結果が引き起こされます。「動脈のトラブル」、「血液のトラブル」の項を参照してください。

ただし、次のことを頭に入れておきましょう。つまり、血栓症が起こっているということは、「何かのかたまり」があなたの人生をふさいでいる、ということです。そのために、あなたは生きる喜びを失っています。その「かたまり」は、人でしょうか、状況でしょうか？ その「かたまり」があなたの人生をふさぐことを許しているのは、まさにあなた自身である、ということに気づいてください。ですから、あなたは、その「かたまり」を非難すべきではありません。むしろ、あなたの物の見方を変えるべきなのです。

結腸《けっちょう》のトラブル problèmes du côlon

結腸は、消化管の一部分で、小腸と直腸のあいだに位置しています。消化された食物のかすがたまる部位です。大便の水分を吸収して直腸に送り込む役割を担《にな》っています。「腸のトラブル」の項も参照してください。

結腸炎《けっちょうえん》 colite

結腸炎とは、大腸のうち、最も長く、最も重要な部分である結腸の炎症のことを言います。結腸炎になると、下腹部が激しく痛み、下痢と便秘をくり返します。不規則な熱が出て、全身がぐったりと疲れます。「下痢」、「便秘」、「腸のトラブル」の項を参照してください。ただし、激しい怒りがこの病気の原因になっていることを忘れないでください。30ページの⑦を参照してください。

結《けつ》腸《ちょう》瘻《ろう》造《ぞう》設《せつ》

colostomie

結腸瘻造設とは、結腸の開口部を人工的に腹壁に作ることです。一般的に、直腸が癌《がん》になった場合にこの人工肛門を作ります。「肛門のトラブル」、「腸のトラブル」、「癌」の項を参照してください。

げっぷ

éructation

・肉体的なレベル

げっぷというのは、胃で生じたガスが、口から、音を立てて排出される現象です。もし、食事の後に、あるいは食事をしていない時でも、続けてげっぷが出るようなら、「空気嚥《えん》下《げ》症」の項を参照してください。

・感情的なレベル

しょっちゅうげっぷが出る人は、空気をたくさん飲み込みすぎています。その空気が胃にたまってガスになるのです。空気を吸うのではなく、飲み込むのは、急激な恐怖に原因があると言われています。突然の出来事や、ある考えによって、そうした恐怖が引き起こされるのです。通常、げっぷは、食物や飲み物を摂取したあとに起こりますから、その人は、食べることや飲むことに対してある種の恐れを持っている、と言うことができるでしょう。また、自尊心を育《はぐく》むような、美しい考え、振る舞い、ほめ言葉などを、他者から受け入れることがなかなかできません。それらを押し返してしまうのです。他の人たちの良き意図を誤解して、突然の恐怖を感じることもよくあります。

・精神的なレベル

からだからあなたへのメッセージはこうです。「どうかありのままのあなたを受け入れてください。あなたの身近な人たちの期待に常に応える必要はありません。応えられなくてもいいのです。いつもリラックスするようにしてください。また、他の人たちが差し出してくれるものを遠慮せずに受け取ってください。他の人たちは、あなたのことを、あなたが評価している以上に評価しています。その事実を受け入れましょう」

・スピリチュアルなレベル、そして結論

307ページを参照してください。

結《けつ》膜《まく》炎《えん》

conjonctivite

結膜炎とは、まぶたの裏側を覆ってい

る薄い上皮である結膜が炎症を起こした状態のことです。主な症状は次の三つです。一つ目は、朝起きた時に、目ヤニのせいで睫毛《まつげ》がくっついており、目を開けるのが困難なこと。二つ目は、まぶたが腫《は》れること。三つ目は、白目が真っ赤に充血すること。症状は表面的なものであり、視覚それ自体はあまり影響を受けません。「目のトラブル」の項を参照してください。ただし、次のことを頭に入れておきましょう。つまり、結膜炎になった人は、何かを見て怒りを感じ、そしてそれをもう二度と見たくないと思って目を閉じた、ということです。その人にとって必要なのは、肉体の目で物事を見て善悪を判断することではなくて、ハートの目でもって世界を見ることです。結膜炎になった目からあなたへのメッセージは、「あなたの生来の情熱を取り戻してください」というものです。さらに、30ページの⑦も参照してください。

血友病《けつゆうびょう》

hémophilie

血友病は、遺伝病であると言われています。血液が凝固しにくいので、けがをした時に危険ですし、また、出血症候群になることもあります。女性を通じて遺伝されるのに、この病気にかかるのは男性だけです。「補足説明」にある、遺伝病に関する説明（25ページの②）を参照してください。さらに、「出血」の項も参照してください。ただし、次のことを頭に入れておきましょう。つまり、血友病になる人は、母親との関係に問題がある、ということです。母親をあまりにも重要視し、母親からあまりにも大きな影響を受けすぎたのです。影響それ自体が良くないものだった、と言っているわけではありません。自分自身の考えを押さえ込み、ひたすら母親の期待に沿って生きてきたことが良くなかった、と言っているのです。そのために、生きる喜びを感じることができなかったのです。今後は、喜びが感じられるような生き方をする必要があるでしょう。さらに、〈内なる女性〉が喜びとともに自己表現できるようにしてあげることも大切です。

血流《けつりゅう》のトラブル

problèmes circulatoires

「動脈のトラブル」の項を参照してください。

下痢《げり》

diarrhée

・肉体的なレベル

下痢とは消化管内の食物通過のトラブルです。下痢になると、水様の便、またはしばしは軟便が排泄されます。そして、しばし

か

ば、下腹部が差し込むように痛みます。最も頻繁に起こる下痢は、消化器官の機能障害によるものです。

・感情的なレベル

下痢というのは、肉体的なレベルにおいて本来必要とされているものを、消化・吸収する前に排泄してしまっている現象ですが、下痢になっている人は、それと同じことを、感情面、精神面でも行なっていることになります。本来なら自分にとって栄養になるはずの考え方を、消化・吸収せずに捨ててしまっているわけです。自分のところにやって来たものを、消化することが難しいと思っているのです。それが本当は有用であることが分かっていません。そんなふうにしているので、人生を充分に楽しむことができていないのです。したがって、また、人生に対する感謝もできていません。感謝の代わりに、拒絶と罪悪感ばかりを経験しているわけです。この人が経験している拒絶は、〈在《あ》る〉世界にではなく、〈持つ〉世界、〈する〉世界に関係しています。この人は、何かを持たないこと、あるいは何かが上手にできないことや何かをしないことを恐れているのです。感情が揺れに揺れています。ある状況に直面して恐れを感じると、その恐れをじっくり感じるひまもなく、その状況を拒絶してしまうのです。

・精神的なレベル

下痢になって苦しんでいるということは、あなたが自分を充分に尊重していないということ、自分を価値ある存在と考えていないということを教えてくれています。あなたが、自分のためになる良い考えを育《はぐく》まないとしたら、いったい誰がそれをあなたのためにしてくれるでしょうか？　誰もしてくれるはずがありません。さらに、次のことを知っておく必要があります。つまり、あなたが自分自身で育んだものではないもの（他人からやってくるもの）は、しょせん一時的なものでしかないということです。それでは、以上のことがよく分かるような例を、私の個人的な経験からご紹介しましょう。私がみなさんの前で話をするようになってから数年のあいだ、いざ演台に立とうとすると、自分が充分な能力を持っていないのではないか、みんなから拒絶されるのではないかと怖くなって、毎回下痢のためにトイレに駆け込んでいました。「自分の価値をそんなに貶《おとし》めないで、もっと自分を高く評価しなさい」と、からだが私に教えてくれていたのです。私は、自分を高く評価する権利を持っていたのです。ところが、当時、私は、もしも自分を高く評価してしまったら、自分はさらに良くなろうと努力しなくなるに違いない、と思い込んでいたのです。もちろん、それは間違いでした。たとえ自分を高く評価しても、私は常にさらなる高みを目指してきましたし、これからもきっとそうすることでしょう。あの当時、私が自分を高く評価するようになると、下痢はぴったり止まったのです。

・スピリチュアルなレベル、そして結論

307ページを参照してください。

眩《げん》暈《うん》 vertige

・肉体的なレベル

眩暈（げんうん）というのは、自分のからだ、またはまわりが、水平方向や垂直方向に動いたり、回転したりすると感じられる主観的な感覚です。動きは常に一定方向です（「めまい」と混同しないでください）。眩暈が生じるのは、からだのバランスをつかさどっている内耳の前庭が不調になるためです。

・感情的なレベル

眩暈になる人は、困難な状況に直面しており、そのために、それまで保っていたバランスを失ったり、足場を失ったりするような感覚に襲われます。自分では、それまで人生が安定していると思っていたのですが、実際には、それまでの人生も、自分の本当のニーズには応えてくれていなかったのです。新たな決意をして、新たな方向に進んでいかなければならないことに苦悩を感じています。そんなふうにしたところで、自分の欲求は満たされないからです。これまでも、多くの変化を経験してきたのですが、それらの変化は自分にとっても、他人にとっても、バランスの取れたものとは思われなかったのです。他の人たちの批判から目をそらしてきましたが、それでもその批判によって苦しんできたことには変わりありません。

・精神的なレベル

からだからあなたへのメッセージはこうです。「あなたは、自分の本当のニーズに耳を傾ける必要があります。そして、バランスの取れた人間、バランスの取れた人生ということに関する、これまでの固定観念を変えなければなりません。自分はバランスの取れた人間ではないのではないか、と不安になればなるほど、その不安は現実になるでしょう」「広場恐怖症」の項を参照してください。あなたの問題と関連があるはずです。

・スピリチュアルなレベル、そして結論

307ページを参照してください。

腱《けん》炎《えん》 tendinite

・肉体的なレベル

腱炎とは、筋肉と骨を結びつけている腱が炎症を起こした状態のことです。腱炎がさらに進むと、腱が破断して、急激な鋭い痛みに襲われることもあります。

腱炎になると、腱が変質する可能性があるのです。

・感情的なレベル

腱炎になる人は、激しい怒りを抑圧しています。人と断絶することが恐くて、何かをするのをためらうタイプです。腱炎がどこに起こっているかによって、どんなことを恐れているかが分かります。たとえば、腱炎が手に起こっているとすると、その人は、誰かと断絶するのが恐くて、手を使って何かをすることができずにいます。自分は手を使って何をすることを恐れているのだろうか、と考えてみてください。

・精神的なレベル

からだからあなたへのメッセージは、「あなたは、自分のやることが、他の人たちの気に入る時だけ、あるいは特定の誰かの気に入る時だけ、自分はそれをすることができる、と考えてきましたが、もうそのように考える必要はありません」というものです。あなたは、誰かと断絶するのを恐れていますが、それは、あなたの想像の産物に過ぎない可能性もあります。問題の人にきちんと聞いて、本当にそうなのかを確かめるとよいでしょう。また、その人に、あなたが望んでいること、あなたのニーズを伝えましょう。あなたは、もしかすると自分自身に対して怒りを感じているかもしれません。だとしたら、それは、あなたが自分の本当のニーズを無視しているからです。怒りの原因が外部にあるように思われる時でも、意外と、それが自分の内側にある場合もあるのです。時間をかけて、じっくりと、怒りの原因を探ってみましょう。そうすれば、その怒りが、実は自分に向けられていた、ということが分かるかもしれません。30ページの⑦を参照してください。

・スピリチュアルなレベル、そして結論

307ページを参照してください。

肩《けん》甲《こう》骨《こつ》の痛《いた》み

douleurs à l'omoplate

肩甲骨というのは、肩と鎖骨、そして腕を結びつけている大きな骨です。したがって、肩甲骨が痛むと、当然それらの部位にも影響が及びます。ですから、その場合、からだのどの部位が最も影響を受けているかを確かめ、その部位についての記述を参照してください。「骨のトラブル」の項も参照してください。

健《けん》忘《ぼう》症《しょう》

amnésie

・肉体的なレベル

健忘症とは、記憶の一部、あるいは全部が失われることです。アルツハイマーとは異なり、遠い過去のことも忘れます。

・感情的なレベル

健忘症とは、当人にとってあまりにもつらすぎる、一つないしはいくつかの記憶を消し去ることなのです。

・精神的なレベル

もしあなたが健忘症にかかっているとしたら、次のことを知ってください。つまり、あなたは、あなたの〈内なる神〉とコンタクトを取ることによって、かつての限界を超えていける、ということです。限界にはばまれて、健忘症という症状を選んだのは、あなたのエゴなのです。かつてのあなたでしたら、その限界を超えることができなかったかもしれませんが、現在のあなたであれば、その限界を超えることはできるはずです。自分は限界を超えられるのだと確信し、そしてそのための方法を探してみてください。その際に、他者に援助を求めるのをためらわないようにしましょう。

・スピリチュアルなレベル、そして結論

307ページを参照してください。

睾丸《こうがん》のトラブル

problèmes aux testicules

睾丸は二つあり、ここで、男性ホルモンと精子が作られます。睾丸は、普通は、陰茎の下についており、陰嚢の中に収められています。ほとんどの場合、左の睾丸の方が、右の睾丸よりも垂れ下がっています。男性にとっての睾丸の意味は、女性にとっての卵巣の意味と同じです。

睾丸のトラブルにはいろいろありますが、代表的なものは、痛みと「癌《がん》」でしょう。「卵巣のトラブル」の項を参照してください。ただし、「女性」を「男性」に読み替える必要があります。

高血圧《こうけつあつ》

hypertension

・肉体的なレベル

高血圧は、動脈を流れる血液の圧力が、平均よりも高くなる病気です。心臓、脳、腎臓、目などにおいて、血管の障害が起こりえます。

・感情的なレベル

「高血圧」という病名が、まさに、その人に何が起こっているかを示しています。つまり、高血圧にかかっている人は、〈情動過多〉が原因で、心の中に強い〈圧力〉を作り出しているのです。すなわち、解決されていない、癒《いや》されていない、愛情面に関する心の傷を思い出させる状況をくり返し体験している、ということになります。また、感情が活発に働きすぎるので、ついつい状況を大げさにしてしまう（つまり、ドラマ化してしまう）、という傾向もあるでしょう。こういう人は、とても感じやすくて、身近な人たち全員に幸せになってほしいと思いがちです。そのための方法を探そうとして、ついつい心が緊張してしまうのです。心の中に圧力を作り出してしまうのです。

・精神的なレベル

この病気は、あなたが愛している人たち全員を幸福にしようとすることをやめ、まずあなた自身のことを考えなさい、というサインです。それは、彼らの世話をするのをやめなさい、ということではありません。そうではなくて、彼らの幸福の全責任があなたにあると考えるのをやめなさい、ということなのです。〈責任〉という言葉に対するあなたの考え方を変えた方がいいでしょう。そうすれば、あなたは無用な圧力から解放され、今という瞬間を、喜びとともに生きられるようになるでしょう。

・スピリチュアルなレベル、そして結論

307ページを参照してください。

高《こう》血《けっ》糖《とう》症《しょう》 hyperglycémie

「糖尿病」の項を参照してください。

口《こう》臭《しゅう》 mauvaise haleine

・肉体的なレベル

吐く息が臭いことを口臭と言います。通常は、吐く息はほとんど無臭です。口臭が「消化のトラブル」、「虫歯」といったからだの不調から来ている場合は、そちらの項を参照してください。以下の記述は、口臭の原因がからだの不調にはないケースに関するものです。

・感情的なレベル

そうした口臭は、その人の心の奥深いところに原因が潜んでいます。その人が深い苦悩を抱え込んでいる、つまり、ある人に対して、憎しみ、復讐心、強い怒りなどを持っている、ということを示しているのです。その人は、自分がそうした感情をいだいていることを恥ずかしいと思い、それらを押し殺して意識化しないようにしています。その結果として、口臭によってその対照である人を遠ざけることになったのです。でも、本当は、その人を最も強く求めているのです。

・精神的なレベル

もし自分の息が臭いのではないかと思っているとしたら、あなたをよく知っており、あなたに本当のことが言える数人の人に、そのことを尋ねてみてください。それから、その口臭がからだの不調から来ていないかどうかを確かめてください。もし、答えが「ノー」だったら、その口臭は、あなたにすごく重要なメッセージを送ってきていることになります。つまり、あなたは、自分にとってきわめて不健康な心の状態にある、ということなのです。でも、「許し」によって癒《いや》すことのできない心の傷はありません。あなたはもう無力感にさいなまれて生きなくてもいいのです。あなたがため込んできた屈辱感をそろそろ手放しましょう。あなたは愛すべき人間なのです。どうか、そのことを受け入れてください。そして、あなたの偉大なハートに触れていただきたいのです。「許し」に関しては、本書の巻末にある〈許しのステップ〉を参照してください。

・スピリチュアルなレベル、そして結論

307ページを参照してください。

甲《こう》状《じょう》腺《せん》のトラブル

problèmes de la glande thyroïde

・肉体的なレベル

甲状腺は、喉にある甲状軟骨（喉ぼとけ）の下に位置しています。甲状腺から分泌されるさまざまなホルモンは、からだのさまざまなレベルで重要な役割を果たしています。甲状腺のトラブルは、すべて、甲状腺機能亢進症、甲状腺機能低下症と関係があります。

・感情的なレベル

甲状腺は、人間の肉体と〈喉のチャクラ〉（＝第五チャクラ）を結びつけています。〈喉のチャクラ〉は、意志のエネルギーと関係しています。つまり、自分のニーズを表明するために決意をする能力（自分の本当のニーズにしたがって人生を創造する力）と関わりがあるのです。私たちは、そんなふうに決意をし、創造することによって個人として成長していくことができます。〈喉のチャクラ〉は、また、生殖器のところにある〈聖なるチャクラ〉とも直接関係があります（女性の場合は「卵巣のトラブル」の項を、男性の場合は「睾丸のトラブル」の項を参照してください）。チャクラは全部で七つありますが、それらはすべて相互に関係していますので、あるチャクラが存在する部位にトラブルが生じると、それ以外のすべてのチャクラに影響が及びます。

甲状腺の機能が亢進している人の場合、からだからのメッセージはこうです。「あなたは行動しすぎています。本当は、自分を統御して、自分の人生を創造したいのですが、愛する人たちの面倒を見なければならないと思い込んでいるために、それができずにいます。行動に移る前に、充分に時間をかけて、自分自身のニーズを探ってください。行動しすぎる人というのは、ほとんどの場合、誰かに対して何かを証明しようとしているものです。あるいは、行動することによって、誰かに愛してもらいたいと思っているものです。自分に対して多くを要求しますが、他の人たちに対しても多くを要求します。すばやく行動できなくなること、自由に行動できなくなることを非常に恐れています。なにしろ、物事は早くやらなければならない、と思い込んでいるからです。その行動は、自分の本当のニーズに基づいておらず、また、正しい動機に裏づけられていません。物事を動かすためなら、どんなことでも言うでしょう。嘘をつくことさえあります」

甲状腺の機能が低下している人の場合、からだからのメッセージはこうです。「もっともっと行動しましょう。自分が心の奥底で望んでいることを実現させるためには、しっかりとそれを表明し、まわりの人たちにいろいろと要求しなければなりません。あなたは、何よりも、行動することを恐れています。自分の望むものを得るために、自分は充分にすばやく動けない、と思い込んでいるのです。〈本当の自分〉と充分につながっていません。〈本当の自分〉としっかりつながることができれば、あなたは素晴らしい創造力を発揮することができるでしょう。〈本当の自分〉とつながりさえすれば、あなたは自分が望んでいることを実現することができるのです」ところで、〈喉のチャクラ〉は、私たちを豊かさへと開いてくれます。それはどういうことでしょうか？ それは、このチャクラを活性化させて、自分の本当のニーズを知り、〈本当の自分〉とつながって、〈本当の自分〉を讃《たた》える時、私たち人間はあらゆるレベルの豊かさとつながることができるようになる、ということなのです。私たちは、もともと、幸福も、健康も、愛も、財産も、お金も、すべてを得ることができるようになっているのです。

・精神的なレベル

もしあなたの甲状腺が活動しすぎているのなら、からだからあなたへのメッセージはこうです。「もっと活動量を減らしてください。そして、じっくり時間をかけて、あなたが本当に望むことは何なのかを確かめてください。あなたに本物の喜びを与えてくれるのはどんなことですか？ あなたがみんなから、重要であると思われ、認められ、愛されるために、あなたは今のように活動し続ける必要はありません。また、すべてを急いでやらなくてはならない、という思い込みも手放してください。あなたの本当のニーズに従って、あなたが自然のリズムに戻った時、そのことは、あなたのまわりにいる人たち全員を喜ばせることになるでしょう。甲状腺は、成長をつかさどっています。したがって、本当に自分がやりたいことだけをやってください。そうすれば、あなたは魂のレベルで今よりもはるかに成長することができ、あなたがこの地上にたずさえてきた目的を達成することができるでしょう」

もしあなたの甲状腺が充分に活動していないのなら、からだからあなたへのメッセージはこうです。「甲状腺を、自然な状態に戻せるのはあなただけです。自分には人生を創造する力がない、自分は人にいろいろと頼みごとをすべきではない、と考えることは、あなたにとって良い結果をもたらしません。自分の望むことをする権利は自分にはない、と考えるのはもうやめましょう」あなたは、幼い時に、人に頼みごとをするのは良くないことだ、というふうに思い込んでしまったのでしょう。しかし、いつまでもそうした思い込みに縛られていてはなりません。それを手放して、次の段階に進む必要があるのです。あなたを傷つけた大人たち、あなたに、自分自身では何ひとつ大したことはできないと思い込ませた大人たちを、あなたは許さなければなりません。その場合、どうか、その人たちは、あなたがこの地上で学ばなければならなかったこと〈創造性を発揮するのを恐れる気持ちを克服すること〉を、あなたに教えるために、あなたのそばにいてくれたのだ、ということに気づいてください。「許し」に関しては、本書の巻末にある〈許しのステップ〉を参照してください。

・スピリチュアルなレベル、そして結論

307ページを参照してください。

甲《こう》状《じょう》腺《せん》機《き》能《のう》亢《こう》進《しん》症《しょう》 hyperthyroïdie

「甲状腺のトラブル」の項を参照してください。

甲《こう》状《じょう》腺《せん》機《き》能《のう》低《てい》下《か》症《しょう》 hypothyroïdie

「甲状腺のトラブル」の項を参照してください。

甲《こう》状《じょう》腺《せん》腫《しゅ》 goitre

甲状腺腫にかかると、喉が腫《は》れて大きくなります。「甲状腺のトラブル」の項を参照してください。ただし、甲状腺腫は愛情に関わっている、ということを頭に入れておきましょう。

梗《こう》塞《そく》 infarctus

心筋梗塞は、ほとんどの場合、動脈硬化症によって硬く、細くなった心臓付近の動脈が、血栓によって突然閉塞されたために起こります。「心臓のトラブル」、「動脈のトラブル」の項を参照してください。ただし、次のことを頭に入れておきましょう。つまり、血栓ができるのは、その人が、自分から生きる喜びを奪うあまりにも多くの感情を、止めようとするためである、ということです。なお、梗塞が、肺、腎臓、腸、脳などの部位で起こった場合は、それらについての説明を参照してください。

喉《こう》頭《とう》炎《えん》 laryngite

・肉体的なレベル

喉頭炎とは、発声のための主要な器官である喉頭が炎症を起こした状態のことです。患部が赤くなり、声がしわがれ、時に呼吸が困難になります。ジフテリア性の喉頭炎に関しては、「クループ」の項を参照してください。

・感情的なレベル

喉頭炎にかかると声が出にくくなり、さらに、まったく声が出なくなることもあります。それは、恐れが原因となって話せなくなっている、ということを示しているのです。何かを望んでいるのですが、それを言っても聞いてもらえないのではないか、それを言ったら相手に嫌われるのではないか、と恐れているのです。そのために、言葉を飲み込んでしまい、言葉が喉のあたりに引っかかっているのです（喉のトラブルの多くがこうして発生します）。言葉は喉から出たがっています。そうした言葉をいつまでも押さえ込んでいることはできません。自分が言うべきことを言ったら、相手の期待にそむくことになるのではないか、と恐れている人も喉頭炎になりやすいと言えるでしょう。また、ある分野における権威者から自分が裁かれるのではないか、と恐れている場合もあるでしょう。さらには、自分が相手に対して言いすぎたのではないかと感じている場合も、喉頭炎にかかることがあります。自分がまた何かを言いすぎるのではないかと不安になって、自分の声を閉ざしてしまうのです。相手に頼みたい重要なことがあるのに、相手から拒否されるのではないかと不安になって、むしろ黙ることを選んだ人も喉頭炎になりやすいでしょう。言うべきことを相手にはっきり言うことができず、持って回った言い方しかできない人も喉頭炎にかかる可能性があります。

・精神的なレベル

あなたがどんな恐れを感じているとしても、それはあなたにとって良いことではありません。なぜなら、恐れのせいで、あなたは自分を自由に表現することができなくなるからです。自分を自由に表現するのは良くないことだ、とあなたが思い続けるとしたら、それはやがてあなたをひどく害することになるでしょう。喉が腫《は》れるどころではなくなります。あなたが自分を自由に表現すれば、喉にある創造性のセンターが開かれて、あなたはもっともっと創造的な人間になれるでしょう。あなたが自由に自己表現をした場合、そのことが気に入らない人間は必ずいるものです。すべての人間に好かれることは、そもそも不可能なのです。それを知ってください。まず、あなたが、自分自身に対し、自由に表現する権利を与えてください。そうすれば、他の人たちも、あなたに、自由に表現する権利を与えてくれるでしょう。あなた自身の考えは、あなたの身近な人たちの考えと同じくらいに重要なのです。彼らが自由にそれを表現していいのと同じように、あなたもまたそれを表現していいのです。もしあなたが何かを要求した場合、起こりうる最悪の事態は、相手が「ノー」と言うことでしょう。でも、それは相手があなたを愛していないということではないのです。また、相手は、あなたの〈存在〉に対して「ノー」と言ったわけではありません。相手はあなたの〈要求〉に対して「ノー」と言っただけなのです。

30ページの⑦を参照してください。

・スピリチュアルなレベル、そして結論

307ページを参照してください。

更《こう》年《ねん》期《き》のトラブル

problèmes de ménopause

・肉体的なレベル

更年期は、50歳前後の女性が経験する自然な現象です。女性にとって、更年期は、思春期とともに、乗り越えるのがなかなか難しい時期でしょう。からだと感情が不安定になって非常につらいのです。更年期障害になると、「ほてり」、「疲労」、「不安」、「不眠症」などに見舞われます。男性も、60歳くらいになると同様の症状に見舞われますが、それは男子更年期と呼ばれます。男性は、「男子更年期」の項を参照してください。

・感情的なレベル

更年期は、一生のうちで、女性がどうしても通らなければならない自然の移行期です。更年期障害の症状を感じている女性は、老いることを受け入れていません。また、更年期には、子どもを生む機能が失われることから、この女性は、きわめて重要な女性的機能を失うことを受け入れられずにいるのです。でも、子どもを生むことはもうきっぱりあきらめて、その代わりに自分自身のための人生を創造すべきなのです。母親という役割を演じることにより、自分の人生を意味づけてきた女性にとって、更年期はなかなか通過するのが難しい時期でしょう。実際、母親であることに徹してきたために、自分の女性としてのニーズをずっと無視し続けてきたのです。したがって、母親から一人の女性に戻ることがなかなかうまくできません。多くの場合、自分が愛する人たちに対し、母親として振る舞うことによって、母親の役を演じ続けようとするものです。

・精神的なレベル

更年期障害が重ければ重いほど、あなたのからだは、あなたに対して、「老いに向かうこの移行期を、恐れずに受け入れてください」、と言っています。あなたのからだの「生産性」が落ちたからといって、あなたが人生を創造する力までなくなったわけではないのです。あなたは、「老いる」という言葉の意味を考え直さなければなりません。老いることは、死ぬことではありませんし、不具になることでも、無力になることでも、魅力を失うことでもありません。一人きりになることでも、無用の存在になることでも、新しいことができなくなることでもありません。一般に、歳を取れば取るほど、人間は賢くなるものです。なぜなら、それだけたくさんの経験を積んで、さまざまな状況に対応できるようになるからです。さあ、今すぐに、自分のための人生を創造するようにしましょう。ほとんどの場合、女性は、更年期になるまでは、出産や子育てに追われるものです。つまり、自分以外の人たちのために生きざるをえないのです。でも、今、ようやくあなたは自分自身のために生きられるようになったのです。〈女性原理〉を自分自身のために使って、これからどの方向を目指せばいいかを決めてください。そのためには、一人きりの、静かな時間を過ごす必要があります。あなたの目指すべき方向が感じられたら、今度は〈男性原理〉を使って、新しい人生のための計画を立てて、それを実現させてください。

・スピリチュアルなレベル、そして結論

307ページを参照してください。

硬《こう》皮《ひ》症《しょう》

sclérodermie

硬皮症は、特に女性がかかりやすい病気です。肌が固くなって皺ができなくなり、骨に張りついたような感じになります。まぶたは引っ込み、口は横に細い線を引いたようになります。手はすべすべとして小さく、しかも指が固くなって思うように動きません。硬皮症は全身に広がることもあります。その場合、患者は、全身を鎧《よろい》で覆われた感じになるでしょう。「多発性硬化症」、「皮膚のトラブル」の項を参照してください。ただし、次のことを頭に入れておきましょう。つまり、硬皮症になった人は、からだから、「自分を鎧の中に閉じ込めるのはやめてください」、というメッセージを受け取っている、ということです。あまりにも頑《かたく》なになった結果、自分を、感性から完全に切り離してしまったのです。本当は、自分の優しさを充分に表現する必要があるのに、それを押さえ込んで、自分を冷たい人間に見せようとしているのです。自分に対して過度の要求をすることをやめ、自分をコントロールしようとするのをやめる必要があるでしょう。

肛《こう》門《もん》のトラブル

problème à l'anus

・肉体的なレベル

肛門は消化管の終点にあたり、さまざまな症状が発生する場所です。かゆくなったり、痛くなったり、血が出たり、膿瘍《のうよう》ができたりするでしょう。

・感情的なレベル

肛門は「終点」であることから、ある考え方の終わり、ある関係の終わり、何らかのプロセスの終わりなどを表わします。もし肛門に痛みが生じたとしたら、それは、あなたが、何かを終わらせようとしていることに対して、強い罪悪感を持っている、ということを表わしています。つまり、あなたは、何かを重視することをやめて、その上に平然と座ろうとしている自分に対して、罪悪感を持っているのです。だからこそ、あなたは、肛門の痛みによって座ることができない、という事態に直面しているわけです。また、肛門にかゆみが生じるのは、あなたが何かを終わらせたいのに、なかなかそれをうまく終わらせることができない、ということを表わします。肛門に膿瘍ができた場合には、「膿瘍《のうよう》」の項を参照してください。ただし、それは「何かを終わらせる」ことに関係している、ということを忘れないようにしましょう。肛門から出血した場合は、「膿瘍」ができた場合とほぼ同じです。ただし、そこに、さらに次の要因が加わっていることを知ってください。つまり、あなたは、怒りやフラストレーションが原因で、生きる意欲を失っている、ということです。

・精神的なレベル

大切なのは、過去にしがみつくのをもうやめて、何かを終わらせ、次の段階に進むことです。ただし、苦しみながらそうするのではなく、愛、喜び、調和とともにそうしましょう。また、あなたが何かを決意する時に、他人に依存する必要はまったくない、ということも知る必要があるでしょう。あなたに自信をなくさせようとするエゴの声に対して、次のように言ってください。「私はもう自分のことは自分でできるようになりました。もう自分のことは自分で決められます。なぜなら、どんな結果が出ても、それを引き受ける覚悟ができたからです」

・スピリチュアルなレベル、そして結論

307ページを参照してください。

声《こえ》が出《で》なくなる

perdre la voix

「失声《しっせい》症」、「喉頭《こうとう》炎」の項を参照してく

ださい。

股《こ》関《かん》節《せつ》の痛《いた》み

mal à la hanche

・肉体的なレベル

股関節は、骨盤と下肢をつなぐ役目をしている非常に大切な関節です。この関節のおかげで、私たちは、立ったり、座ったり、歩いたりすることができるのです。もし、股関節のトラブルが、「骨折」や「関節炎」から来ているのなら、以下の記述に加えて、それらの項も参照してください。

・感情的なレベル

股関節は、主として歩く運動をつかさどっています。したがって、股関節が痛むということは、その人が、自分のやりたいことに向かってうまく進むことができずにいる、ということを示しています。その人は、いつもこんなふうに考えてしまうのです。「そんな場合は、どうなるだろうか？　きっとうまくいかないに違いない！」「そんなふうにやったとしても、何ひとつうまくいくはずがない！」自分の未来を決めるかもしれない誰かまたは何かに、深く関わることができません。というのも、そんなふうにしたところで、何ひとつ良い結果は出ないだろう、と思い込んでいるからです。また、こんなふうにも考えます。「こんな仕事をしていても、何にもならないだろう」「人生で、もうこれ以上前に進むことなんかできはしない」もし、立った姿勢で股関節が痛むとしたら、その人は、自分の決意を保ってしっかり立っていたいのに、さまざまな恐れのためにそうすることができない、ということを表わしています。また、座っている状態、または寝ている状態で股関節が痛むとしたら、それは、その人が、休息することを自分に禁じている、あるいは、必要な時に休止することを自分に禁じている、ということを表わしています。

・精神的なレベル

股関節がどれくらい痛むかということは、あなたの敗北主義的な態度がどれほどひどいか、ということに対応しています。どうか、自分を信頼し、他の人たちを信頼し、力強く前進していってください。固く決意して、未来に向かって突き進んでいってください。進むにしたがって、あなたの決意があなたにふさわしいものかどうかが分かるでしょう。もし、計画を変えたとしても、その時点で、次に何をすればよいかが分かります。あなたがいま望んでいることが、あなたにとってためになるかどうかを知るためには、あなたは新しい経験をする必要があるのです。「そんなこと、うまくいくはずがない」などと考えていては、あなたがそれをすべきなのかどうかさえ知ることはできません。「もうこれ以上進めない」と考えるのではなく、自分が今どのレベルまで来ているかを考えてください。もし、自分で考えて分からないのなら、あなたをよく知っている人たちに尋ねてみるといいでしょう。どうか、もっと柔軟になってください。自分を信じて、考え方を変えれば、信じられないほど軽々と生きられるようになるでしょう。人生に間違いなどないのです。あるのはただ「経験」だけです。そのことを心に刻んでください。

・スピリチュアルなレベル、そして結論

307ページを参照してください。

呼《こ》吸《きゅう》器《き》系《けい》のトラブル

problèmes respiratoires

「肺のトラブル」の項を参照してください。

呼《こ》吸《きゅう》困《こん》難《なん》

dyspnée

呼吸困難に関しては、「肺のトラブル」の項を参照してください。

呼《こ》吸《きゅう》停《てい》止《し》

asphyxie

・肉体的なレベル

呼吸停止は非常に重大なトラブルで、放置すると数分で命を失う可能性があります。新鮮な空気の欠乏により体内の酸素が不充分になり、一方で、汚れた空気が排出されないことにより、体内に二酸化炭素がたまりすぎるのです。

・感情的なレベル

長いあいだ心の奥に抑圧してきた凄《すさ》まじい恐れに直面した時に、呼吸停止におちいることがあります。これまでなんとか抑圧してきた恐れが、何らかのきっかけによって表面意識に浮上してきて、もはやコントロールできなくなったのです。

・精神的なレベル

自分の人生を創り上げているのは自分自身なのだ、ということを思い出して、自分の内なる力とのコンタクトを取り戻してください。自分の考えを統御するのは自分自身である、という自覚を取り戻しましょう。そして、何かに対する恐れによって自分は死ぬかもしれない、と考えるのをやめることです。一方で、あなたは、呼吸に関してブロックがあります。ですから、「肺のトラブル」の項を参照してください。

・スピリチュアルなレベル、そして結論

307ページを参照してください。

黒《こく》色《しょく》腫《しゅ》 mélanome

黒色腫とは、皮膚の色素システムに生じる悪性の腫瘍《しゅよう》のことです。黒色腫の診断はそれほど簡単なことではありません。いぼや他の良性腫瘍と混同されることがあるのです。ですから、顕微鏡でしっかりと確かめる必要があります。「癌《がん》」、「皮膚のトラブル」の項も参照してください。さらに、黒色腫になったからだの部位が何の役に立っているのかを確かめてください。そのことによって、どんなメッセージが届けられているかが分かるでしょう。

骨《こっ》折《せつ》 fracture

骨折とは、ある激しいショックによって骨が折れることを指しています。ただし、年老いた人の場合、骨粗鬆症《そしょうしょう》のために骨がもろくなっているので、ちょっとしたことで骨が折れることもあります。

骨折の意味を知るには、からだのその部位が何の役に立っているのかを確かめる必要があるでしょう。本書の、その部位に関する記述を参考にしてください。また、「骨のトラブル」、「事故」の項も参照してください。ただし、骨を折った人は、現在の仲たがいを受け入れられずにいる、あるいは未来に起こるかもしれない仲たがいへの恐れを受け入れられずにいる、ということを知ってください。

骨《こつ》粗《そ》鬆《しょう》症《しょう》 ostéoporose

「骨のトラブル」の項を参照してください。

骨《こつ》パジェット病《びょう》 maladie osseuse de Paget

骨パジェット病とは、骨の一部が肥厚したり、軟化して変形したりする慢性病で、特に、大腿骨《だいたいこつ》などの長い骨、または頭蓋骨に発生します。発症率は年齢とともに増加します。「骨のトラブル」の項を参照してください。

コレステロール cholestérol

コレステロールは、人間のからだに不可欠な脂質の一種です。その役割の一つとして、たとえば、血管の中を絶えず流れる血液によって血管壁が損傷するのを防ぐ、ということがあります。コレステロールは、主として肝臓で合成されます。食物によって摂取されたコレステロール

か

が体内に増えすぎた場合には、それらはまず胆嚢に送られ、胆嚢から腸に戻されて、体外に排出されます。この機能がブロックされてうまく働かなくなると、血中のコレステロール値が上がり、高コレステロール血症となります。すると、皮膚や腱、角膜の周辺、血管壁などにコレステロールが付着したり、残留したりするのです。特にコレステロールが血管壁に付着すると、正常な血流がさまたげられるようになります。「動脈のトラブル」、「アテローム動脈硬化症」も参照してください。

コレラ choléra

コレラは、小腸でコレラ菌が急激に増殖することにより引き起こされます。大量の下痢と嘔吐《おうと》によって、水と電解質が失われ、その結果、脱水症状が起こります。「腸のトラブル」の項を参照してください。ただし、次のことを頭に入れておきましょう。つまり、コレラにかかる人は、自分のことを意地悪で、有害で、どうしようもない人間だと感じている、ということです。したがって、そうした考え方をすぐに改めなければなりません。

昏《こん》睡《すい》 coma

・肉体的なレベル

昏睡とは、長時間にわたる意識の障害で、いわゆる「植物神経」の働きと新陳代謝に支障が起こります。昏睡におちいった人は、一見、眠っているように見えますが、外部からのいかなる刺激にも反応しませんし、からだの内部のニーズにも応えることができません。エネルギー的に見た場合、魂と肉体をつないでいるシルバー・コードが部分的に断絶していると言えるでしょう。

・感情的なレベル

昏睡におちいっている人は、生と死の両方に恐れをいだいていると言えます。そのため、その両者の中間の状態に逃げ込んでいるわけです。重要な決定を下すことができない状態になっています。死という未知に直面した時の恐怖、また、愛する人々や獲得した財産への執着を手放すことができないことが、その原因となっているのです。

・精神的なレベル

昏睡におちいった人は、自分に関することを決められるのは自分だけである、という事実を認める必要があります。あなたの身近な人で、昏睡におちいっている人がいる場合には、ぜひともこの箇所をその人に読んで聞かせてあげてください。たとえ昏睡状態になっていたとしても、まわりで起こっていることはすべて理解することができるのです。また、いつでも自分で選択する力を持っています。未知に直面して恐れを持つのはきわめて人間的なことなのだ、ということをぜひ伝えてあげてください。その人は選択する力を持っているのです。地上で生き続けるのか、それとも地上を去っていったん天上界に帰り、そしてもう一度やり残した課題に挑戦するために地上に生まれてくるのか、どちらを選ぶかは、その人自身です。

・スピリチュアルなレベル、そして結論

307ページを参照してください。

昏《こん》迷《めい》 stupeur

昏迷とは、心とからだが、徐々に、あるいは急激に、活動を停止することです。

「痺《しび》れ」の項を参照してください。ただし、次のことを頭に入れておきましょう。つまり、単なる痺れよりも、昏迷の方が重大である、ということです。また、昏迷は、当人が、大きな恐れを持ったり、激しく驚いたりして、肉体から離れた時に起こることもあります。

鎖《さ》骨《こつ》のトラブル problèmes à la clavicule

・肉体的なレベル

鎖骨は、胸骨から肩甲骨まで水平に伸びる長い骨です。この骨に関しては、捻《ねん》挫《ざ》と同様に骨折がよく起こります。また、はっきりした原因がないにもかかわらず、この骨が急に痛み出すこともあります。

・感情的なレベル

骨に関するあらゆるトラブルは、権威の問題と関わっています。当然ながら、鎖骨のトラブルもそうです。鎖骨に突然痛みを感じる人は、権威主義的な人を前にした時、自分を肯定できない人であることが多いようです。そういう人は、自分に課せられた仕事と、自分がしたい仕事のあいだに、矛盾がある場合が多いのです。

・精神的なレベル

あなたは自分の意見を主張していいのです。いや、主張すべきなのです。もし、今あなたが恐れに負けてしまうとしたら、あなたはこれから一生のあいだ、恐れに屈服し続けるでしょう。どんな痛みであっても、それは、その人が、何らかの理由で自分を罰しようとしている、ということを意味しています。ですから、あなたも、権威主義的な人に対して反抗的な考えを持ったことで罪悪感を持ち、自分のやりたいことをやろうとしないことで、自分を責めているのです。あなたは、たぶん、幼い時に、両親が怖くて、両親の言いなりになっていたのでしょう。でも、だからといって、これから一生のあいだ、誰かの言いなりになっていいというわけではありません。自分が感じていることをありのままに表現し、自分の要求を主張してみてください。そうすれば、あなたの恐れには何の根拠もなかったということが分かるでしょう。そして、自分が思っていたのよりもはるかに容易に、自分を肯定できることが分かるはずです。「骨のトラブル」の項も参照してください。また、骨折が事故によるものであれば、「事故」の項も参照してください。

・スピリチュアルなレベル、そして結論

307ページを参照してください。

坐《ざ》骨《こつ》神《しん》経《けい》痛《つう》 sciatique

・肉体的なレベル

坐骨神経痛というのは、坐骨神経をめぐる症候群のことです。坐骨神経は、人間の神経のうちで最も長い神経で、腰椎に始まり、お尻、腿《もも》、脚を通って足で終わります。坐骨神経痛は、しばしば突然始まり、激しい痛みをともないます。

・感情的なレベル

坐骨神経痛になる人は、そのほとんどが、未来に関して不安を感じているか、お金や財産が足りなくなることを、無意識のうちに心配している人です。私が、「無意識のうちに」という言葉を使ったのは、そうした人たちが、自分の心配を意識化していないからなのです。現在の時点では、何も不足していないけれども、もし自分が持っているものを失ったら、いったいどうすればいいのだろう、と「無意識のうちに」心配しているのです。つまり、坐骨神経痛は、〈持つ〉レベルに関わっている、ということになります。お金や財産を失うことを心配している人は、表面意識では、自分がそれらに執着していることに気づいていません。もし、そのことに気づいたら、きっと罪悪感を持つことでしょう。というのも、物質に執着するのは良くないことだ、とか、物質に執着するのはスピリチュアルではない、などと思い込んでいるからです。そうした罪悪感ゆえに、人生に果敢に挑戦することができずにいます。そして、人生が恐ろしく単調になってしまっているのです。坐骨神経痛になる原因は、他にもまだあります。たとえば、恨み、抑圧された攻撃性、ある考え方またはある人に従うことへの拒否、などがそうです。それらは、先に述べた他の原因と同様に、すべて物質の領域に関わるものです。

・精神的なレベル

あなたのからだは、あなたに対して非常に重大なメッセージを送ってきています。というのも、坐骨神経痛によるひどい痛みは、まさにあなたが自分の考え方によって味わっている苦痛を表わしているからです。からだからあなたへのメッセージはこうです。「あなたは、どんな理由で自分を罰そうとしているのでしょうか？　あなたがいま味わっている痛みは、あなたが自分に課そうとしている罰の程度を表わしているのです。まず、あなたは、自分が財産に執着していることを自覚しなければなりません。そして、そういう自分をありのままに受け入れる必要があります。自分は財産を失うのを恐れている、ということを認めてください。そして、人生に果敢に挑戦することが、今の時点でできないのなら、そうした自分の限界を静かに受け入れてください。あなたは、挑戦することによって、今まで得たものを失うことを恐れているわけですが、でも、いつか人生に挑戦することができるようになった時に、そうすればいいのです。また、地上の財物を愛することは良くないことだと考えるのはやめましょう。地上の財物を愛するのは、きわめて人間的なことなのです。自分の能力に自信が持てるようになり、必要なものは必要な時に創り出すことができると思えるようになれば、もう、自分が得たものを失うのではないか、と心配することもなくなるでしょう。財物に執着することなく、財物を愛することができるようになるのです」もしあなたが恨みを持っているのであれば、本書の巻末にある〈許しのステップ〉を使って、どうかその恨みを手放すようにしてください。許すことによって、あなたは、他の人の考え方や他の人の性格に関して、今よりもはるかに柔軟に対応できるようになるでしょう。そして、自分は他の人たちに服従している、という思いから自由になれるはずです。

・スピリチュアルなレベル、そして結論

307ページを参照してください。

耳炎《じえん》

otite

耳炎とは、ここでは、外耳、または中耳が炎症を起こした状態のことを指します。「耳のトラブル」の項を参照してください。また、30ページの⑦を参照してください。

痔核《じかく》

hémorroïdes

・肉体的なレベル

痔核というのは、肛門部の静脈が拡張して鬱血《うっけつ》し、そこに静脈瘤《りゅう》が生じた状態のことです。原因の一つとして、便秘があげられます。また、下痢も痔核の原因となります。

・感情的なレベル

痔核ができるということは、その人が、恐れやその他のネガティブな感情をたくさん持っており、しかもそれらを表現したり、それらについて話したりしないために、心の内圧が上がっている、ということを表しています。そうやって自分を押さえ込むことで、重い荷物を背負い込んだ感じになっているのです。つまり、痔核というのは、特に物質的な領域で、自分を強制し、そのために心の内圧を高めている人がかかりやすい病気だと言えます。たとえば、本当は好きではない仕事を無理やりやっている人も、痔核にかかりやすいでしょう。痔核は、直腸が終わる部位である肛門にできます。したがって、痔核になる人は、何かを終わらせるために自分を強制している人である、と言うこともできるのです。自分に対してあまりにも多くを要求しすぎているわけです。心の内圧を特に高めるのは、物質的な面での不安を埋め合わせようとして、何かを激しく求めすぎることです。また、なかなか決意ができないことも、心の緊張を高めます。

・精神的なレベル

心の中の不安が増大すればするほど、痔核の症状は激しくなります。その不安を取りつくろうために、あなたは無理やり働き、そしてさらに多くを「所有」しようとするのです。そして、物事がうまく進まないと、「お尻に火がついた」ように感じるわけです。あなたはもっと宇宙を信頼する必要があります。つまり、私たちの「母」である「地球」を信じる必要があるのです。「母なる地球」は、子どもである私たちに、あらゆるものを供給してくれています。あなたは、こだわりを手放して、もっと自分を信じ、自分が感じたことを素直に表現するといいでしょう。そして、物質的な領域で不安を感じている自分を許してあげてください。「便秘」、「下痢」の項も参照してください。また、出血があるのなら、「出血」の項も参照してください。

・スピリチュアルなレベル、そして結論

307ページを参照してください。

耳《じ》下《か》腺《せん》炎《えん》 parotidite

「おたふく風邪《かぜ》」の項を参照してください。

子《し》宮《きゅう》のトラブル problèmes à l'utérus

・肉体的なレベル

子宮は、筋肉でできた中空の器官で、受精卵を着床させ、妊娠期間中そこで胎児を育《はぐく》み、妊娠期間が終わった時点で胎児を排出する役割を担《にな》っています。子宮のトラブルのうち、頻繁に起こるのは、「線維腫」、後傾症、機能障害、「感染症」、「腫瘍《しゅよう》」、「癌《がん》」などです。それ以外に、子宮頸部に関わるトラブルもあります。以下の説明を参考にするとともに、それぞれの病気に関する説明も参照してください。子宮が下がって膣をふさいでいる場合には、「脱」の項を参照してください。

・感情的なレベル

子宮は、未来の赤ちゃんにとっての初めての「住まい」です。したがって、子宮のトラブルは、そのすべてが、「受け入れ」、「家庭」、「住居」、「避難所」といったテーマと関わります。子宮に問題があって、ある女性が子どもを生めない場合は、その女性は、心の深いところでは子どもを望んでいるのだけれど、それよりももっと大きな、子どもを持つことへの恐れがあるために、肉体的なブロックが生じてしまい、子どもを生むことができなくなっている、ということになります。また、自分の子どもをきちんと受け入れることのできなかった女性が、子宮のトラブルに苦しんでいるというケースもあります。ところで、子宮のトラブルを抱えているすべての女性が、新しい考えを、必要な時間をかけて自分の中で育《はぐく》み、そしてその後に具体的にそれを表明する、ということができません。また、愛する人たちのために良い家庭を築くことができていないために、罪悪感を持っている女性も、子宮のトラブルに見舞われることがあります。

・精神的なレベル

もしあなたが子宮のトラブルを抱えているとしたら、からだからあなたへのメッセージはこうです。「どんな領域でもいいのですが、あなたは、何かを新たに生み出す時、恐れを感じませんか？　もしそうだとしたら、その恐れをしっかりと見つめてください。その恐れは、今でもあなたにとって、現実的なものですか？　それは、今でもあなたにとって、本当の恐れですか？　次に、どんな選択をするのであれ（たとえば、恐れに直面する、あるいは、恐れに支配されたまま生きる、というような）、あなたは自分にその選択をする権利を与えなければなりません。いずれにしても、その選択の結果を引き受けるのはあなた自身であり、それから逃れることはできないのです（これは《原因と結果の法則》によります）。いずれにしても、あなたは限界を持った人間なのであり、自分がそうした人間であることを認める必要があります。一方で、あなたは、どんな人に対しても言いわけをする必要はありません。あなたの人生と、あなたの選択は、すべてあなたに属するものであるからです。また、あなたは、行動を起こす前に、もっとしっかり時間を取った方がよいでしょう。これは、行動しなくてもよい、と言っているのではありません。そうではなくて、行動を開始する時期に関して、時間を充分かけてきっぱりと判断しなさい、ということを言っているのです。また、自分に限界があることをありのままに認めてあげましょう」

・スピリチュアルなレベル、そして結論

307ページを参照してください。

子《し》宮《きゅう》外《がい》妊《にん》娠《しん》

grossesse extra-utérine

・肉体的なレベル

胎児が卵管に着床して育つのが、子宮外妊娠です。通常、卵管内で受精した卵子は、子宮に進み、そこで着床して大きくなります。ところが、場合によっては、このメカニズムに狂いが生じて、受精卵が卵管内で育ち始めてしまうのです。

・感情的なレベル

子宮外妊娠が起こるのは、生まれてくるはずの子どもの魂か、あるいは子どもを生むことになっている母親の魂に、迷いがあることを示しています。また、双方に迷いがあることもしばしばです。迷っている母親が罪悪感を持っていることもあります。というのも、自分が、重大な結果をもたらす方向を選んでいるからです。もちろん、それらはすべて無意識のレベルで起こっています。子宮外妊娠になるのは、自分以外の誰かを喜ばすために、あるいは誰かに愛されるために、妊娠を決意した女性に多いようです。しかも、その時点で、まだ自分には妊娠は無理だと感じているのです。

・精神的なレベル

あなたは、自分に限界があり、恐れを感じている、ということを受け入れる必要があります。今はまだ子どもを持つことができない、と感じたのなら、そのことを率直に子どもの魂に伝えましょう。あなたは自分が望むことを選択する権利を持っています。いずれにしても、結果を引き受けるのはあなた自身なのです。望まない妊娠を自分に強《し》いるのは、子どもを持たないことよりも、あなたにとって有害だと言えるでしょう。もっと後になって、本当に子どもがほしくなったら、その時に子どもを生めばいいのです。

・スピリチュアルなレベル、そして結論

307ページを参照してください。

子《し》宮《きゅう》出《しゅっ》血《けつ》

métrorragies

子宮出血とは、月経の期間以外の時に子宮から出血することです。「出血」の項を参照してください。もし、原因が子宮内膜症にあると思われるのでしたら、「子宮内膜症」の項を参照してください。

子宮線維腫《しきゅうせんいしゅ》 fibrome utérin

・肉体的なレベル

線維腫は、線維組織だけからなる良性の腫瘍《しゅよう》で、そのほとんどが子宮にできます。痛みはありませんが、骨盤に圧迫感が生じたり、尿のトラブルが起こったりします。小さな状態にとどまることもありますが、場合によっては数キロの大きさになることもあるでしょう。線維腫ができても、数年にわたって気づかないこともあります。

・感情的なレベル

線維腫は、ある意味では、心理的な胎児であると考えられます。からだにとって不要なあらゆる組織の形成は、当人が、長いあいだ、悲しみを「反芻《はんすう》」していることと直接関係があります。したがって、子宮に線維腫ができたのは、その女性が、子どもを失った後で、ほとんどの場合には無意識のうちに、その悲しみを何度も何度も「反芻」した、ということを意味しているのです。子どもを失うケースとしては、流産、中絶、養子に出す、身体障害児を施設に入れる、などが考えられるでしょう。また、子どもがほしくてたまらないのに、男性と性的に関わることができない女性も、線維腫という心理的胎児を作り出すことがあります。

・精神的なレベル

ここまで読んでくれば、失われた子どもに対する執着を手放すことが、どれほど大切かということが分かるはずです。からだからのメッセージはそういうことなのです。悲しみをずっと持ち続けているから自分は良い人間なのだ、という思い込みをあなたは手放さなければなりません。悲しみを手放したから冷たい人間である、というわけではないのです。あなたが、もし、一度も子どもを持ったことのない人だとしたら、そういう選択をした自分を許すことが大切です。女性は子どもを持って初めて本当の女性になる、という思い込みを手放さなければなりません。そうした思い込みは、アクエリアス（みずがめ座）の時代には、もう、ふさわしくないのです。どんな女性でも、子どもを一人も持たない人生を、一度は過ごす必要があります。というのも、母親ではない自分を、女性として愛することができるようになる必要があるからです。あなたが、もし、子どもがほしいのに、男性と性的に関わることができないのであれば、子どもを生むことを考えるよりも、まず、男性に対する恐れに対してワークをする必要があるでしょう。最初の一歩として大事なのは、そうした恐れを持っている自分をありのままに受け入れることです。

・スピリチュアルなレベル、そして結論

307ページを参照してください。

子《し》宮《きゅう》内《ない》膜《まく》症《しょう》

endométriose

・肉体的なレベル

子宮内膜症は、女性が、閉経になるまでの期間に、とてもよくかかる病気です。この病気は、子宮内腔以外の場所に、子宮内膜が生じることによって発症します。それらの子宮内膜がミニチュアの子宮を形成することになりますので、毎月月経期になると、子宮以外の、子宮内膜が存在する部位でも、内膜の剥離《はくり》・出血が発生します。

・感情的なレベル

この病気にかかると、子どもが生めなくなります。子宮内膜症にかかる女性というのは、一般的に、すべてを自分の思い通りにしようとする女性、すなわち、他の領域でも「自分の子どもを生む」女性なのです。出産にともなう危険があるにもかかわらず、子どもを生みたいと思います。たとえば、自分の母親と同様に、出産の時にひどく苦しんだり、死んだりする可能性があるのです。この恐れが強くなると、子どもを生みたいという思いがブロックされます。子どもを生むことに対する恐怖が、前世から来ている例を私はいくつも知っています

・精神的なレベル

この病気があなたに送ってきているメッセージはこうです。「すべての出産は、大変で、危険がともなう、というあなたの思い込みを変える必要があります。その思い込みがあるために、あなたはこの病気になり、妊娠できなくなっているのです」興味深いのは、この病気が、別の子宮を作り出すように見えることです。そのことから、あなたがどれほど子どもを持ちたいと思っているかが分かります。なにしろ臨時の子宮を作り出すほどなのですから。子宮内膜症にかかっている女性のほとんどが、出産後の結果(つまり子どものしつけや教育)ではなくて、出産それ自体を心配しています。あなたは、自分が不安になるようなことを、もう充分に長いあいだ信じ込んできました。ですから、そろそろその不安を手放して、子どもを生むという、あなたを満足させる大きな望みを実現させてください。あなたにはその権利があるのです。また、いつも完璧であろうとするのをやめましょう。新たな計画を立てる時や、新たな仕事をする時に、間違うことを自分に許してあげてください。あなたもまた不完全な人間の一人なのです。そのことを受け入れましょう。

・スピリチュアルなレベル、そして結論

307ページを参照してください。

事故《じこ》 accident

・肉体的なレベル

事故は予測できませんので、私たちは、事故を偶然の産物と見なします。しかし、〈偶然〉というものはない、という見方がこのところ広がってきています。私は、〈偶然〉というのは、神が私たちに語りかけるために使う一つの手段に他ならないと考えています。ですから、からだのどの部分にけがをしたのか、またけがの重大さはどれくらいなのか、ということに注目する必要があるでしょう。事故によって骨折した場合は、「骨折」の項目を参照してください。

・感情的なレベル

事故が起こったということは、その人が罪悪感を感じているということです。あるいは、自分の何かを責めているということです。たとえば、母親が家事をしている時、子どもが他の部屋から彼女を呼んだとしましょう。母親は、聞こえないふりをして、家事を続けます。ところが、しばらくすると、彼女は転んで脚をけがするのです。「私は何を考えていたのだろう?」と自問してみれば、ただちに、自分を悪い母親だと考えていたことが分かります。したがって、悪い母親にふさわしいように、体の一部を傷つけたのです。事故にあうのは、私たちが、自分の罪悪感を中和するためです。事故にあうことによって、自分の罪悪感に対する支払いを行なうのです。しかも、それは無意識の内になされます。

・精神的なレベル

罪悪感に対するあなたの考え方を見直す必要があるでしょう。私たちの法律体系においては、ある人が意図的に悪を行なったと立証された時に、初めてその人は有罪であるとされます。ですから、今後、あなたが罪悪感を感じた場合、あなたは本当に悪をなそうと意図していたのか、ということを自問していただきたいのです。もしそうでないのならば、あなたは自分を責めることをやめなければなりません。あなたは自分を罰する必要などないのです。本項の、感情的なレベルのところであげた例について考えてみましょう。この母親は、自分の子どもに悪をなそうと思っていたのでしょうか?

そもそも、ある人が、実際に悪いことをした場合、《原因と結果の法則》が働いて、その人を罰します。というのも、すべては、私たちの意図に応じて、ブーメランのように必ず私たちのところに返ってくるからです。ですから、知恵と責任感のある人というのは、自分が実際に罪を犯した時に、自分の罪を認め、相手に謝り、いずれその報《むく》いが自分にやってくることを受け入れる人のことです。そういう人は、その報いを、静かに受け入れ、心を乱すことがないでしょう。つまり、自分の罪に意識的であることができるのです。すべてが神の正義に基づいて起こること、すべてが神聖な秩序の内にあることを知っているわけです。もし、あなたが、休息の時間を作るために、無意識の内に事故を起こしたのだとすれば、あなたはそんなふうに自分に痛みを与えなくても、休みの時間を取ることはできたのだ、ということを理解する必要があります。自分の要求に応えるためには、もっと簡単な方法もある、ということを知らなければなりません。もし、事故が重人なものであって、骨折のようなひどい痛みをともなう結果を引き起こしたとすれば、それは、あなたが、他の人に対して攻撃的な思いを持っていた、ということを示しています。そして、その思いは必ずしもあなたによって意識化されていたとは限りません。そうした攻撃的な思いを持っていることを、あなたは自分に対して許せないのです。そして、その攻撃的な思いが、自分自身に向けられたわけです。ですから、そんな場合には、あなたは、その人に対する思いを上手に表現し、自分自身を解放しなければなりません。その際に、そういう思いを持った自分を許すことが非常に大切です。

・スピリチュアルなレベル、そして結論

307ページを参照してください。

自殺《じさつ》 suicide

・肉体的なレベル

自殺とは、人生を終えるために、自分で自分の命を絶つことです。

・感情的なレベル

自殺を決意する人というのは、それが成功するかどうかは別として、もうそれ以外に解決方法がないとまで思いつめた人です。とはいえ、実際に自殺に成功する人よりも、自殺に失敗する人の方が、はるかに多いものです。ですから、ここでの説明は、後者に関するものとなります。自殺したがる人というのは、他の人の関心を引いて、自分の世話をしてもらいたがってるのです。ほとんどの場合が、「被害者」タイプの人で、他の人たちに同情してもらいたがっています。もちろん、自己憐憫《れんびん》の達人でもあります。「被害者」意識がきわめて強いので、この人には、後から後から困難が降りかかり、そのために、自分が本当に人生の被害者であると思い込むに至るのです。自殺傾向のある人は、「許し」の実践をする必要があるでしょう。というのも、自分が幼い時に充分面倒を見てくれなかったということで、親を恨んでいたり、憎んでいたりするからです。こういう人は、また、自分の限界を尊重しない完璧主義者である場合が多く、「今すぐ、すべてを手に入れたい」と思うタイプです。徐々に目的に近づいていく勇気と忍耐力に欠けるのです。

・精神的なレベル

あなたは自殺傾向のある人でしょうか？　あるいはすでに何度か自殺を試みた人でしょうか？　そういう人に対するからだからのメッセージは、「あなたは、心の奥の方では、本当は生きたいと思っているのです。でも、これまでのあなたの生き方は、決してあなたのために良かったとは言えません」というものです。私は、ここで、あなたに新たな提案をしたいと思います。あなたを幸福にしなければと責任を感じている人ではなく、あなたに対して客観的に振る舞うことのできる人を選んで、その人に助けてもらって新たな生き方を実行してください。というのも、自殺傾向のある人というのは、すぐ暗い考えに取りつかれるために、それが自分のニーズに応えているにもかかわらず、新たな道を歩み続けることが困難だからです。あなたは、まず、自分に限界があることを認め、一日を一生として生きる必要があります。過去を後悔せず、未来を心配せず、その一日をとにかく生ききるのです。人生を創造する力とふたたびつながってください。いいですか。あなたが生きているのは、あなたの人生なのです。あなたは、自分の人生を望むように生きていいのです。それに、生命というのは永遠であり、魂は決して死ぬことがないのです。自分が計画してきたことをやり残したまま命を絶てば、あなたは同じことをやるために、ふたたび地上に生まれ変わって来なくてはなりません。あなた以外に、あなたの決意を引き受けられる人はいないのです。人間という存在は、自分の人生の責任を引き受けるのを避けるために、実にいろいろなことをするものですが、その中でも、自殺は究極の逃避手段であると言えるでしょう。もし、あなたが親しい人を自殺で亡くし、それで今この箇所を読んでいるとしたら、どうか、その人を裁かないようにしてください。裁いたところで何ひとつ良いことはありません。実に多くの人たちが、この地上で、アルコール、食べ物、ドラッグ、薬、仕事などに逃避しているのです。そして、その結果、命を失う人たちもいます。実は、それらも自殺の一種なのです。ただ、突然死ぬのではなく、徐々に死んでいくだけなのです。ただし、その人のからだは死んだとしても、魂は死んでいません。生命は永遠に続いていくからです。その人の魂も、やがて、もう一度地上に転生しようと決意することでしょう。その時に、今回の自殺の経験が、何らかの形でその人の地上での生活を助けることになるかもしれません。どんな経験からも学ぶべきことはあるものです。あなたが学ぶべきこと、それは、ある人に執着するのをやめることです。そして、私たちは、いかなる人も所有することはできない、と悟ることなのです。

・スピリチュアルなレベル、そして結論

307ページを参照してください。

歯《し》石《せき》 tartre dentaire

「歯のトラブル」の項を参照してください。ただし、次のことを頭に入れておきましょう。つまり、歯石ができる人は、自分で自分の人生に困難を作り出すタイプの人である、ということです。

歯《し》槽《そう》膿《のう》漏《ろう》 pyorrée dentaire

「歯肉の痛み」の項を参照してください。

舌《した》のトラブル problèmes à la langue

・肉体的なレベル

舌は、筋肉でできた柔らかい器官で、咀嚼《そしゃく》、嚥下《えんげ》、発声において重要な役割を果たします。また、舌には味蕾《みらい》があるために、甘さ、塩辛さ、酸《す》っぱさ、苦《にが》さなどを味わい分けることができます。舌のトラブルとしては以下のようなものがあるでしょう。すなわち、「潰瘍《かいよう》」、「癌《がん》」、損傷、腫脹、「しびれ」、「やけど」、舌を噛むことなどです。

・感情的なレベル

舌のトラブルは、ほとんどの場合、その人が食べることに罪悪感を持っているために発生します。あるいは、舌を慎むことができなかった場合（つまり、軽率に何かをしゃべってしまった場合）に舌のトラブルが発生する、と言えるでしょう。舌にはいくつかの機能がありますので、あなたがどの領域で罪悪感を感じているかを知るために、本書の巻末にある「とても大切な質問」を自分にしてみてください。舌を噛むのは、ちょっと前に言ったこと、あるいはこれから言おうとしていることに関して、罪悪感を持っているからだと言えるのです。

・精神的なレベル

もし、あなたが、食べることが好きで、あるいは食いしん坊で、しかもそのことで罪悪感を持っているとしたら、あなたに、「人を本当に害するのは、口から入るものではなくて、口から出るものである」という言葉を贈りましょう。したがって、あなたは、罪悪感を持つ必要はありません。あなたは自分なりの善悪の判断基準に基づいて自分を非難していますが、それはあなたにとって決して良いことではありません。それはあなたを害しているのです。そうした善悪の判断基準は、もうあなたにとって必要ではありません。あなたはさまざまな経験をしてよいのです。それらの経験が、あなたの中に無条件の愛を育《はぐく》んでくれるからです。

自分が間違って何かをしてしまったとしても、どうかそれを許してあげてください。あなたもまた、間違いを犯《おか》しやすい一人の人間なのです。

・スピリチュアルなレベル、そして結論

307ページを参照してください。

耳痛《じつう》 otalgie

「耳のトラブル」、「急激な痛み」の項を参照してください。

失語症《しつごしょう》 aphasie

・肉体的なレベル

失語症は、脳が損傷することによって引き起こされます。失語症になると、言葉によるコミュニケーションが不可能になり、話したり、書いたりして、人とコミュニケーションをとることができなくなります。「脳のトラブル」の項も参照してください。また、失語症に、からだの麻痺《まひ》がともなっている場合は、「麻痺」の項も参照してください。

・感情的なレベル

失語症にかかる人というのは、考えていることは正確に表現できますが、感じていることは正確に表現できないタイプです。まわりの人たちを指導し、その面倒を見るのは得意ですが、彼らに対する感謝や怒りを上手に表現することができません。そんなふうに自分が感情を表現できないことを、残念に思っています。なぜなら、そうできれば、自分はもっと人に好かれる人間になれるのに、と思っているからです。失語症の人の多くが、同時に難聴になります。彼らは、相手から気持ちを伝えられ、なおかつそれに対応できないことを恐れているために、いっそのこと何も聞こえない方がいいと考え、外界に対して耳を閉ざしてしまうのです。相手の言うことが聞こえなければ、それに対応しなくてもすむからです。

・精神的なレベル

この病気は、あなたが限界に達したために起こったのです。あなたのからだは、あなたに対して次のように言っています。「自分が感じていることを表現して、それを他の人たちに、どうしても知ってもらいたい、と考えるのをやめてください。彼らは、他の方法によってそれを知ることができるのですから」あなたがこれまで作った思い込みから自由になりましょう。また、相手の期待にいつも応えなくてはならない、と考えることをやめましょう。あなたはありのままでいいのです。また、あなたは、病気にならなくても、他者からの援助を受けることはできます。それを知ってください。あなたがまわりの人に援助を依頼しさえすれば、彼らは喜んであなたを援助してくれるはずです。

・スピリチュアルなレベル、そして結論

307ページを参照してください。

失《しっ》神《しん》 syncope

「気絶」の項を参照してください。

湿《しっ》疹《しん》 eczéma

湿疹は、非常によく見られる肌の病気です。湿疹とは、発疹をともなった進行性の病気で、まずは急性の腫《は》れがあり、次に、肌の肥厚、ひび割れなどをともなう慢性期がやってきます。湿疹の原因としては、内的なものと外的なものの両方があります。乳児や子どもの場合、しばしば喘息《ぜんそく》やその他のアレルギーをともないます。「皮膚のトラブル」の項を参照してください。ただし、次のことを頭に入れておきましょう。つまり、湿疹に苦しんでいる人は、さまざまな心配や不安に押しつぶされそうになっている、ということです。自分に自信がないために、未来に対して大きな不安を持っています。つまり、人生がどうなるか分からないので、絶望的になっているのです。もっと自分を表現すると良いでしょう。もしかゆみがともなうのであれば、「かゆみ」の項も参照してください。もし、湿疹が、石鹸やシャンプーなどの化学物質によって引き起こされたのならば、その人は、まわりに起こることによって非常に影響されやすい人である、ということになります。

失《しっ》声《せい》症《しょう》 aphonie

・肉体的なレベル

失声症にかかると、声が出なくなってしまいます。もし喉に炎症や痛みがあるのなら、むしろ「喉頭《こうとう》炎」の項を参照してください。

・感情的なレベル

感受性の豊かな人が、愛情面での亀裂を経験し、自分のハートが望むことを相手に言えないで、それでも相手に話をしようと無理に努力をする時に、失声症が起こることがあります。無理な努力が苦悩を生み出し、そして心の中が空虚になってしまい、その結果、空虚な心から声が発されなくなってしまうのです。

・精神的なレベル

自分自身を消してしまいたい、もう話すのはいや、と考えるのをやめましょう。

それよりもむしろ、ハートが本当に望むことを話すようにするのです。愛の思いで、自分が本当に言いたいことを言ってください。自分をよく見せようと思って、無理やり良いことを話す必要はないのです。また、相手に受け入れられたい、愛されたいとばかり考えるのもやめましょう。

・スピリチュアルなレベル、そして結論

３０７ページを参照してください。

歯《し》肉《にく》の痛《いた》み　mal à la gencive

・肉体的なレベル

歯肉というのは、歯の根元を覆っている粘膜です。歯肉から出血している場合には、「出血」の項も参照してください。

・感情的なレベル

歯肉が痛む人というのは、自分が下したある決意を実行するのをためらっています。というのも、その結果生じることを恐れているからです。一方で、その決意を実行するために、人に何かを頼まなければならなくなることも、同時に恐れています。自分を無力だと感じているために、よりいっそうの苦しみを感じているのです。

・精神的なレベル

もしあなたの歯肉が痛んでいるなら、あなたは自分の恐れが本当に根拠を持っているかどうかを、ぜひとも確かめる必要があります。かつて計画を実現することができなかったからといって、今回もそうであるとは限りません。さらに次のことも頭に入れておきましょう。つまり、人生には失敗などはない、あるのは、あなたを成長させてくれる「経験」だけである、ということです。どんな経験であっても、後のために役立つのです。からだからあなたへのメッセージはこうです。「あなたの望むことを実現するために、ためらうことなく、必要なことを人に頼むとよいでしょう。そして、一気に成果を出そうとするのではなく、一歩一歩着実に前進するのです。あなたは人生を創造することができるのです。どうかその力を信じてください」

・スピリチュアルなレベル、そして結論

３０７ページを参照してください。

歯《し》肉《にく》炎《えん》　gingivite

歯肉炎とは、歯肉のある部分が炎症を起こすことです。「歯肉の痛み」の項を参照してください。ただし、次のことを頭に入れておきましょう。つまり、炎症を起こすのは、あなたが怒りを抑圧しているからである、ということです。30ページの⑦も参照してください。

痺《しび》れ engourdissement

・肉体的なレベル

痺れというのは、からだの四肢が一時的に麻痺《まひ》したような感じになることです。痛みはほとんどありません。

・感情的なレベル

痺れは、一般的に、足や手に起こります。したがって、それは、〈する〉ことに関わっていると言えるでしょう。痺れは、心配性だけれども、いろいろなことを感じないようにしている人に起こるようです。ある場合には、自分がしていること、あるいはしようとしていることに関する、自分の感じやすさを他人に対して隠そうとします。また、ある場合には、自分がやっていることに関して、自分にあまりにも過大な要求をし、なおかつ、そのことによって引き起こされるネガティブな感情を感じないようにします。実際には自分が感じやすい人間であるのに、その感じやすさを押さえ込もうとし、そのためにかえって不安に支配されてしまうのです。

・精神的なレベル

もし、あなたの手足のどこかが痺れているとすると、からだからあなたへのメッセージは、「何が起こっても私は影響を受けない、なぜなら私は何も感じない人間なのだから、というふうに自分をあざむくのは、もうやめましょう」というものです。そういう態度を取っていると、あなたがしようと思っていることは、なかなか実現しません。もっと率直に自分を見つめ、本当は自分が何を恐れているのかを知りましょう。あなたの不安には本当に根拠があるのでしょうか？ それを確かめてください。あなたが今やっていること（手が痺れている場合）、あなたがこれからやろうとしていること（足が痺れている場合）に関して、違った決意をすることがあなたにはできます。違った決意をする権利を自分に与えてあげましょう。もし、痺れがからだのほかの部位に生じているのなら、その部位が何の役に立っているのかを確かめてください。そうすれば、あなたがどの領域で自分の感受性を隠そうとしているかが分かるでしょう。

・スピリチュアルなレベル、そして結論

307ページを参照してください。

ジフテリア diphtérie

ジフテリアはジフテリア菌の感染によって発症する病気で、咽頭《いんとう》や喉頭《こうとう》に白っぽい偽膜《ぎまく》が形成されるのが特徴です。ジフテリア性アンギナが、ジフテリアにかかった際に最も頻繁に見られる病態です。「喉の痛み」、「喉頭炎」の項を参照してください。

自《じ》閉《へい》症《しょう》 autisme

・肉体的なレベル

自閉症という言葉は、精神医学の術語であり、現実に背を向けて、完全に自分の中に閉じこもってしまった状態を指すために使われます。症状としては、人との関わりの拒否、食事の拒否、「私」という主語の欠如、言葉を発しない、人の目を見ることができない、などがあります。

・感情的なレベル

さまざまな研究の結果、原則として、自閉症の原因は生後8カ月以前に作られる、と見なされるようになりました。私自身は、自閉症になる子どもは、特に母親とのあいだに強いカルマを持っている、と考えています。子どもは、現実から逃避するために、無意識のうちに自閉症を選ぶのです。おそらく、その子は、前世において、今の母親とのあいだで非常につらい思いをしたのでしょう。そのために、今回は、一種の復讐として、母親の愛を拒み、食事を拒んでいるのです。それは、また、転生してきたということの拒否でもあります。もし、あなたの子どもが自閉症であるのなら、どうかこの項を、子どもに聞こえるように大きな声で読んであげてください。子どもが何歳であってもかまいません。というのも、子どもの魂は、地上での年齢に関わりなく、波動のレベルで、この項の内容を必ず理解することができるからです。

・精神的なレベル

自閉症の子どもは、自分が、経験すべきことを経験するためにこの地上に転生してきた、という事実を認めなくてはなりません。その子は、今回の人生に直面するために必要なことは、すべて身に備えています。そして、問題を乗り越え、進化するためには、さまざまな事柄を経験する以外にないのです。自閉症の子どもの親は、罪悪感を持つべきではありません。自閉症という病気は、その子自身が選んだのであり、その子の人生経験の一部をなしているからです。自閉症から抜け出るかどうかを決めることができるのは、その子だけなのです。一生のあいだ自閉症のまま過ごすのか、それともこの新たな転生の機会にさまざまな経験を積むのか、それを決めることができるのはその子だけです。親としては、無条件にその子を愛して、その子が自閉症から抜け出るかどうかは、全面的にその子にゆだねることが大切です。また、家族としては、自分たちの気持ちを常にその子に伝え、その子の選択の結果として、自分たちが大きな困難を強《し》いられていることを、ありのままに伝えるべきでしょう。ただし、その子が罪悪感を持たないように注意してください。自閉症に関わる人は、それぞれが、その経験から何かしら学ぶべきことがあります。それを発見するためには、自分にとって特に難しいことは何なのかと自問してみればいいでしょう。

・スピリチュアルなレベル、そして結論

307ページを参照してください。

脂《し》肪《ぼう》腫《しゅ》 lipomes

脂肪腫とは、皮膚の下にできる良性の腫瘍《しゅよう》であり、脂肪が集まったものです。丸くて、柔らかく、大きさは、ピーナツくらいからグレープフルーツくらいまでのものがあります。一つだけのものから、いくつか集まったものもあり、からだのどの部位にもできます。「嚢胞《のうほう》」の項を参照してください。ただし、それがからだのどの部位にできたのかによって、メッセージの内容もまた変わります。

斜《しゃ》頸《けい》 torticolis

斜頸というのは、急性または慢性の症状で、首が右や左、または前に曲がったままになることです。「首のトラブル」の項を参照してください。ただし、次のことを頭に入れておきましょう。つまり、斜頸になる人は、悪循環にとらわれている、ということです。ある状況に閉じ込められてしまい、にっちもさっちもいかなくなっているのです。そういう人は、今という瞬間を生きることが、できていません。もし、斜頸のせいで、首を使って「ノー」と言うことができなくなっているとすれば、その人は本当は、何か、あるいは誰かに対して、「ノー」と言いたいのに、それができずにいるわけです。また、もし、斜頸のせいで、首を使って「イエス」と言うことができなくなっているとすれば、その人は本当は、何か、あるいは誰かに対して「イエス」と言いたいのに、それができずにいるわけです。つまり、斜頸の人は、心の態度が間違っている、ということになります。ですから、自分のどこが間違っているのかを突き止めて、それをしっかりと正す必要があるのです。

斜《しゃ》視《し》 strabisme

・肉体的なレベル

斜視は俗に「やぶにらみ」とも言われ、対象を両目で見ることができない症状です。両目がそれぞれ独立して動き、協同できない状態なのです。

・感情的なレベル

フランス語で「～に、やぶにらみの目を向ける」と言えば、「～に、羨望のまなざしを向ける」という意味になります。もし、あなたがやぶにらみだとしたら、この表現は正当だと思いますか？　あなたはどんな領域で他者を羨望しているでしょうか？　斜視の人は、また、脳の両半球を同時に使うことができない、と言われています。つまり、ある時は感覚的で、ある時は理性的である、ということになります。ですから、物事を統合して、客観的に、ありのままに見ることができません。右脳の感性を働かせて見るか、左脳の知性によって解釈するかのどちらかになるのです。左脳の知性というのは、過去に学んだこと、すなわち記憶に基づいてしか働くことができません。それでは、左右それぞれの眼球の動きの意味を次に述べてみましょう。

「左目が上を向いている場合」は、通常以上に感激しやすい状態になっています。

「右目が上を向いている場合」は、左脳的知性が活発に働いており、思考が次々に別のことへ向かって行きます。

「左目が外側に向いている場合」は、左脳的知性から切り離された状態であり、本能的に行動するモードです。感性に従い、約束したことを無視して行動に突っ走るのです。もっとも、それは悪意に基づいているわけではありません。

「右目が外側に向いている場合」は、視線を向けている対象と左脳の知性との関係がずれています。通常の右目の機能を、左脳の知性によって過度に補おうとしている状態です。そのため、左脳の知性が堂々めぐりをしています。結果として、本人が落ち込む可能性があるでしょう。

「左目が内側を向いている場合」は、恐れに由来する劣等感があることを示しています。自分の感性に頼ってばかりで、それ以外の偉大な部分を使っていないのです。

「右目が内側を向いている場合」は、非常に自尊心の傷つきやすい、怒りっぽい人であることを表わしています。知性や関心がエゴに引きずられています。恨みを持ちやすいタイプ、すぐ人にケンカを仕掛けるタイプです。

「左目が外側の上の方を向いている場合」は、夢を追ってばかりいる、非理性的な人であることを表わしています。時間の観念がありません。

「右目が外側の上の方を向いている場合」は、道徳観念のない、規律を守らない人であることを表わしています。

・精神的なレベル

斜視は、子どもの頃、あるいは思春期の頃に出現します。ということは、その時期に心のブロックが起こったということです。右目に問題があるとしたら、それは、あなたの勉強と関わっていると言えるでしょう。つまり、あなたは、学校での生活から、あるいは、誰かによって押しつけられた勉強のやり方から、影響を受けているのです。もし左目に問題があるとしたら、それは、あなたの愛情面に関わっていると言えるでしょう。つまり、あなたの両親や家族と関わりがあるのです。脳の両半球を結びつけるための肉体的な訓練を受けることも大切ですが、それだけではなく、あなたが年少の頃、つらい目にあった時にした決意を、もういちど見直す必要があるのです。たぶん、その時点であなたの感情はブロックされています。ある物、またはある人を、ありのままに見ることをやめたのは、あなた自身であることを受け入れましょう。ところで、あなたはもうかつての幼いあなたではありません。その決意をした頃のあなたではないのです。したがって、あなたは新たに決意をし直すことができます。そして、その決意によって、あなたは、自分自身に起こっていること、まわりに起こっていることを、正しく見ることができるようになるのです。

・スピリチュアルなレベル、そして結論

307ページを参照してください。

射《しゃ》精《せい》不《ふ》能《のう》 impossibilité d'éjaculation

「インポテンツ」の項を参照してください。

しゃっくり hoquet

・肉体的なレベル

しゃっくりとは、横隔膜が不随意に突然収縮することにより、15〜30秒くらいの間隔で、短い、急激な吸気が、音を立てて行なわれることです。以下の説明は、ごくたまに起こるしゃっくりではなく、頻繁に起こるしゃっくりについてのものです。

・感情的なレベル

しゃっくりは、何かをやめることがなかなかできない人に起こります。たとえば、笑うことや食べることをやめられない人、心の混乱を止めることができない人に起こるのです。特に、何かを〈する〉ことがなかなか止められない人に起こります。そういう人は、興奮しやすく、そして自分でその興奮を止めることがなかなかできません。

・精神的なレベル

今この時点で、あなたがやめられないことは何でしょうか？　それを確かめてください。からだからあなたへのメッセージはこうです。「今の時点で、それはもう充分ではないでしょうか？　また、あとでやればいいのです。あなたは、自分でそれをやめることはできない、と思い込んでいますが、その思い込みはあなたのためになりません。そうです。あなたにはそれをやめることができるのです。そして、自分の力で、自分の心を静めることができます」

・スピリチュアルなレベル、そして結論

307ページを参照してください。

十二《じゅうに》指《し》腸炎《ちょうえん》 duodénite

十二指腸炎は、十二指腸が炎症を起こした状態のことで、よく、胃炎や腸炎と混同されます。「十二指腸潰瘍《かいよう》」の項を参照してください。ただし、炎症の原因として、押し殺された怒りがあることを頭に入れておきましょう。30ページの⑦を参照してください。

十二《じゅうに》指《し》腸《ちょう》潰《かい》瘍《よう》 ulcère duodénal

十二指腸潰瘍というのは、十二指腸の上方の部分の粘膜が損《そこ》われた状態のことです。十二指腸というのは、小腸の最初の部分です。十二指腸の真ん中のあたりに、肝臓と膵臓《すいぞう》からの導管がつながっており、十二指腸は消化管の中でも、とても重要な器官なのです。十二指腸潰瘍になる人は、胃潰瘍になる人の4倍に達します。十二指腸潰瘍の主な原因は、胃液が過剰に分泌されて十二指腸に流れ込むことです。「胃のトラブル」の項を参照してください。ただし、次のことを頭に入れておきましょう。つまり、十二指腸潰瘍になる人は、頭の中でくよくよと物事を心配するために、ついには自分のからだを「むしばんで」しまう、ということです。いとも簡単に、いらだったり、無力感を持ったりし、またすぐに憤慨します。自分の感情をきちんと表現するようにしましょう。一方で、自分が物事をありのままに受け入れることのできない人間であることを認めましょう。

酒《しゅ》さ couperose

酒さは、表皮の付近にある毛細血管が拡張するなどの原因で起こる病気で、顔面や肩などの部位に発症することが多いと言ってよいでしょう。「皮膚のトラブル」の項を参照してください。ただし、酒さに関しては、生きる喜びが欠如していることも、原因の一つであることを頭に入れておきましょう。生きる喜びの欠如に関しては、「動脈のトラブル」の項を参照してください。

出血《しゅっけつ》 hémorragie

・肉体的なレベル

出血とは、動脈または静脈から血液が溢出《いっしゅつ》することを指しています。からだの外に溢出することもあれば、からだの中に溢出することもありますが、後者のほうが深刻です。

・感情的なレベル

メタフィジックな見方によれば、血液は、人生への愛、すなわち、生きる喜びを表わします。したがって、ある人が血を失うということは、その人が、自分の心のあり方によって、生きる喜びをブロックしている、ということを示しています。出血が、突然、そして激しい形で起こった場合、その人は、ずいぶん長いあいだ自分を押し殺してきた、と言えるでしょう。自分の苦悩や倦怠感を表現せずに生きてきたのです。そして、ついに限界に達して、もうこれ以上自分を抑えることができなくなり、破綻したのです。どの領域で生きる喜びをなくしてきたかを知るには、からだのどの部位において出血したかを見ればいいのです。以上の説明は、からだの外部に出血した場合のことです。からだの内部に出血した場合は、また別の見方をする必要があります。その場合、その人は、これまで、誰にも知られないように一人きりで苦しんできた、ということが言えます。孤立状態の中でずっと苦しんできたのです。というのも、打ち明ける人が一人もいない、自分は誰にも助けてもらえない、と思い込んできたからです。

・精神的なレベル

からだからあなたへのメッセージはこうです。「あなたは、もういいかげんに、自分の物の見方を正さなければなりません。問題となっている領域で、自分の生き方を変える必要があるのです。あなたは人生をあまりにも深刻に受け止めすぎています。エネルギーを奪われる領域ばかりにエネルギーを注ぎ込むのではなく、あなたに喜びをもたらしてくれる領域にエネルギーを注いでください。楽しい活動を、好きなようにどんどん行なっていいのです。あなたが物の見方、考え方を変えさえすれば、それが可能となるのですよ」もし、事故によって出血が起きたのなら、「事故」の項も参照してください。

・スピリチュアルなレベル、そして結論

307ページを参照してください。

腫瘍《しゅよう》 tumeur

良性の腫瘍に関しては、「嚢胞《のうほう》」、「いぼ」の項を参照してください。悪性の腫瘍に関しては、「癌《がん》」の項を参照してください。

ただし、次のことを頭に入れておきましょう。つまり、腫瘍だと言われると、死ぬのではないかと恐れますが（フランス語の腫瘍＝tumeur は、tu meurs つまり、「お前は死ぬ」というふうにも聞こえる：訳者注）、そんなことはまったくありません。そんな恐れに飲み込まれないようにしましょう。

消化《しょうか》のトラブル

problèmes de digestion

消化とは、消化管の中を食べ物が通過して変化していく過程の全体を指します。最初に食物を受け取る消化管は胃です。したがって、消化のトラブルを抱えている人は、まず、「胃のトラブル」の項を参照してください。もし、そこにある記述が納得いかないものであれば、次に、「肝臓のトラブル」か「腸のトラブル」の項を参照してください。

小《しょう》潰《かい》瘍《よう》

aphte

小潰瘍とは、口の中や性器の粘膜にできる小さな潰瘍のことです。小潰瘍は、身近な人の言動に対して、あまりにも早く反応して、自分が感じたことや、自分のニーズを表明せずに、心を閉ざしてしまう時にできるのです。「口のトラブル」の項を参照してください。

松果《しょうか》腺《せん》のトラブル

problèmes de la glande pinéale

「松果体のトラブル」の項を参照してください。

松果体《しょうかたい》のトラブル

problèmes de l'épiphyse

・肉体的なレベル

松果体は、脳の前方に位置する、エンドウ豆くらいの大きさの腺で、「第三の目」とも呼ばれています。松果体の性質と役割に関しては、いまだに不明なことが多く、今日《こんにち》でも多くの論議がなされています。

・感情的なレベル

松果体にトラブルが起こっている人というのは、サイキックな能力があるにもかかわらず、それを使うのを怖がっている人である場合が多いようです。幼い頃に、恐ろしい経験をしたことがあるのです。あるいは、前世で恐ろしい経験をしたのかもしれません。松果体のトラブルを抱えている人に対するメッセージはこうです。「サイキックな能力を大切にし、他の人たちを助けるために、愛の思いでそれを使ってください」肉体的な能力であれ、サイキックな能力であれ、他者を利用し、傲慢になるために使うべきではありません。他者を助け、また、自分を助けるために使うべきなのです。松果体のトラブルは、サイキックな能力を開発するために、極端な修行をしてきた人、あるいは、極端な修行をしている人に現われる場合もあります。

・精神的なレベル

からだからあなたへのメッセージはこうです。「どうか、自分に、他の人が見えないものを見ることを許可してあげてください。あなたが現在そうした能力を持っているのは、この地球という星に、より多くの愛と、より多くの信仰を広げるためなのです。過去は過去、もう手放しましょう。そして、今を生きるのです。もしあなたが、サイキックな能力を開発しようとして、極端な修行をし、その結果として松果体のトラブルを抱えることになったとしたら、あなたは直ちにそうした修行をやめなければなりません。なぜなら、サイキックな能力は、まだ準備のできていない人にとっては、きわめて危険だからです。あせる必要はまったくありません。自分に充分な時間を与えてあげましょう。自分自身に対して、また他者に対して、たくさんの愛を発揮できるようになれば、サイキックな能力は、きわめて自然に、また調和的な形で出現するものなのです」

・スピリチュアルなレベル、そして結論

307ページを参照してください。

消《しょう》化《か》不《ふ》良《りょう》 dyspepsie

消化不良とは、消化がうまくできないあらゆる症状を指します。消化不良には、胃が原因の消化不良と、腸が原因の消化不良があります。それぞれ、「胃のトラブル」、「腸のトラブル」の項を参照してください。

猩《しょう》紅《こう》熱《ねつ》 scarlatine

猩紅熱は、感染によって引き起こされる、激しい発疹をともなう病気です。ほとんどの場合、熱とアンギナ（口腔・咽頭《いんとう》の炎症）をともなって発症し、24時間くらい経つと発疹が現われます。からだじゅうが深紅色を呈することから、猩紅熱という名前になっているのです。「熱」、「アンギナ」、「皮膚のトラブル」、「皮膚が赤くなる」の項を参照してください。

条虫症《じょうちゅうしょう》 téniase

条虫症というのは、俗にサナダムシと呼ばれている条虫が、体内に侵入・寄生した結果として引き起こされる症状です。「寄生」の項を参照してください。ただし、次のことを頭に入れておきましょう。つまり、寄生した存在によって、その人はすべての場所を占められている、ということです。すなわち、その人に寄生している考え（＝信念）によって、その人はすべての場所を占められているので、その人はますます孤立する、ということなのです。他の人たちのための場所がないので、他の人たちは遠ざかるしかない、ということです。

小児病《しょうにびょう》 maladies infantiles

・肉体的なレベル

小児病のうち最もよく見られるものに、「百日咳《ひゃくにちぜき》」、「おたふく風邪《かぜ》」、「ばら疹《しん》」、「風疹《ふうしん》」、「水ぼうそう」などがあります。

・感情的なレベル

興味深いことに、子どもがかかる病気は、そのほとんどが、目、鼻、耳、喉、そして皮膚に関わっています。子どもが病気にかかるのは、その子が、まわりに起こっていることからストレスを受け、その結果として激しい怒りを感じたためなのです。子どもはそうした自分の感情をうまく表現することができません。どうすればそれができるのかが分からない場合もあれば、親からそれを禁じられている場合もあります。特に、子どもが、親から充分な関心を与えられていない場合、また、充分にかわいがられていない場合には、子どもは病気になりやすいものです。子どもが病気になると、ほとんどの場合、皮膚に赤斑ができます。そこで、「皮膚が赤くなる」の項も参照してください。

・精神的なレベル

もしあなたのお子さんが病気になっており、そして今あなたがこの本を読んでいるとしたら、どうか、子どもは、何歳であっても、たとえ赤ちゃんであっても、この本の内容を読んであげれば理解できる、ということを知ってください。病気は、子どもがまわりの世界に対して感じていることを、からだのレベルで表わしているのだ、ということを教えてあげてください。また、子どもが新しい世界にすぐ適応できず、とまどいを感じているのは、まったく当然のことなのだ、ということも教えてあげてください。とはいえ、子どもが、さまざまな思い込みという荷物を持って、この地上に生まれてきた、ということもまた事実なのです。そして、子どもは、地上で、他の人たちのさまざまな思い込み、限界、欲求、恐れに適応していかなければならないのです。また、子どものまわりにいる人たちは、それぞれ、自分のやるべきことを抱え込んでいるため、いつも子どもに関心を向けることができるとは限りません。そのことを、子どもは知る必要があるでしょう。親がそれを教えてやるべきなのです。子どもはさらに、自分が感じた怒りを表現してもいいのだ、ということを知らねばなりません。たとえ、親がそれを歓迎しないとしても、子どもは怒りを表現していいのです。子どもは、やがて、他の人たちもまた、この世界になかなか適応できずにいる、ということを知るでしょう。そして、彼らがそうできないとしても、それは彼らが悪いわけではない、ということも知るはずです。必要があれば、それぞれ個別の病気の項も参照してください。

・スピリチュアルなレベル、そして結論

307ページを参照してください。

静脈《じょうみゃく》のトラブル problèmes aux veines

静脈とは、末梢の毛細血管から受け取った血液を、心臓まで運ぶ血管のことです。それに対して、動脈とは、心臓から出た血液を、各器官の組織まで運ぶ血管のことです。「動脈のトラブル」の項を参照してください。ただし、次のことを頭に入れておきましょう。つまり、静脈のトラブルが動脈のトラブルと違うのは、外側から来る要素をうまく処理することができていない、という点です。静脈のトラブルを持っている人は、外側から来る問題をうまく処理できずに、「自分は運が悪い」と考えているのです。

静脈炎《じょうみゃくえん》 phlébite

静脈炎は、静脈の内側に血栓ができたために、静脈壁が炎症を起こした状態のことです。血栓が集まるのは、ほとんどの場合、足、ふくらはぎ、腿《もも》のあたりです。「脚の痛み」、「血栓症」の項を参照してください。ただし、次のことを頭に入れておきましょう。つまり、静脈炎になる人は、不安、心配、無用な期待、怒りなどを抱え込みすぎている、ということです。30ページの⑦も参照してください。

静脈瘤《じょうみゃくりゅう》 varices

・肉体的なレベル

静脈瘤というのは、静脈が過度に、また永続的に膨張している状態で、血管の変質をともないます。

・感情的なレベル

静脈瘤になる人は、自分にもっと自由な時間を与えたいにもかかわらず、どうすればそれが可能になるのか分からない、というタイプです。自分から進んでたくさんの仕事を背負い込んでおきながら、それが重い、負担だと感じるのです。何よりも心配することが好きで、そのためにいつも憂うつになっています。また、当然のことですが、仕事を喜びとともに行なうことができません。自分が嫌悪している状況に、いつまでも身を置く可能性もあります。静脈瘤になっているのが、からだのどの部分であるかによって、メッセージの内容が異なります。その部分がどんな役割を持っているのかを、本書で調べてみてください。

・精神的なレベル

たとえば脚にできている静脈瘤が、あなたに重い印象、負担の印象を与えているとすれば、それだけあなたは今、重い人生、負担の多い人生を過ごしていることになります。あなたは、そろそろ、「〜ねばならない」という意識を手放した方がいいでしょう。時々、自分に休息を与えてあげましょう。いくら休息を取ったからといって、それであなたが悪い人間になるわけではないのです。「もっとたくさんやりなさい。もっとうまくやりなさい」とあなたにささやく「小さな声」は、エゴの声であり、あなたのハートの声ではありません。どうか、これからは、あなたのハートの導きに従ってください。あなたのハートは、あなたよりもあなたのニーズをよく知っています。あなたは、自分がやりたいこと、自分が好きなことを選んでいいのです。

・スピリチュアルなレベル、そして結論

307ページを参照してください。

食道《しょくどう》のトラブル

problèmes à l'œsophage

食道は、咽頭《いんとう》と胃を結びつける消化器官です。首、胸、横隔膜を通って、胃につながっています。食道のトラブルとしては、「憩室《けいしつ》炎」、「ヘルニア」、「奇形」などがあります。食道に何かが実際に詰まると痛みを感じますし、また何も詰まっていないのに、何かが詰まっているという感覚を持つこともあります。食道が消化器官の最初の部分に位置しているということからすれば、ここにトラブルが生じるということは、何か新しいものを受け入れたり、迎え入れたりすることがうまくできてない、ということを示しています。「口のトラブル」、「胃のトラブル」の項も参照してください。ただし、次のことを頭に入れておきましょう。つまり、食道のトラブルを抱えている人は、胃のトラブルを抱えている人に比べて、何か新しいものを拒むのが早い、ということです。そして、何でもすぐに批判します。その結果として、自分の思いが実現しないと、たちまち緊張するのです。

食《しょく》道《どう》炎《えん》 œsophagite

食道炎は、ほとんどの場合、胃から食道への食物の逆流によって引き起こされます。「食道のトラブル」の項を参照してください。ただし、次のことを頭に入れておきましょう。つまり、食道炎になる人は、大きな怒りを抑圧しており、その怒りの原因がしょっちゅう心に浮上してくるために、さらに大きな怒りを感じ、そのせいで目の前に起こっていることが受け入れられなくなる、ということです。30ページの⑦を参照してください。

しらくも teigne

頭部にできる白癬のことで、感染部分の髪の毛が抜け落ちてしまいます。「皮膚のトラブル」、「髪のトラブル」の項を参照してください。

シラミ poux

アタマジラミは、特に子どもたちに寄生します。シラミとしては、アタマジラミの他に、ケジラミ、コロモジラミなどがいます。「寄生」の項を参照してください。

腎《じん》炎《えん》 mal de Bright

この病気は、腎不全から来るもので、徐々に血圧が高くなり、また血中の尿素の割合が高くなります。「腎臓のトラブル」、「高血圧」の項を参照してください。

心《しん》筋《きん》炎《えん》 myocardie

心筋炎とは、心臓を構成している筋肉が炎症を起こすことです。若い人、特に若い男性がかかりやすいようです。心筋炎になると、心臓が肥大し、一方で心臓の機能が低下します。「心臓のトラブル」の項を参照してください。ただし、次のことを頭に入れておきましょう。つまり、症状が重ければ重いほど、「自分を愛して！」というからだからのメッセージは緊急性を帯びている、ということです。心筋炎になっている人は、本当の意味で「自分」を愛さなければなりません。

神《しん》経《けい》痛《つう》 névralgie

・肉体的なレベル

神経痛とは、からだを走る神経が痛む症候群です。からだのどの部位の神経が痛むのか、そしてその部位が何の役に立っているのかを確認してください。そうすれば、からだからのメッセージの意味を知ることができるでしょう。

・感情的なレベル

神経痛になっている人は、過去に経験した苦痛から逃れようとしています。過去の苦痛を思い出させるようなことが起こると、その時に感じた恐れと罪悪感がふたたびよみがえるのです。そのため、感覚と自分を遮断して、もうそれ以上苦しむまいとするわけです。

・精神的なレベル

過去の苦しみを、無意識の領域に押し込めてしまうと、それらは、あなたの知らないあいだに栄養を得て、どんどん肥大していきます。ですから、これ以上その苦しみを心の中に抑圧しないで、今、その苦しみと直面したほうがいいのです。あなたにはそれができます。確かに過去の苦しみはあなたにとって耐えがたいものであったでしょう。しかし、あなたはもう過去のあなたではありません。充分に成長しているのです。ですから、その苦しみと直面することができます。その頃、あなたには限界があったのです。それを認めて受け入れましょう。あなたは、何があったとしても自分を責める必要はなかったし、誰かを責める必要もなかったのです。あらゆる人間が限界を持っています。あなたもまたそうなのです。その事実を心静かに受け入れましょう。そして、あなたの現在の限界は過去の限界と同じものではない、ということを知ってください。また、将来の限界は、現在の限界と同じものではありません。すべては変化していくからです。

・スピリチュアルなレベル、そして結論

307ページを参照してください。

心《しん》臓《ぞう》のトラブル problèmes du cœur

・肉体的なレベル

心臓は、からだ中に血液をめぐらせるポンプの役割を担《にな》っています。現在、心臓病は、欧米人の死因の第一位を占めています。心臓という、生命をつかさどる臓器が、人体のまさしく中心にあるというのは非常に興味深いことです。

・感情的なレベル

自分の中心で生きている人というのは、自分のハートで物事を決める人です。つまり、調和、喜び、愛の中で生きている人のことなのです。一方、心臓にトラブルのある人は、それとはまったく反対の生き方をしています。つまり、限界を超えて無理な努力をし、肉体を酷使しているのです。そんな時、心臓は次のようなメッセージを送ってきています。「お願いだから、自分を愛して!」心臓にトラブルを抱えている人は、自分自身のニーズを無視して、他の人たちから愛されるためにすごく無理をしているのです。自分自身を愛していないので、何かをすることによって、他の人たちから愛されようとするわけです。

・精神的なレベル

心臓のトラブルを抱えている人は、早急に、物事の見方を変える必要があります。愛は他人からしかやって来ない、と考えるのではなく、自分で自分に愛を与えるようにする必要があるのです。愛は常にあなたの中心に存在しています。愛を外部に探す必要などないのです。他人に依存している人は、いつまでも、愛を他人からもらうという行為をくり返さなければなりません。でも、もしあなたが自分を愛し、自分を大切にするならば、愛は常に自分の中心にあるということが分かるでしょう。愛を他人からもらう必要などまったくないのです。あなたが自分のハートとのコンタクトを取り戻すための方法を、ここでお教えいたしましょう。それは、毎日、少なくとも自分を10回ほめるということです。ぜひ実行してみてください。あなたは必ず自分のハートとつながることができるでしょう。あなたの心が変化すれば、肉体にも必ず変化が現われます。ハートが健《すこ》やかになれば、あなたはもう他人からの愛を失ったとしても、ダメージを受けることはありません。あなたは愛されなくなるのを恐れる必要がなくなるでしょう。ただし、それは、あなたが他の人たちのために何もしなくなる、ということではありません。むしろ逆です。あなたは相変わらず他人のためにいろいろなことをするのですが、その動機がまったく違うものになるのです。あなたは、彼らが喜んでくれるのが純粋に嬉しいから、彼らに尽くすのです。彼らから愛をもらうために尽くすのではありません。あなたが愛すべき人間である、ということを証明するために尽くすわけではないのです。

・スピリチュアルなレベル、そして結論

307ページを参照してください。

腎《じん》臓《ぞう》のトラブル

problèmes aux reins

・肉体的なレベル

腎臓の役割は、尿素、尿酸、胆汁色素などの、窒素を含む老廃物を排出することです。また、体内に取り込まれた薬や毒物を排泄する役目も担《にな》っています。さらに、体液の量と浸透圧の調整も行なっています。腎臓の構造は複雑であり、したがってそのトラブルもまた多岐にわたります。

・感情的なレベル

すでに指摘したように、腎臓の役目の一つとして、体液の量と浸透圧を調整するということがあります。したがって、その腎臓にトラブルが起こるということは、その人が、感情面においてバランスを失っている、ということを教えようとしているのです。腎臓にトラブルのある人は、見識が不足しているために、何かに直面した時に決断をすることができません。すぐ感情的になってしまいます。そして、他の人たちのことを気にしすぎるのです。フランス語で「丈夫な腎臓を持っている」と言えば、「自分をきちんと受け入れており、試練にあってもそれに打ち勝つことができる」、という意味です。したがって、腎臓が病気になるということは、その人が、自分のやっていることとの関係、あるいは他者との関係で、自信を持っておらず、無力感を感じている、ということを表わしています。困難な状況に直面すると、すぐに「こんなのおかしい」と感じるのです。または、その人が、他人の考えにすぐ影響され、彼らをすぐに助けたいと思ってしまう、ということを表わしています。見識がしっかりしていないために、良いことと悪いことの区別をつけることができないのです。ある状況やある人をついつい理想化し、高い期待を持ってしまうので、その期待が満たされずにフラストレーションを感じることがしばしばです。他の人や状況をすぐに批判し、それらがおかしいと言って責めます。他の人たちに期待しすぎるので、結局のところ人生の犠牲者になりやすいのです。

・精神的なレベル

腎臓のトラブルが深刻であればあるほど、そのメッセージの意味は緊急かつ重大です。からだからあなたへのメッセージはこうです。「早急に、あなたの内なる力とのコンタクトを取り戻してください。そして、自分は、他の人たちのように難しい状況に立ち向かうことはできない、と考えるのをやめることです。世の中は不正に満ちていると思い込んでいるために、あなたは内なる力を使えずにいます。他人と自分を比較するのをやめ、批判癖を直すようにしましょう。あなたは自分の豊かな感受性をうまく使っていません。感じやすさが、感情的になりすぎるという方向にずれてしまっているのです。そして、感情的になりすぎるために、バランスを取るのに必要な判断力を失い、難しい状況に立ち向かうことができなくなっています。物事や他の人たちをありのままに見るようにしましょう。あなたの理想を対象に投影してはなりません」以上のことが可能になれば、相手や状況に期待しすぎることがなくなり、したがって相手や状況が不当だという思いも、徐々になくなっていくでしょう。

・スピリチュアルなレベル、そして結論

307ページを参照してください。

腎《じん》臓《ぞう》結《けっ》石《せき》 pierres aux reins

「腎臓のトラブル」、「結石」の項を参照してください。

靭《じん》帯《たい》の破《は》断《だん》 déchirure de ligaments

靭帯は、二つの関節どうしをしっかりと結びつける役割を持っています。この役割を果たすために、靭帯は、柔軟かつ強靭な作りになっています。しかし、その限界を超えた場合、靭帯は破断してしまいます。必要があれば、「捻挫《ねんざ》」の項も参照してください。破断した部位がどこであるかによって、からだからのメッセージは異なります。その部位がどんな役割を持っているかを考えれば、メッセージもまた、おのずから明らかになるでしょう。

心《しん》内《ない》膜《まく》炎《えん》 endocardite

心内膜炎とは、心臓の内側の膜である心内膜が感染し、炎症を起こした状態のことです。「心臓のトラブル」の項を参照してください。また、30ページの⑦も参照してください。

心《しん》膜《まく》炎《えん》 péricardite

心膜炎とは、心臓を包んでいる心膜が炎症を起こした状態のことです。「心臓のトラブル」の項を参照してください。ただし、炎症ですから、原因として、抑圧された怒りが関わっている、ということを知っておいてください。30ページの⑦も参照してください。

じんましん urticaire

じんましんは、かゆみをともなうミミズ腫《ば》れが生じている状態のことです。「皮膚のトラブル」、「かゆみ」、「水腫」の項を参照してください。ただし、次のことを頭に入れておきましょう。つまり、この症状は、突発的に起こることが多い、ということです。じんましんは、一般的には、その人が、自分の限界を超えていると思われる状況に直面して、恐れや強烈な感情を持った時に出現する、と考えられます。

水《すい》滑《かつ》液《えき》嚢《のう》腫《しゅ》

bursite

・肉体的なレベル

水滑液嚢腫というのは、関節にある滑液嚢と呼ばれる袋が炎症を起こし、そこに水がたまる病気です。ほとんどの場合、炎症は、肘《ひじ》、肩、膝《ひざ》で起こります。限定された部位が、赤くなって、熱を持ち、腫《は》れて、相当の痛みをともないます。それぞれの場合に応じて、「肩の痛み」、「肘の痛み」、「膝の痛み」の項を参照してください。

・感情的なレベル

この病気は、誰かを叩きたいと思いながらも、そうすることができない人がかかりやすいようです。そういう人は、怒りを抑圧しているのです。また、怒ることを自分に対して許せない完璧主義者も、よくこの病気にかかるようです。その抑圧された怒りが、関節の炎症となって現われるのです。自分が守らなければならない人を叩きたいと思った場合、炎症は肩の関節に現われるでしょう。相手を蹴りたいと思った場合、炎症は膝に現われるでしょう。それが、ゴルフ、テニス、野球などのスポーツに関わっており、怒りを込めてボールを叩きたいと思った場合、炎症は肘に現われることになるでしょう。また、何かに対して怒りを感じ、それをありのままに受け入れられない場合にも、炎症が肘に現われるはずです。

・精神的なレベル

もしあなたが水滑液嚢腫で苦しんでいるとしたら、ある状況を引き伸ばすことによって、そんな苦しみを作り出すのはもうやめましょう、と私はあなたにアドバイスします。でも、だからといって、相手を叩いてもよい、と言っているわけではありません。むしろ、あなた自身を肯定して、あなたが望むことを上手に表現すべきなのです。自己憐《れん》憫《びん》はあなたにとって何の役にも立ちませんし、また何も解決しません。この本の「はじめに」で紹介した例を思い出してください。そう、テニスで相手を打ち負かそうと思うのをやめて、楽しみのためにテニスをしようと考えを変えた婦人の例です。ダブルスで彼女と組んだ女性が、彼女のせいで相手のチームに勝てないと言っていつも彼女を非難するので、怒りをたくさん心の中にため込んでいたのです。彼女はまた、相手に言い負かされ、自分を肯定できず、しかも、楽しみのためにテニスをしようと言い出すことができないために、自分を責めていたのです。彼女がテニスをするのをやめたとたんに、彼女は水滑液嚢腫になりました。彼女が問題から遠ざかった後で水滑液嚢腫になったのはなぜか、ということを理解するために、もう一度30ページの⑦を読んでみてください。彼女がすべきだったのは、自分の要求をはっきりと述べることだったのです。そうすれば、実は、彼女のテニス仲間たちも喜んだかもしれなかったのです。

・スピリチュアルなレベル、そして結論

307ページを参照してください。

水腫《すいしゅ》 œdème

・肉体的なレベル

水腫とは、細胞間のすきまに水がたまる病気です。体内の水が通常より10％以上増えた場合に、水腫であると見なすことになりますが、むくみによって水腫であることが分かります。そして、指で押すと、押した跡がつくことでも分かります。水腫は、静脈の閉塞、またはリンパ管の閉塞によって引き起こされるのです。

・感情的なレベル

水やその他の液体がからだにたまるのは、心に感情がたまっているからです。私たち人間は、自分を守るために体積を増やしてふくれます。葛藤をめぐる何らかの決意があった時、あるいは葛藤が解決した時にも、水腫が起こります。当人のエゴとハートのあいだに、葛藤をそのまま続けるか、あるいは葛藤を解決するか、という対立があったのです。水腫がからだのどの部位にできたか、その部位は何の役に立っているか、ということが分かれば、からだからのメッセージの意味も分かります。たとえば、足に水腫ができたとすると、その人は、解決策を得たにもかかわらず、何らかの目的に向かって進もうとしていない、ということが分かるのです。

・精神的なレベル

もしあなたが水腫にかかっているとしたら、からだからあなたへのメッセージはこうです。「あなたは、自分の能力や才能を信じていないために、自分を抑圧しています。そして、限界や障壁を作り出しています。こだわりを手放して、リスクを引き受けましょう。ハートの導きに従ってください。葛藤を続けるのではなく、それをしっかりと解決すべきなのです」

・スピリチュアルなレベル、そして結論

307ページを参照してください。

膵臓《すいぞう》のトラブル problèmes au pancréas

「膵臓炎」、「低血糖症」、「糖尿病」、「癌《がん》」の項を参照してください。

膵《すい》臓《ぞう》炎《えん》 pancréatite

膵臓炎とは、膵臓の組織と膵臓管が炎症を起こした状態で、場合によっては、きわめて重篤になる可能性もあります。「糖尿病」の項を参照してください。ただし、次のことを頭に入れておきましょう。つまり、〈感情的なレベル〉に関して言うと、膵臓炎になる人は、物事を大げさにとらえるために、ほんのちょっとしたことでも事件にしてしまうタイプの人である、ということです。大きすぎる期待を持つために、しょっちゅう激しい感情と怒りにさらされるのです。また、家族のことを気にしすぎる人も、膵臓炎になりやすいと言えるでしょう。30ページの⑦を参照してください。

水《すい》頭《とう》症《しょう》 tête d'eau

「脳水腫」の項を参照してください。

髄《ずい》膜《まく》炎《えん》 méningite

・肉体的なレベル

髄膜炎とは、脊髄と脳を覆って保護している髄膜が炎症を起こした状態のことです。ほとんどの場合、髄膜炎は、悪寒、「痙攣《けいれん》」、「嘔吐《おうと》」、「頭痛」、高熱などをともなって急激に発症します。そして、うなじが硬くなって痛みます。

・感情的なレベル

治療が遅れると、患者が死ぬこともあるので、髄膜炎がもたらすメッセージは生と死に関わるものであることが分かります。髄膜炎は、どうしても受け入れがたい何かを突然経験して、大きな怒りを感じることになった人がかかりやすいのです。当人にとって、その突然の激しい出来事は、大きな不幸と感じられます。感受性がショックを受けるのです。そして、事態を正確に理解するために、頭を働かせすぎたのです。

・精神的なレベル

髄膜炎からのメッセージはきわめて重要です。からだからあなたへのメッセージはこうです。「あなたは、現在のあなた自身にとってきわめて有害な思い込みを持っており、そのために、あなたは大きな怒りと罪悪感を感じています。というのも、あなたは自分自身に喜びと幸福を禁じているからです。その怒りと罪悪感によってあなたは死へと追い込まれつつあります。あなたは、自分に対して、生きる許可を与えなければなりません。というのも、今回あなたがこの地上に生まれてきたのは、自分に対して生きる許可を与えるためだったからです。もし、あなたがそのことに成功しない限り、あなたには何かが欠けているために、本当の幸福を得ることはできないでしょう。あなたは、あらゆる生きものと同様に、この地球上で生きる権利を与えられている、ということを知ってください」また、30ページの⑦を参照してください。

・スピリチュアルなレベル、そして結論

３０７ページを参照してください。

睡眠《すいみん》のトラブル problèmes de sommeil

睡眠のトラブルのうち、最も頻繁に見られるのは、「悪夢」、「夜尿症」、「不眠症」、「睡眠発作」、「夢遊症」などです。必要に応じて、それぞれの項を参照してください。

睡眠発作《すいみんほっさ》 narcolepsie

・肉体的なレベル

俗に眠り病とも呼ばれるこの病気（ナルコレプシー）は、通常の、規則的な眠りと覚醒のプロセスが、大きく乱れた状態のことです。この病気になると、何の前触れもなく、いきなり眠り始めます。眠る時間は短いのですが、一日に１００回以上も眠ることがあります。この眠りの発作は、一日のうち、いつでも起こります。そして、部分的で一時的なからだの麻痺《まひ》をともなうのです。

・感情的なレベル

この病気は、起きている時にきわめて多忙な生き方をしている人がかかりやすいようです。不幸にして、そういう人は、自分が人生において何を本当に望んでいるのかをよく考えません。また、自分の気分がいいのか、悪いのかを感じ取ることができなくなっています。今という瞬間を生きることができず、これらから起こることについて、ひっきりなしに考え続けているのです。

・精神的なレベル

もしあなたが睡眠発作にかかっているとしたら、からだからあなたへのメッセージはこうです。「あなたは人生に対して目覚めているべきなのです。でも、あなたは、自分自身に押しつけている仕事をするのに、喜びも楽しさも感じていないので、しょっちゅう眠りの中に逃げ込むことになったのです。あなたがやろうと決意したことが、本当に、あなたを望む方向に連れて行ってくれるのか、その点を確かめることをお勧めします。そうすれば、あなたは、今という瞬間をもっと充実して生きることができるようになるでしょう」

・スピリチュアルなレベル、そして結論

307ページを参照してください。

頭《ず》痛《つう》

mal de tête

・肉体的なレベル

以下の説明は、ごく普通の頭痛に関するものです。偏頭痛を始めとするもっと重大なトラブルに関しては、本書中の該当する項を参照してください。

・感情的なレベル

偏頭痛の項でも述べているように、頭痛はその人の「存在のあり方」と直接関係しています。頭痛がある（特に頭の上の方に）ということは、その人が、自分を卑下することによって「頭を叩いている」ことを意味します。いろいろな欠点（特に、頭が悪い点）をあげつらっては、自分を責めているのです。自分に対する要求が高すぎると言えるでしょう。毎日、次のような言葉を何度も言っているのではないでしょうか。

「もう、うんざり！」

「頭にくるわ！」

「もう、いや！　こんなことやってられないわ！」

「ああ、おかしくなりそう！」

「いっそ、壁に頭を打ちつけたいわ！」

「どうしてこうなっちゃったの？　わけが分かんない！」

「もうたくさん！」

「これじゃあ、きっと怒《おこ》られるわ！」

「このままだと、どうなるか分からないわ！」

「私ったら、頭が悪いんだから！」

こうして、自分を評価する代わりに、自分の価値を下げているわけです。いつも、「頭が破裂しそう」と思っているこのタイプの人に対するメッセージは、「他人の評価におびえて、心の中に曇りやゴミをためるのはもうやめましょう」というものです。こういう人は、無分別なことをしでかした自分を受け入れられない、ということをしょっちゅう経験しているはずです。そして、軽率だった自分を責めるのです。あるいは、人の先頭に立つことを恐れているのかもしれません。特に額のあたりが痛む場合、それは、その人がすべてを理解しようとして無理をしている、ということを表わしています。そういう人は、充分時間をかけて過去に学んだことを思い出し、知性をバランスよく使って物事を総合的に判断するようにしましょう。

・精神的なレベル

からだからあなたへのメッセージはこうです。「頭には、五つの感覚のうち、四つの感覚の座があります。ですから、とても重要な器官なのです。頭が痛くなると、あなたは、見ることも、聞くことも、嗅《か》ぐことも、味わうこともできなくなり、自分の本当のニーズを口に出すこともできなくなります。その結果、なりたい自分から遠ざかってしまうのです。あなたは、〈本当の自分〉を取り戻す必要があります。他の人たちの願望に自分を合わせる必要はまったくありません。もともと、あらゆる人の願望に自分を合わせることなど、誰にもできないのです。もし、あなたが、他の人たちの意向に抵抗するタイプだとしたら、あなたは当然、自分自身であることができていません。他の人たちに抵抗するのは当然だ、と思い続けることは、あなたにとって良いことではありません。それは、エゴの発想だからです。あなたはエゴを手放さなければなりません。より自分自身であるためにはすべてを理解しなければならない、と考えるのはやめましょう。あなたが、先に述べた表現のいくつかを使う人であるとしたら、どうか、それらの表現の背後に潜んでいる〈恐れ〉に気づいてください。その〈恐れ〉は、もう今のあなたには役立たなくなっているのです」

・スピリチュアルなレベル、そして結論

307ページを参照してください。

精《せい》神《しん》異《い》常《じょう》 folie

・肉体的なレベル

精神異常とは、精神の変調、錯乱といった精神のトラブルのことを指します。

・感情的なレベル

心の病気は、その人のあり方〈存在の仕方〉と直接の関わりがあります。つまり、その人が〈在《あ》る〉ことと関わっているのです。心の病気になっている人は、アイデンティティのトラブルを抱えているということです。自分が本当は誰なのかが分からなくなっています。感じることから切り離されており、ハートを開いて物事や人々を感じ取ろうとせずに、頭で理解しようとしているだけなのです。精神異常になっている人たちの多くが、深い恨みを心に持っているものです。ほとんどの場合、性の異なる自分の親に対する憎しみを持っています。そうした精神異常を治すには、自分の幼い頃のことを詳しく思い出し、精神異常の本当の原因を発見しなければなりません。自分自身であることを禁じられた幼いその子は、自分だけの世界を心の中に作り出し、そこに閉じこもって自分の身の安全をはかろうとしたのです。そのために、大きくなってから、正常な世界の中に生きることが困難になっているわけです。一方、精神異常になる人は、あらゆる種類の妄想に非常に取りつかれやすいものです。いとも簡単に自分を、他の何か、または誰かに明け渡してしまいます。その結果、自分の中を見つめることができなくなります。これは一種の逃避行為なのです。やがて、ある日、妄想の中にそれ以上逃げ込めなくなって、ついに狂気の中に逃げ込むわけです。

・精神的なレベル

私のこれまでの経験によると、精神異常から癒《いや》されるための方法は、真の意味で「許す」こと以外にありません。ただ、精神異常におちいっている人は、そこからなかなか出てこようとしません。というのも、そここそが、その人にとって唯一安全な場所、つまり逃避の場所だからです。ですから、精神異常を持った人を助けようとする人たちは、大いなる愛と忍耐をもってその人に接しなければなりません。そして、その人が、他の人を許し、自分自身を許せるように、辛抱強くサポートする必要があるのです。また、精神異常におちいっている人の多くは、神や悪魔が存在するのは、自分を罰して有罪宣告するためである、と考えます。そのために恐怖の只中《ただなか》で生きているのです。その結果として、宗教的な妄想をいだき、悪魔を怖がって生きています。しかし、それは、幼い頃に親を怖がって生きていたのと同じことなのです。そうした精神異常から癒されるためには、神や悪魔という言葉を、別の角度から解釈し直さなければなりません。つまり、それらは「人格」ではなく、自分の心の中にある愛のエネルギーと憎しみのエネルギーに他ならない、あるいは創造のエネルギーと破壊のエネルギーに他ならない、と解釈するのです。「許し」を実践するには、本書の巻末の〈許しのステップ〉を参照してください。

・スピリチュアルなレベル、そして結論

３０７ページを参照してください。

精《せい》神《しん》病《びょう》 psychose

・肉体的なレベル

精神病とは、その人の内面全体に影響を及ぼす心の病気です。人格がはなはだしく混乱し、言動におかしなところがはっきりと見られます。自分だけがアクセスできる世界に閉じ込められ、程度の差こそあれ、いずれにしても人格喪失感に悩まされます。幻覚がともなうこともあります。

・感情的なレベル

精神病は、自分自身とのコンタクトが取れなくなった人に起こります。私はさまざまなタイプの精神病者を観察してきましたが、その結果わかったのは、精神病者は異性の親に対する憎しみを持っている、ということです。幼い頃より、その親からありのままの自分を認めてもらえずに育ってきたのです。したがって、その親に認めてもらうために、本当の自分とは別の人間になろうとしてきたのです。その無理が限界に達した時、精神病が発症したわけです。必死になって他の人格を得ようとしたために、ついに本当の自分とのコンタクトがまったく取れなくなってしまったのです。精神病になった人は、一般的に、他人の援助を受けようとしません。というのも、そんなふうに自分がみじめになっているのは他人のせい、特に自分とは性の異なる他の人たちのせいだと考えているからです。

・精神的なレベル

あなたが精神病で苦しんでいるのなら、あるいは精神病の傾向があるのなら、ぜひとも次のことを知ってください。つまり、本当のあなたとのきずなを取り戻すことができる人はあなた以外にいない、ということです。たとえ幼い頃にどれほどの苦しみを味わったとしても、必ずそこから抜け出ることはできるのです。遅すぎるということは絶対にありません。そのための最も良い方法は本当の意味で「許す」ということです。詳しいことは、本書の巻末の〈許しのステップ〉を参照してください。この方法を使えば本当に素晴らしい永続的な結果が出るということを、私の数多くの観察に基づいて保障いたします。もし、あなたが他の人のためにこの部分を読んでいるとしたら、次のことを知ってください。つまり、あなたがたとえどれほど良き意図を持っていたとしても、これほど重大な問題を解決する力はあなたにはない、ということです。あなたはその人に、この箇所を読むように勧めることはできますが、そのことに固執しないでください。それよりも、愛の思いでその人に語りかけ、親に対する許しを実践するように勧めてあげてください。その方がはるかにその人のためになるでしょう。同性の人がその人をサポートすることが可能なら、ぜひそうしてあげてください。特に、病気が進んでいる場合に、そうすることができたら、きっと高い効果が出るでしょう。「精神異常」の項も参照してください。

・スピリチュアルなレベル、そして結論

307ページを参照してください。

性《せい》病《びょう》 maladies vénériennes

・肉体的なレベル

性病というのは、性行為によって感染する病気のことです。

・感情的なレベル

性病にかかると、その人は恥ずかしさを感じます。したがって、性病の主要な原因は、セックスに対してその人が持っている恥ずかしさの感覚である、と言うことができるでしょう。ところが、性病にかかる人は、ほとんどの場合、自分が持っている恥ずかしさの感覚を意識していません。そこで、からだが、性病にかかって、そのことを当人に意識させようとするのです。その人の一部は、すごく

セックスをしたいのですが、別の一部がそれを邪魔しようとします。特に、他の人から影響を受けることを恥ずかしく思うのです。セックスが好きな自分、場合によっては、のめりこむほどセックスが好きな自分を、どうしても認めることができず、そんな自分を許すことができないのです。また、セックスのパートナーを選ぶに際して、自分の選択に自信が持てません。

・精神的なレベル

性病に対する医学がどんどん発達しているにもかかわらず、性病はますます増えています。これは、とても興味深いことではないでしょうか。性病があるのは、あなたが性教育で習ってきたことの一部は正しくないから、もうそれを信じるのはやめなさい、ということなのです。性病を通して、あなたのからだはあなたに、次のようなメッセージを送ってきています。「あなたは、セックスに関して罪悪感をいだかなくてもいいのです。無理に自分をコントロールしようとしていれば、やがてあなたは完全にコントロールを失うことになるでしょう。〈いま、ここ〉に意識を集中させるようにしましょう。自分がやっていることを受け入れ、喜びとともにそれを経験しましょう。恥ずかしいという思いを持って、自分の欲望や行動を隠すよりも、何でも打ち明けられる人を見つけて、ハートを開き、自分のことを率直に話すといいでしょう。そうすれば、あなたは恥ずかしいという感覚に支配されないようになります」

・スピリチュアルなレベル、そして結論

307ページを参照してください。

咳《せき》 toux

・肉体的なレベル

咳というのは、気道に何か異物がつまったり、痰《たん》などが付着したりした場合に、それを排出するために起こる反射運動です。以下の説明は、「喘息《ぜんそく》」、「風邪《かぜ》」、「インフルエンザ」、「喉頭《こうとう》炎」などの病気が原因で起こる咳についてではなく、原因が分からない咳についてのものです。

・感情的なレベル

これといった明らかな原因がないのに、咳を頻繁にする人は、簡単にいらだつタイプの人です。裁く気持ちが非常に強い人なのです。そんな人へのからだからのメッセージは、「どうか、もっと寛大になってください。自分自身に対して寛大になってください」というものです。いらだちの原因が、外部のある状況、またはある人物だったとしても、それはただちに自分自身へのいらだちを誘発します。くしゃみは外部からやってくるものに関係し、咳は内部で起こっていることに関係するのです。

・精神的なレベル

何の理由もないのに咳が出る時は、そこでしばらく時間を取って、自分の中にどんな考えが生じていたかを点検してみてください。思考はものすごく速く、しかも自動的に起こりますので、思考に気づくのは非常に難しいのです。あなたは、どれほど多くの回数、自分が自分を批判しているか、自分が自分を受け入れていないかを自覚していません。そのために、あなたは生命（＝空気）を充分に吸い込んで、生命を楽しむことができていないのです。あなたは、実は、自分が思っているような人間ではありません。あなたは、自分が思っているよりもはるかに素晴らしい人間なのですよ。自分がいらだっていることに気づいたら、自分に対してもっと寛大になりましょう。あなたは、他の人があなたに対して不寛容であったらうれしいですか？ そんなことはないはずです。だったら、自分に対して不寛容であることをやめましょう。

・スピリチュアルなレベル、そして結論

307ページを参照してください。

脊《せき》柱《ちゅう》のトラブル

mal à la colonne vertébrale

「背中の痛み」の項を参照してください。

脊《せき》柱《ちゅう》後《こう》湾《わん》症《しょう》

cyphose

・肉体的なレベル

この病気は、脊柱の曲がり方が通常よりも深くなった状態のことです。あらゆる年代の人がかかりますが、特に少年に多いと言えるでしょう。この病気にかかると、背中が丸くなってしまいます。

・感情的なレベル

少年がこの病気にかかると、世界全体を自分の背中に背負ったような感じになります。特に、家族の期待を一身に受けて育った子どもが、この病気になりやすいと言えるでしょう。立派な人間にならなければならない、という家族中の期待が背中にのしかかり、その子をひどく苦しめてきたのです。「背中の痛み」の項を参照してください。

・精神的なレベル

もしあなたがこの病気にかかっているとしたら、あなたはまず自分の限界を認めなければなりません。そして、本当に自分が望んでいるのはどんな未来なのか、ということをはっきりさせる必要があります。さらに、あなたの両親（や家族）は、あなたに多大な期待を寄せていますが、それはひたすらあなたのためを思ってのことである、ということを知る必要もあるでしょう。家族の期待が背中から下ろされるのを待つことはありません。外側の世界に現われる現象は、すべてあなたの心の世界で起こったことなのだ、ということを思い出しましょう。そして、すべてを背中に背負う必要などないのだ、自分で自分の希望を実現させることはできるのだ、とあなたがはっきりと思いさえすれば、家族はすべてをあなたにゆだねるはずなのです。

・スピリチュアルなレベル、そして結論

３０７ページを参照してください。

脊《せき》柱《ちゅう》前《ぜん》湾《わん》症《しょう》

lordose

・肉体的なレベル

脊柱前湾症は、脊柱が前の方に曲がったために引き起こされます。

・感情的なレベル

脊柱前湾症の人を観察すると、骨盤を前方に押し出し、背中の上部を後方に引いているのが分かります。人に対面している時、からだの上部を引いているように見えるのです。相手をうまく受け入れることができないのでしょう。何でも自分でやらなければ気がすまないのです。人から支えられることを良しとしません。おそらく、幼い時に、親からいろいろなことを強制されたのでしょう。

・精神的なレベル

あなたは、お返しをしなければならないと思うために、人から何かをしてもらうことができません。あるいは、自分はそれに値《あたい》しないと思うために、人から何かをしてもらうことができないのです。でも、そんなふうに生きるのはもうやめましょう。ただ単純に、「ありがとう」と言って受け入れ、喜んで相手から与えられたり、助けられたりすればいいのです。そうやって新しい態度を身につければ、あなたは自分を肯定することができ、まっすぐ立つことができ、もっと遠くまで行くことができるでしょう。「背中の痛み」の項も参照してください。

・スピリチュアルなレベル、そして結論

３０７ページを参照してください。

脊《せき》柱《ちゅう》側《そく》湾《わん》症《しょう》

scoliose

脊柱側湾症というのは、脊柱が左右にS字型に湾曲してしまう病気です。「背中の痛み」の項を参照してください。ただし、次のことを頭に入れておきましょう。つまり、脊柱側湾症になっている人というのは、自分は決断をするための充分な強さを持っていないと考えている、ということです。つまり、考え方にしっかりした筋が通っていないため、どちらかに傾いてしまうのです。

脊《せき》椎《つい》カリエス

mal de Pott

脊椎カリエスというのは、脊椎が結核菌によって冒《おか》される病気のことです。まずは、漠然とした椎間板《ついかんばん》の痛みから始まります。そして、やがて、椎間板が部分的に破壊されたり、全面的に溶解してしまったりするのです。その後、さらに、椎骨《ついこつ》が冒されていきます。「結核」、「骨のトラブル」の項を参照してください。

せつ

furoncle

「膿瘍《のうよう》」の項を参照してください。

背《せ》中《なか》の痛《いた》み

mal de dos

・肉体的なレベル

背中には数多くの筋肉があります。しかし、背中の痛みを問題にする時は、それらの筋肉ではなく、頭から骨盤に至る柔軟な長い柱である脊柱を問題にすべきでしょう。脊柱は、33個の椎骨《ついこつ》が積み重なることによって作られています。上から順に言うと、頸椎、脊椎、腰椎、仙椎、尾椎となっています。この項で扱うのは、脊椎、腰椎、仙椎、に属する部位です。頸椎に関しては「首のトラブル」の項を、尾椎に関しては「尾てい骨のトラブル」の項を参照してください。

・感情的なレベル

背中のいちばん下の方、つまり仙椎のあたりが痛む人は、自由を至上のものと考えており、誰かが自分の援助を必要とすると自分の自由が失われるのではないか、と恐れています。

背中の真ん中の当たり、つまり腰椎の5番から脊椎の11番までのあたりに痛みを感じる人は、物質面での安全性の脅威を感じ、不安になっています。実際、背骨というのは人間のからだを支えていますので、背骨が痛む時は、それがどの部位であっても、「充分に支えられていない」という意識に関係があります。背中の真ん中のあたりの痛みは、〈持つ〉ことに関わっています。たとえば、財産を持つこと、お金を持つこと、配偶者を持つこと、家を持つこと、子どもを持つこと、良い仕事を持つこと、学位を持つことなどです。背中の真ん中のあたりが痛むということは、その人が、支えられていると感じるために何かを持つ必要があるのに、それをみずからに禁じている、あるいは他人に助けてもらうことをみずからに禁じている、ということを示しています。そういう人は、何でも一人で背負い込みます。人に任せることができないのです。また、物質的な面において、きわめて顕著な活動性を示します。というのも、欠乏への不安が、特に物質面において現われるからです。そのため、特に物質的な支えが必要だと感じるのです。また、そういう人は、他人に援助を頼むことがとても苦手です。ようやく他人に頼むことができたにもかかわらず、その人から援助が得られないと、ますます身動きが取れない感じがして、背中の痛みがひどくなるのです。

背中の上の方、つまり第10脊椎から頸椎に至るあたりが痛む人は、愛情の面で安全が脅かされていると感じています。そういう人は、〈する〉ことに関わる側面をとても重要視します。というのも、〈する〉ことによって自分の安全が確保されると思っているからです。したがって、誰かが自分のために何かをしてくれると、この人は、自分が愛されていると感じます。自分自身も、他人に愛情を表明する時は、その人のために何かをします。一方で、すべてをやらないための口実として、背中の痛みを「使う」ことが結構あります。というのも、自分がすべてをやってしまったら、誰も自分を助けてくれなくなる、と思い込んでいるからです。自分の期待が満たされないと、他人に対してさらに多くを期待します。自分の背中に多くのものを背負っていると感じています。他人に対して自分の要求を表明することがなかなかできません。何とかして表明することができたとしても、他人がそれに答えてくれないと、さらに動きが取れない感じがして立ち往生します。すると、背中の痛みもさらに悪化するのです。自分がやっていることを、常に誰かに監視されている、と思っている人が、背中の痛みを感じることもあります。そんな場合は、その人を自分が背負っている感じがするのでしょう。

・精神的なレベル

もし、あなたが背中の下の方、つまり仙骨のあたりに痛みを感じているとしたら、からだからあなたへのメッセージはこうです。「誰か他の人を助けると自分は自由を失う、と考えるのはもうやめましょう。そうではなくて、むしろ自分に限界があることを認めてください。あなたの限界をまず身近な人に表明して、それから行動するようにしましょう。もしあなたが人から助けてもらいたいのなら、まずはあなたが人を助けなければなりません。もしかすると、あなたは、過去において、人を助けようとして利用された経験があるかもしれません。しかし、また利用されるのではないかと恐れると、あなたは純粋に与えることができなくなってしまいます。そうすると、あなたはますます与えられなくなるでしょう。もしあなたが一人でやっていくことに不安をいだいているとしたら、その不安をいだいているのは、あなたの中の、愛情に飢えた、依存的な部分にすぎない、ということを自覚すべきでしょう。あなたは、本当は、必要なものをすべて持っています。どうかそのことに気づいてください」

もし、あなたが、背中の真ん中のあたりに痛みを感じているとしたら、からだからあなたへのメッセージはこうです。「あなたは、財産を持つことを望んでもいいのですよ。安全で支えられていると感じるために、あなたは何を所有してもいいのです。そうすることで、あなたはもっとたくさんの喜びを得ることができるでしょう。あなたが、心の奥の方で、物質を愛しすぎるのは良くないことだと考えているとしても、まずは、物質を持つことを自分に許してあげましょう。そうすることによって、あなたは安全を感じ、やがてそれらのすべてがなくても自分は安全なのだ、ということが分かるようになるでしょう。誰も自分の面倒を見てくれない、と考えるのはもうやめて、もう少し自分の要求を口に出してみることをお勧めします。とはいえ、あなたの要求に対して、他の人たちは必ず応えなくてはならない、と考えるべきではありません。他の人たちは、あなたほど所有に対して欲がないので、あなたの欲求を理解できないかもしれないからです。あなたは、欲求を持つのを自分に許すことによって、他の人たちにその欲求についてより適切に説明できるようになるかもしれません」

もし、あなたが、背中の上の方から首にかけて痛みを感じているとしたら、からだからあなたへのメッセージはこうです。「他の人たちを幸福にするためには、あなたがすべてをやらなければならない、と考えるのはもうやめましょう。もちろん、あなたは、これからも、他の人たちのために何かをし続けて結構です。ただし、その『動機』を変えなければなりません。今後は、愛する人のために何かをする時は、愛ゆえにそれをする、つまり、相手を喜ばせるのが嬉しいからそれをする、というふうにしてほしいのです。あなたは、もう、無理やりみんなの支え手になろうとしなくてもいいのです。また、他の人たちは必ずしもあなたと同じ考え方をするわけではない、ということも知ってください。あなたを幸せにするために、他の人たちはあらゆることをしなければならない、と考えるのはやめましょう。他の人たちが、あなたに何かをしてくれないからといって、また、あなたの期待に応えてくれないからといって、彼らがあなたを愛していないことにはならないのです。愛されていると感じるために、あなたはまだ相手から何かをしてもらう必要があります。でも、そのうち自分を充分に愛せるようになれば、そうした必要性を感じなくなるでしょう。そのことをまず相手に言いましょう。そして、その上で、あなたがしてほしいことを相手に伝えればいいのです」

・スピリチュアルなレベル、そして結論

307ページを参照してください。

線《せん》維《い》筋《きん》痛《つう》 fibromyalgie

・肉体的なレベル

線維筋痛というのは、からだのあちこちの筋肉が、3カ月以上にわたって痛む症状であり、男性よりも、むしろ女性に多く見られます。

・感情的なレベル

この症状は、幼い時から、深い罪悪感を持ち続けてきた人によく見られるようです。ある状況に遭遇して自分が「打ち砕かれた」ように感じ、生きること、存在することに罪悪感を感じるようになったのです。たとえば、小さな女の子が、あるきっかけで、自分は邪魔者なんだ、自分はいない方がいいんだ、その方が両親は幸せなんだ、と感じた場合などがそうでしょう。この子は、自分がまさしく「打ち砕かれた」と感じ、そのために、自分の骨が粉々になってしまったと感じるかもしれません。そのせいで、とても頑《かたく》なになってしまう可能性が大いにあるのです。

・精神的なレベル

からだからのあなたへのメッセージはこうです。「自分は邪魔者なんだ、両親は自分の面倒を見るのがいやなんだ、と考えるのはもうやめた方がいいですよ。あなたは、人から面倒を見てもらうために病気になる、という必要などないのです。あなたが考えているよりもずっと、他の人たちはあなたの面倒を見てくれています。考え方に偏《かたよ》りがあるために、あなたは現実をありのままに見ることができていないだけなのです。もっと心をやわらかくして、自分を信じれば、他の人たちがあなたを愛してくれていることが分かるでしょう。それは、必ずしもあなたが望むような形ではないかもしれません。あなたが期待するような形ではないかもしれません。でも、彼らは、あなたが思っている以上にあなたを愛してくれているのです」「筋肉のトラブル」の項を参照してください。

・スピリチュアルなレベル、そして結論

307ページを参照してください。

腺《せん》炎《えん》 adénite

腺炎とは、リンパ節の炎症のことです。「ぐりぐり」を参照してください。ただし、腺炎の場合、怒りが抑圧されていることを忘れないようにしましょう。30ページの⑦を参照してください。

料金受取人払郵便

豊島局承認

5574

差出有効期間
2026年9月30日
まで

郵便はがき

1708780

143

東京都豊島区池袋3-9-23

ハート出版

① 書籍注文 係
② ご意見・メッセージ 係（裏面お使い下さい）

〒

ご住所		
お名前		女・男 歳
電　話	－　　－	
注文書	ご注文には電話番号が必須となりますので、ご記入願います。 お届けは佐川急便の「代金引換」となります。代引送料￥600円＋税(代引手数料込)。 離島は日本郵便で、別途追加料金がかかる場合がございます。	
		冊
		冊
		冊

ご愛読ありがとうございます（アンケートにご協力お願い致します）

●ご購入いただいた書籍名は？

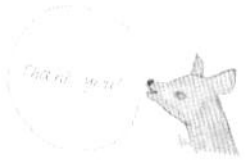

●本書を何で知りましたか？

① 書店で見て　② 新聞広告（紙名　　　　　　　）

③ SNS等　④ その他（　　　　　　　）

●購入された理由は？

①著者　②タイトルや装幀　③興味あるジャンル・内容　④人から薦められて

⑤ネットでの紹介・評価　⑥その他（　　　　　　　）

NEWSLETTER　不定期に新刊案内やさまざまな情報をお届けいたします

@ gmail.com　icloud.com
yahoo.co.jp　hotmail.com
outlook.com　（　　　　　）

こちらからも
かんたん登録

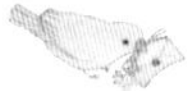

ご意見・著者へのメッセージなどございましたらお願いいたします

ありがとうございました

※お客様の個人情報は、個人情報に関する法令を遵守し、適正にお取り扱いいたします。
ご注文いただいた商品の発送、その他お客様へ弊社及び発送代行からの商品・サービスのご案内をお送りすることのみに使用させていただきます。第三者に開示・提供することはありません。

穿《せん》孔《こう》 perforation

・肉体的なレベル

穿孔とは、からだのある場所に穴が開くことです。

・感情的なレベル

穿孔ができるのは、ある状況、ある出来事、またはある人によって、その人が「貫かれた」と感じた場合です。その結果、自分の一部が奪い去られたと感じたのです。

・精神的なレベル

あなたのからだに穿孔ができているとしたら、からだからあなたへのメッセージはこうです。「現実を、別の視点から見直す必要があります。あなたが現実だと思っていることが、本当にそうなのかを確かめてください。あなたはものすごく感じやすい人間です。そのために、物事や人があなたの中に侵入してくると感じてしまうのです。しかし、他の人たちがあなたの中に侵入するのではありません。侵入することをあなたが許しているだけなのです。あなたの考え方を変えることによって、他の人たちが必ずしもあなたの中に侵入しようとしているわけではない、ということが分かるでしょう。侵入しようとしているとあなたが思い込んでいるだけなのです」

・スピリチュアルなレベル、そして結論

307ページを参照してください。

腺《せん》腫《しゅ》 adénome

腺腫とは、腺細胞にできる穏やかな腫《しゅ》瘍《よう》である、と言えるでしょう。したがって、「腫瘍」の項を参照してください。

線《せん》状《じょう》皮《ひ》 vergetures

・肉体的なレベル

線状皮というのは、急激に膨張したからだの部分の皮膚に、線状のくぼみができることです。妊婦や急激に太った人などに見られます。

・感情的なレベル

線状皮ができるのは、皮膚の柔らかい組織が断裂したためです。ですから、からだのメッセージは、「もっと柔軟になってください。そして、まわりの人たちに対して、もっと優しく接してください」というものです。自分を守るために、頑固になって鎧《よろい》をまとう必要はありません。妊娠したために線状皮ができた場合、その人は、妊娠したことによって、自分に対し、今まで以上にいろいろなことを課しています。そんな人は、自分が弱さを持っていることを認めて、ありのままの自分でいるようにしましょう。

・精神的なレベル

からだからあなたへのメッセージは、こうです。「線状皮ができた時、あなたは、自分を強く見せなければ、と思っていました。そのために、あなたは『頑固さ』の仮面をつけたのです。そのことによって、問題が解決できると信じて。あなたの今の考え方は、もうあなたにとって役立たないものになっています。そうした古い考え方は、きっぱりと手放しましょう。あなたがどの領域で頑固になっているのかを知るためには、線状皮になったからだの部分が何の役に立っているのかを確かめればいいのです」「皮膚のトラブル」の項を参照してください。

・スピリチュアルなレベル、そして結論

307ページを参照してください。

喘《ぜん》息《そく》 asthme

・肉体的なレベル

喘息になると、息を吐くことが困難になるために窒息しそうになります。一方で、息を吸うのは非常に楽で速くなります。喘息の発作が起こると、喘鳴《ぜんめい》が起こり、その音は、聴診器を使わなくてもはっきり耳で聞くことができます。発作の時以外は、呼吸は正常で、喘鳴もありません。

・感情的なレベル

息を吸うのが容易で、息を吐くことが難しい、ということから、喘息の人は、「多くを取ろうとしすぎている」ということが分かるでしょう。必要以上に取り込んでしまい、与えることがうまくできていないのです。愛されようとするあまり、実際の自分よりも強く見せようとします。自分の限界を認めることがなかなかできません。物事が自分の思い通りになることを望み、それができないと分かると、相手の注意を引くために、「口笛」の音に似た喘鳴を引き起こすのです。そんなふうにして、自分が、自分の望むような強い人間ではないことに対して、絶好の口実を作るわけです。

・精神的なレベル

あなたが喘息に苦しんでいるとしたら、喘息の発作は、あなたに対して緊急のメッセージを送ってきています。そのメッセージはこうです。「あなたの『もっとほしい、もっとほしい』という思いが、あなたを害し、あなたを窒息させそうになっている、ということに気づいてください。あなたは、もういいかげんに、自分が限界を持った弱い人間であることを認めなければなりません。つまり、自分がごく普通の人間であることを認めるのです。あなたは、自分が重要であり、愛されるに値《あたい》する存在であることを証明するために、まわりの人たちを喘息という病気によって支配する必要はないのです」さらに、「アレルギー」、「肺のトラブル」の項を参照してください。

・スピリチュアルなレベル、そして結論

307ページを参照してください。

先《せん》天《てん》性《せい》疾《しっ》患《かん》

maladie congénitale

先天性疾患の原因は、前世または胎児期にあります。生まれる時にそれが顕在化するのです。24ページの①を参照してください。

前《ぜん》立《りつ》腺《せん》のトラブル

problèmes de prostate

・肉体的なレベル

前立腺は、男性の性器の付属的な器官で、膀胱《ぼうこう》の下、尿道のまわりに位置しています。前立腺から分泌される液体が、精液のほとんどを占めています。前立腺の主な役割は、濃すぎる精液を薄めて、精子を守り、そして育《はぐく》み、精子を元気に保つことです。前立腺のトラブルのうち最も頻繁に見られるのは、「炎症」、「腫《しゅ》瘍《よう》」そして「癌《がん》」です。必要に応じて、それぞれの項を参照してください。

・感情的なレベル

前立腺は、男性のからだと〈聖なるチャクラ〉（＝第二チャクラ）を結びつけています。〈聖なるチャクラ〉は、創造のエネルギーをつかさどるセンターです。前立腺のトラブルは、50歳を過ぎた男性に多く見られます。インポテンツや、自分が自由にできない状況によって、男性が心を悩ませていることを示しているのです。つまり、人生に嫌気《いやけ》がさしているということです。その場合、前立腺のトラブルを抱えている人は、人生においてすべてをコントロールしようとするのをやめなければなりません。宇宙は、時として、ある状況を作り出し、私たちがこだわりを手放せるようにしてくれることがあります。より良い別のものを創造できるようにしてくれるのです。前立腺のトラブルを抱えた男性が無力感を感じる時は、同時に、性欲の衰えも感じているはずです。そして、性欲の衰えは、内面で起こっていることをそのまま反映しているのです。

・精神的なレベル

前立腺のトラブルは、あなたがもういちど人生を創造する力を取り戻せるように、という目的のもとに起こっているのです。からだからあなたへのメッセージはこうです。「歳をとったために無力になり、人生を新たに創造する能力を失った、と考えるべきではありません。歳をとればからだが衰えるのは事実です。それはまったく当然のことなのです。でも、その一方で、あなたは感情的にも、精神的にも、成熟して、力強い人間になっているのです。その力を使わずにいるのは、非常にもったいないことです。あなたはこれまでとは別のものを創造することができます。体力を使う面に関しては、若い人たちに助けてもらえばいいのです。権限を委譲したから自分の価値を失った、と考えるのは間違っています。むしろ、権限を委譲できるのは、あなたが知恵を獲得したからなのです。ぜひ、そのことを知ってください」

・スピリチュアルなレベル、そして結論

307ページを参照してください。

躁《そう》うつ病《びょう》 psychose maniaco dépressive

「精神異常」、「精神病」、「うつ病」の項を参照してください。

爪《そう》床《しょう》炎《えん》 onyxis

爪床炎は、爪が炎症を起こした状態のことです。「爪のトラブル」の項を参照してください。ただし、炎症が起こっているのは、心の中に怒りを抑圧しているからである、ということを忘れないようにしましょう。30ページの⑦も参照してください。

鼠《そ》径《けい》部《ぶ》の痛《いた》み douleurs à l'aine

鼠径部は、腿《もも》と腹部が結びつく部位であり、多くの神経や筋肉、血管やリンパ管、それに神経節が集中しているところです。この部位に発生するトラブルとしては、「ヘルニア」、「動脈瘤《りゅう》」、リンパ「腺炎」などがありますので、それらの項を参照してください。なお、この部位にトラブルが起こる人は、おおむね、柔軟性を欠いており、セックス面での抑圧がある、ということを頭に入れておきましょう。

帯《たい》下《げ》 leucorrhée

・肉体的なレベル

帯下というのは、女性器から白色または黄白色の病的な液体が分泌される病気です。俗に、おりもの、こしけ、とも言われます。炎症をともなう場合は、「膣炎」の項を参照してください。

・感情的なレベル

帯下になっている女性は、セックス・ライフに関する怒りを抱え込んでいます。セックスの面で自分が利用されていると感じているのです。セックスを求めすぎる自分のパートナーを責めています。あるいは、セックスを求められた時に断れない自分を責めています。何でもコントロールしたがるタイプであり、セックス・ライフを自分の思い通りにコントロールできないので、ものすごく怒っているわけです。その一方で、セックスを汚いものだと思い込んでいるので、セックスをする自分に対して罪悪感を感じています。自分は潔白であると思いたがっているのです。

・精神的なレベル

からだからあなたへのメッセージはこうです。「セックスに関するあなたの思い込みをそろそろ変えた方がいいでしょう。あなたのからだはセックスを望んでいるのに、あなたの頭はセックスを嫌っています。そのために、あなたはセックスできない状態になっているのです。あなたがセックスに身も心もゆだねられないのは、あなたの考え方に原因があります。セックス・ライフは、あなたがこだわりを手放すための学びの場であるのです。あなたがこだわりを手放せば、あなたとパートナーとの関係は驚くほど改善されるでしょう。いつもパートナーの要求に応じなさい、と言っているわけではありません。そうではなくて、自分が本当はセックス好きであることを素直に認めましょう、と言っているのです。そして、それをパートナーに伝えてください。そうしたからといって、あなたはパートナーにいいように扱われ、利用されるわけではありません。セックスは汚いものではありません。セックスが好きだからといって、あなたが淫乱な女であるわけではないのです。セックスが好きだということ自体は悪いことではないのです。セックスはコミュニケーションのための手段であり、愛する人と一つになるための手段に他なりません」

・スピリチュアルなレベル、そして結論

307ページを参照してください。

体《たい》重《じゅう》のトラブル problèmes de poids

「肥満症」の項を参照してください。

帯《たい》状《じょう》疱《ほう》疹《しん》 zona

帯状疱疹とは、皮膚の感染症であり、これにかかると、神経に沿って帯状に赤い発疹と水ぶくれが生じます。帯状疱疹は、過去に水ぼうそうにかかった人しか、かかりません。帯状疱疹によって引き起こされる痛みは、やけどによる痛みのようにきわめて激しいものです。「皮膚のトラブル」の項を参照してください。ただし、次のことを頭に入れておきましょう。つまり、帯状疱疹にかかる人は、ある人物またはある状況に対してきわめて激しい怒りを感じている、ということです。まるで、はいつくばらなければならないかのように感じており、自分の望む人生を生きることができないと感じています。心の中に大変な苦痛を感じているのです。目の前で起こっていることによって、まるで焼かれているように感じているのですが、恐れがあるためにそれに直面することができません。からだからのメッセージは非常に緊急性を帯びています。というのも、その人の状況への対応の仕方によって、神経のシステムが深刻な打撃を受けているからです。ぜひとも「許し」の実践をする必要があるでしょう。「許し」の詳細については、本書の巻末の〈許しのステップ〉を参照してください。

唾《だ》液《えき》腺《せん》のトラブル

problèmes aux glandes salivaires

・肉体的なレベル

唾液腺からは唾液が分泌されますが、唾液の役割はたくさんあり、かつとても重要です。唾液の役割は、口の中を湿らせる、食物を湿らせる、でんぷんの消化を助ける、などです。唾液腺のトラブルとしては、唾液の過剰分泌、唾液の不足、さらに「おたふく風邪《かぜ》」などがあります。

・感情的なレベル

唾に関する言い回しとしては、「よだれが出そうになる」というものがありますが、これは「ほしくてほしくてたまらない」という意味です。つまり、唾がたくさん出る人は、欲望がとても強いということなのです。何かを自分のものにしたくて、いつもウズウズしています。しかし、それが本当に自分に必要なのかどうかは考えてもみません。他の人たちを喜ばせるために、あるいは幸せにするために、あまりにも多くを望みすぎるのです。また、誰かに唾を吐きかけたくて、唾をたくさん分泌する人もいます。しかし、実際には唾を吐きかけることはできませんので、口の中に唾がたまってしまうのです。唾が不足する場合は、まったく逆のことが起こっています。唾の分泌が少ない人は、とても猜疑心《さいぎしん》が強く、他の人を受けつけません。他人に利用されることをいつも警戒しているので、何か新しい経験をすることができないのです。無愛想なために、実際よりもまわりに対して無関心であるような印象を与えます。こういう人は、自分の欲求から自分を切り離していることが多いのです。

・精神的なレベル

もし、あなたが過剰な唾で困っているとしたら、からだからあなたへのメッセージはこうです。「あなたは、自分が他の人たちを幸せにしなくては、と考えるのをやめた方がいいでしょう。そもそも、自分以外の人を幸せにすることなど、私たち人間には原理的に不可能なのです。あなたは他人にどんな形の愛でも与えることはできます。しかし、それを受け入れて幸せになるかどうかは、その人の問題なのです。あなたがそれを決めることはできません。ですから、自分のエネルギーを、まず、自分のニーズを満たし、自分を幸せにするために使ってください。そうすれば、あなたは他人にたいして怒りを感じることも、攻撃的になることもなくなるでしょう。そして、ある状況やある人間に対して、唾を吐きかけたいと思うこともなくなるのです。どうか、現実的になって自分のニーズを感じ取り、そしてそれらのニーズをしっかりと満たしてあげてください。そうすれば、あなたは『中道』を発見することができるでしょう」もし、あなたが唾の不足で悩んでいるとしたら、からだからあなたへのメッセージはこうです。「あなたは、他人や新しい考え方に対して、もっと開かれた態度を取る必要があります。自分の感じやすさを隠す必要はありません。もっと他の人たちを信頼しましょう。いずれにしても、各人が、自分の蒔《ま》いた種を刈り取るしかないのです。ですから、あなたはあなたで、良い種を蒔いて、良いものを収穫すればいいのです」おたふく風邪になっている場合は、「おたふく風邪」の項を参照してください。

・スピリチュアルなレベル、そして結論

307ページを参照してください。

脱《だつ》

prolapsus

「脱」というのは、ある器官の全体、または一部が下垂して、本来の位置から脱出した状態のことを言います。最も頻繁に見られる脱としては、生殖器系の脱があります。中でも特に、子宮と膀胱《ぼうこう》の脱が多いと言えるでしょう。該当するそれぞれの器官の項を参照してください。ただし、次のことを頭に入れておきましょう。つまり、脱が起こるのは、その器官を支えている筋肉ないしは組織が弱くなるからである、ということです。そして、それは、〈見捨て〉に苦しんでいる依存的な人によく起こります。そんな人に対するからだからのメッセージは、「脱を起こした器官と関連している領域において、あなたはもっと断固たる態度を取らなければなりません」というものです。膀胱脱の場合に見られるように、脱が圧迫を引き起こしているとしたら、からだからのメッセージはこうです。「あなたは、長いあいだ耐えている重荷から解放される必要があります」

脱《だっ》水《すい》症《しょう》

déshydratation

・肉体的なレベル

脱水症とは、からだに入る水分より、からだから出る水分の方が多くなった時に起こります。水分は、涙、汗、尿、便などとして失われます。脱水症のサインは、肌が通常の柔軟性を失う、目が落ちくぼんでまわりに隈《くま》ができる、脈拍が速くなる、血圧が低くなる、などです。

・感情的なレベル

水は〈感情体〉と直接つながっています。したがって、脱水症になっている人は、自分の感情から切り離されている（特に自分にとって快適な感情から切り離されている）、と言うことができます。自分のまわりで起こっていることや自分の心の中で起こっていること（特に強迫的な考え方）によって、自分がからっぽになってしまっているのです。自分の本質とつながっていない、と言えるでしょう。

・精神的なレベル

脱水症になっている人は、からだから非常に重要なメッセージを受け取っていることになります。というのも、水は、空気に次いで、からだにとっては二番目に大切な要素だからです。日常生活でもっと頻繁に水を飲むようにしましょう。さらに、自分自身に対して愛の思いを向けるようにしましょう。「強迫観念」の項を参照してください。

・スピリチュアルなレベル、そして結論

３０７ページを参照してください。

脱《だつ》毛《もう》

perte de cheveux

・肉体的なレベル

髪が、突然、大量に抜けてしまうことがあります。自然に抜ける場合は、抜け落ちた髪を補う髪が新たに生えてくるものです。髪が抜け落ちて生えてこない場合には、「はげ」の項も参照してください。

・感情的なレベル

誰かまたは何かを失ったり、失う恐怖にさらされたりすると、髪の毛が抜け落ちることがあります。自分が失ったもの、あるいは失うかもしれないものに、あまりにも自己同一化しているので、深い絶望感や無力感を感じるのです。その結果として、髪が抜け落ちるのだと言っていいでしょう。また、自分が何かを決めたことによって、何かを失ったり、人に何かを失わせたりしたために、自分を激しく責めている、という場合もあります。一般的には、人生の物質的側面に関してひどく心配していたり、また他の人たちが自分についてどう言うかをすごく気にしている場合にも、髪が抜け落ちることがあります。

・精神的なレベル

もしあなたの髪が抜けたとしたら、あなたが失ったもの、あるいは失うのを恐れているものを、しっかり見つめてください。そうすれば、あなたは、「それ」を持つことによって、自分が自分で〈在《あ》る〉ことができると思っていた、ということに気づくはずです。でも、誰かまたは何かを失ったからといって、あなたの価値がなくなるわけではありません。あなたは自分が〈持っている〉もの、あるいは〈する〉ことに、あまりにも自己同一化しているのです。そうしたことはもうやめて、自分自身で〈在る〉ことに専念しましょう。〈本当の自分〉とのコンタクトを取り戻すのです。あなたがその誰かまたは何かを〈持っている〉から、他の人たちはあなたを素晴らしい人だと思うに違いない、とあなたは思い込んでいます。でも、あなたが、誰かまたは何かを失うのには、ちゃんとした理由があるのです。宇宙には何ひとつ偶然などないのですから。あなたが失ったもの、あるいは失うのではないかと恐れているものに、あなたはもう依存する必要はありません。ぜひ、そのことを学んでください。それこそが、無執着ということなのです。また、あなたは常に自分にできる最高の決定をしているのであり、その結果起こることは、それがどんなことであれ、すべてあなたに何かを教えてくれるのです。それは、良い悪いの問題ではありません。すべてを大切な経験として受け止めましょう。「髪のトラブル」、「円形脱毛症」の項も参照してください。

・スピリチュアルなレベル、そして結論

３０７ページを参照してください。

多《た》発《はつ》性《せい》硬《こう》化《か》症《しょう》

sclérose en plaques

・肉体的なレベル

硬化症というのは、組織や器官が固くなってしまうことです。多発性硬化症になると、あらゆる神経組織が広範囲にわたって損傷を受けます。

・感情的なレベル

多発性硬化症にかかる人というのは、ある状況において苦しみたくないので、心を硬化させてしまった人です。心の柔軟性を失ってしまったために、ある状況、またはある人に、うまく対応することができません。ある人から「神経をもてあそばれている」ような感じがして、その人に対して心の中で抵抗しているのです。しかし、ついに限界に達して、すべてにおいてやる気をなくし、どちらの方向に進めばいいのか分からなくなってしまったわけです。また、硬化症になる人は、すっかり固まってしまい、それ以上進化しなくなった人でもあります。誰かに自分のことを全面的に引き受けてもらいたい、と思っているのに、依存的な人間だと思われるのがいやで、なんとか依存しないように自分に無理をさせています。自分に対する要求が多い、筋金入りの完璧主義者なのです。いつも、何とかして、他人に受け入れられようとします。でも、そんなことはもともと無理なのです。そこで、多発性硬化症になることによって、自分が完全な生き方をしていないことを、なんとか正当化しようとするわけです。他の人たちが、自分よりも頑張らないで、自分よりもたくさん得ていることを、どうしても受け入れることができません。

・精神的なレベル

病気が重症であればあるほど、からだがあなたに送ってきているメッセージは重大なものとなります。からだからあなたへのメッセージはこうです。「自分に対して厳しくするのをやめ、また、他の人たちに対して厳しい思いを持つのをやめ、あなたの本来の優しさを発現させてください。そして、愛情面において、自分が依存的であることを許してあげましょう。そうでないと、あなたは、多発性硬化症という病気に全面的に依存することになります」こだわりを手放しましょう。あなたはそれほど多くのことを自分に要求する必要はないのです。あなたがなんとかして到達しようとしている理想の人物像を、よく点検してみてください。そうすれば、それがあなたの限界を超えていることが分かるはずです。あなたは、どんな人に対しても、何かを証明する必要はありません。相手に気に入られないのではないか、と恐れる必要はありません。そんな恐れを持てば、あなたは自分自身でいられなくなります。それだけではありません。あなたは、ハートが望むような進化を遂げられなくなります。おそらく、あなたは、かつて、同性の親にひどく失望したことがあるのでしょう。そこで、今は、その親のようにならないために、あらゆることを必死でやろうとしているはずです。そして、このために、自分に過大な要求をするようになっているのです。その親を受け入れ、また自分を受け入れてください。その親を許し、その親を裁いた自分を許しましょう。そうすれば、それは、あなたにとって癒《いや》しのための大きなきっかけとなるでしょう。「許し」を実践するためには、本書の巻末にある〈許しのステップ〉を参照してください。

・スピリチュアルなレベル、そして結論

３０７ページを参照してください。

打《だ》撲《ぼく》傷《しょう》 contusion

圧迫や打撃によって、皮膚が破れずに、内部の組織が損傷した状態を打撲傷と言います。「事故」、「皮膚のトラブル」の項を参照してください。ただし、次のことを頭に入れておきましょう。つまり、打撲傷が起こるのは、すごく疲れたり、体力が低下したりして、人生によって傷つけられたと感じた時である、ということです。心が受けた打撃が、からだに現われた、ということなのです。

多《た》毛《もう》症《しょう》 pilosité

・肉体的なレベル

多毛症とは、からだのある部位に、通常以上に多く毛が生えることを言います。

・感情的なレベル

多毛症はあまり男性を悩ませません。毛が多いのはむしろ「男らしさ」のしるしなので、女性ほど多毛症を気にしないからです。ですから、多毛症が問題になるのは主として女性でしょう。多毛症になると、女性はそれを恥ずかしく思い、毛が生えすぎている部分を隠したいと思います。どの部分に毛が生えすぎているのかによって、その人へのメッセージの内容が異なります。たとえば、顔にヒゲが生えすぎた場合、その女性は、自分に対する他人の評価を恥ずかしく思っている、ということになります。

・精神的なレベル

毛がたくさん生える場所というのは男性的な部位です。もしかして、あなたは、他の人たちがあなたを女性として見ることを恐れていませんか？　あなたは、自分の〈女性性〉をもっと愛する必要があります。そのための最も早い、最も良い方法は、あなたのお母さんをありのままに受け入れることです。そうすることによってあなたは、自分の〈女性性〉をもっと発現させることができるでしょう。

・スピリチュアルなレベル、そして結論

307ページを参照してください。

単《たん》球《きゅう》増《ぞう》加《か》症《しょう》 mononucléose

単球増加症というのは、若者がかかりやすい病気で、ほとんどの場合、急性カタル性アンギナにともなって発症します。首のリンパが腫《は》れ、抗生物質を投与しても効果がありません。というのも、原因となっているのがウイルスだからです。血中の白血球が増加するのが特徴です。「アンギナ」、「血球のトラブル」の項を参照してください。また、この病気は脾臓《ひぞう》と直接関係しているので、「脾臓のトラブル」の項も参照してください。ただし、次のことを頭に入れておきましょう。つまり、単球増加症にかかる人というのは、いろいろなことに強い抵抗を示す人である、ということです。たとえば、自分が恋をしやすいことに抵抗し、そういう自分を責めるタイプが、この病気になりやすいと言えるでしょう。ですから、そうしたこだわりを手放すことが大切です。

男子更年期《だんしこうねんき》

problèmes d'andropause

男子更年期というのは、60歳前後になった男性に見られる、主として性欲減退をともなう自然現象です。「更年期障害」の項を参照してください。

胆嚢《たんのう》のトラブル

problèmes de vésicule biliaire

胆嚢というのは、肝臓で分泌された胆汁を貯蔵・濃縮し、食物が十二指腸に入った時に、胆汁をそこに放出する器官です。胆汁は、腸が脂肪を吸収するのを助けます。胆嚢のトラブルで最も多いのは、胆石だと言ってよいでしょう。小さい胆石がたくさんできる場合もあれば、大きな胆石が一つだけできて、胆嚢と十二指腸をつないでいる胆管をふさぐ場合もあります。「結石」、「肝臓のトラブル」の項を参照してください。ただし、次のことを頭に入れておきましょう。つまり、胆嚢のトラブルを抱えている人は、誰かが自分から何かを奪うのをすごく恐れている、ということです。自分の領土を侵《おか》されている、と感じているのです。

膣《ちつ》のトラブル

problèmes au vagin

・肉体的なレベル

膣というのは、子宮頸《けい》部から外陰部にいたる管状の器官のことです。女性が性交をする時に使う器官であり、また、出産の時に、胎児と胎盤が通過する器官でもあります。膣のトラブルのうちで最も頻繁に見られるのは、「膣炎」、「ヘルペス（性器の）」、「腫瘍《しゅよう》」、「癌《がん》」などです。

・感情的なレベル

膣のトラブルのほとんどは、その女性のセックス・ライフと関係があります。というのも、膣のトラブルが起こると、セックスができなくなるからです。膣のトラブルを起こす女性は、もっと満足できるセックス・ライフを望んでいるのですが、セックスに対する自分の関わり方を、もう一度点検し直す必要があるでしょう。自分が性的にあやつられている、コントロールされている、利用されている、尊重されていない、と感じているのです。この女性は怒りを感じていますが、実は、その怒りは、自分が自分に対してセックスしたがることを許していないから生じるのです。

・精神的なレベル

からだからあなたへのメッセージはこうです。「あなたがセックスに関して学んだこと、あるいは決心したことは、今のあなたには役立っていません。かつては役立っていたのですが、今ではむしろ有害であるとさえ言っていいでしょう。あなたは非常に支配的な女性なので、セックスをする際に、自分からそれを望まなかった時は、相手に利用されたように感じるのです。相手があなたのからだを利用しようとしている、と考えるのはもうやめましょう」自分は相手に望まれているのだとあなたが感じることの方を、あなたのからだは好んでいます。もし、あなたが相手にあやつられていると感じているなら、あなたもまた、別の領域で相手をあやつっている、ということを知ってください。もちろん、その意図は、あなたのパートナーの意図と同様に、決して悪いものではありません。もしかすると、幼少の頃の性的虐待が原因となって、あなたの現在のセックス・ライフが満足できないものになっているかもしれません。でも、過去の恐れの中に生き続けることは、あなたにとって決して良いことではない、ということを知ってください。そんなふうにして、自分のエネルギーをブロックすべきではないのです。そんな場合には、「許し」を実践することが、あなたを解放するための、最も早く最も確実な方法になるでしょう。「許し」に関しては本書の巻末の〈許しのステップ〉を参照してください。膣のその他のトラブルに関しては、それぞれの項を参照してください。

・スピリチュアルなレベル、そして結論

307ページを参照してください。

膣《ちつ》炎《えん》 vaginite

「膣のトラブル」の項を参照してください。ただし、この病気は炎症であるので、抑圧された怒りが原因になっている、ということを頭に入れておきましょう。30ページの⑦を参照してください。

チック tic nerveux

・肉体的なレベル

チックというのは、からだの筋肉が、自分の意志とは無関係に、突然、異常に動くことがくり返し起こることです。からだの他の部分よりも、顔にいちばんよく起こります。

・感情的なレベル

チックが起こっている人というのは、

あまりにも長いあいだ自分をコントロールしすぎてきたので、今や限界に達してしまった人なのです。つまり、チックというのは、コントロールを失った、ということを表わしています。自分の苦しみ、悲しみ、恐れ、不安、心配、限界などを表現したいのですが、それを自分に許すことができないのです。まわりの人たちが自分のことをどう思うか、ということを気にしているからです。だから、チックが顔に出るのです。というのも、顔こそが、私たちが相手を判断するために、まず最初に見るからだの部分だからです。もし、チックがからだの他の部分に出るのであれば、その部分が何のために役立つのかを確かめてください。そうすれば、メッセージの意味が明らかになるでしょう。

・精神的なレベル

あなたがチックになっているとしたら、からだからあなたへのメッセージはこうです。「自分をコントロールすることは、これまで確かにあなたの役に立ってきました。しかし、現在では、それはもうあなたの役に立っていません。あなたは、もう、かつてのように、『いい子』として振る舞う必要はないのです。あなたは、感情、恐れ、欲求、あこがれなどを、他の人たちの前で自由に表現していいのですよ。もちろん、他の人たちがそれに同意しないこともあるでしょう。また、あなたを裁くこともあるでしょう。でも、だからといって、あなたがだめな人間であるということにはならないのです。自己表現をする前に、彼らに対してあなたに同意しなくてもいい権利を与えてあげましょう。愛の思いでそれを行なってください」

・スピリチュアルなレベル、そして結論

307ページを参照してください。

窒《ちっ》息《そく》

suffocation

窒息は、喉に何かが詰まって、呼吸が困難になった状態、あるいはできなくなった状態のことです。放置すると、呼吸停止を起こします。「呼吸停止」、「肺のトラブル」の項を参照してください。

乳《ち》房《ぶさ》のトラブル

problèmes aux seins

・肉体的なレベル

乳房には、乳汁を分泌するための乳腺がついています。乳房のトラブルとしては、痛み、張り、「乳腺炎」、「嚢胞《のうほう》」、「腫瘍《しゅよう》」、「癌《がん》」などがあります。

・感情的なレベル

乳房というのは、子ども、配偶者、家族、そしてまわりの人々に対する「母性的な関わり方」と直接的な関係がありま す。乳房にトラブルがある場合、それが 女性であっても男性であっても、自分が 母性的に関わっている相手を、育《はぐく》んだり 守ったりすることにおいて不安を感じ た、ということを表わしています。「母 性的に関わる」というのは、相手を、ま だ母親に依存している子どもと見なして 世話をする、ということです。乳房にト ラブルを持つ人は、母性的に振る舞おう として無理をしている人、または、良い 親になろうとして無理をしている人が多 いようです。あるいは、愛する人のため に心配しすぎる人、愛する人のために自 分を犠牲にしてしまう人が多いようで す。愛する人たちの世話を焼くために自 分の時間がなくなってしまい、そのため 無意識のうちに彼らを恨んでいるので す。場合によっては、母性を発揮する際 に、きわめて強制的かつ支配的に振る舞 う人も、乳房のトラブルを抱えることが あるようです。また、他の人たちの世話 を焼く際に、いろいろなことを心配し、 慎重になりすぎる人も、乳房のトラブル に見舞われることがあります。右利きの 人の場合、右の乳房は、配偶者、家族、 また身近な人たちと関係があります。左 の乳房は、子ども（または、自分のイン ナー・チャイルド）と関係があります。 左利きの人の場合、それが逆になります。 もし、純粋に美容のレベルで乳房が問題 になっているとしたら、その人は、母親 としての自己イメージを気にしすぎてい る、ということになるでしょう。母親と してのありのままの自分を認め、自分の 限界を受け入れるようにしてください。

・精神的なレベル

あなたが、母親であること、あるいは 母性を発揮することに関する乳房のトラ ブルを抱えているとしたら、からだから あなたへのメッセージはこうです。「あ なたは、ご自分のお母さんに対して、許 しを実践する必要があります。あなたが、 相手と母性的に関わる際にトラブルが生 じるとしたら、それは、あなたのお母さ んがあなたと母性的に関わった際にトラ ブルが生じていた、ということなのです。 あなたは自分を強制する必要も、自分が 経験したことを嘆《なげ》く必要もありません。 それよりも、自分がこの地上に転生輪廻 してきた目的を思い出せばいいのです。 あなたは、愛する人たちを守り、そして 育むために、この地上に生まれてきたの ではなかったでしょうか？ もし、彼ら があなたに面倒を見てもらいたがってお り、また、あなたが、無理なく（つまり、 自分を充分尊重しつつ）そうすることが できるのなら、どうか、愛や喜びととも にそうしてください。もし、あなたがそ うしたくないなら、あるいはそうできな いなら、どうか、それをはっきりと彼ら に伝えてください。そして、現在の時点 でそうすることができない自分を、あり のままに受け入れましょう。今あなたに 限界があるとしても、その状態がずっと一生のあいだ続くとは限りません。あなたは『～ねばならない』という思いが強すぎます。自分に対する要求が多すぎるのです。あなたは、愛する人たちに対する執着を、手放す必要があるでしょう。彼らが自立したから、もう母性的に振る舞う必要はない、彼らを乳房から引き離しなさい、と言っているわけではありません。母親としての愛は一生のあいだ続きます。ただ、義務感にもとづいて、常に母親として振る舞う必要はない、と言っているのです」

・スピリチュアルなレベル、そして結論

307ページを参照してください。

チフス熱《ねつ》 fièvre typhoïde

チフス熱は、日本では一般に、腸チフスと呼ばれています。「熱」の項を参照してください。ただし、次のことを頭に入れておきましょう。つまり、からだからのメッセージは、きわめて緊急で重大である、ということです。チフス熱にかかった人は、あまりにも激しすぎる怒りにとらわれた結果、無力感に襲われ、意気消沈し、まわりの世界に対して無関心になってしまったのです。早急にプライドを手放して、その怒りを引き起こした人に対する「許し」を実践しなければなりません。そのためには、本書の巻末にある〈許しのステップ〉を参照してください。

注《ちゅう》意《い》欠《けっ》陥《かん》 déficit d'attention

・肉体的なレベル

注意欠陥とは、幼い子どもに見られる、一つのことに注意を集中できない傾向のことです。注意力が散漫で、そわそわして落ち着きがない、つまり行動過多なのです。幼い頃はそれほど問題になりませんが、大きくなって小学校に行き始めると、症状が目立つため、その行動が問題視されるようになります。注意力の散漫が、時には、無気力、無関心、やる気のなさ、学習困難、うつ状態、さらには精神病にまで移行することがあります。

・感情的なレベル

注意欠陥は、そのほとんどが、〈拒絶〉による傷が原因で起こります。〈拒絶〉によって苦しんでいる子どもは、自分が興味を感じないものを拒絶し、空想の世界に簡単に逃げ込んでしまいます。つまり、すぐ「うわのそら」になってしまうのです。そんなふうにして、一日のうちに、何度も、「あちら」の世界に逃避します。ありのままの自分を受け入れてもらえず、自分は、拒絶されている、と感じているために、そんなふうに逃避するのです。一方、馬鹿げたことをしたり、まわりを面白がらせたりしてばかりいる子どもは、一見すると行動過多のように思われるかもしれません。しかし、実際には、表現過多なのであって、そういう子どもは、〈拒絶〉ではなく〈見捨て〉によって苦しんでいるのです。表現過多の子どもは、何かに興味を持つと、ものすごい集中力を発揮することがあります。行動過多の子どもの場合、たとえ何かに興味を持ったとしても、その場にじっとしていることができません。行動過多で苦しんでいる子どもには、薬を飲ませるべきではありません。場合によっては、きわめてまずい結果を引き起こすことがあるからです。

・精神的なレベル

〈拒絶〉による傷で苦しんでいる子どもは、自分には価値がない、自分はだめな子どもなんだと思い込んでいます。自分は人と違っていてもいいのだ、自分は存在していてもいいのだ、と思うことができません。自分が家からいなくなっても、学校からいなくなっても、あるいは地球からいなくなっても、誰も心配なんかしてくれるはずがない、と思い込んでいる子どもの苦しみはいかばかりでしょうか。その苦しみが原因となって、その子は、さまざまなやり方で、正常な生き方から逃げ出そうとするのです。行動過多の子どもは、同性の親から〈拒絶〉されたことによって苦しんでいます。しかし、その親は、自分にできる限りの精いっぱいのことをしたのです。子どもはそのことを認めなければなりません。その親もまた、同性の自分の親とのあいだで、同じ経験をしてきているのです。自分が受け取らなかったものを、与えることができなかっただけなのです。子どもは、自分自身もまたその親を〈拒絶〉していることに気づかなければなりません。親も子どもも、お互いに対してもっと思いやりを持つ必要があるのです。一方、表現過多の子どもは、異性の親からの〈見捨て〉によって苦しんでいます。異性の親から充分な関心を与えてもらえなかった、と思い込んでいるのです。自分は関心に値《あたい》する子どもだ、と思うことができて、始めて私たちは自分を愛することができます。親が自分以外の子どもに関心を向けたり、仕事などの活動に専念したりすると、その子は、無視された、自分は充分に愛されていない、と感じるものです。自分に関心を向けてほしいとずっと思ってきた子は、表現過多になります。そして、叱られること、病気になること、さらには事故にあうことすら望むでしょう。孤独に苦しむより、そうやって親の関心を引く方がずっとましだからです。そういう子は、たとえ、親が自分に対して常に関心を向けてくれないとしても、自分は愛されるに値する人間であるということ、いや現に愛されている人間であるということを知らなければなりません。また、自分の異性の親もまた、精一杯できる限りことをしてきたのだ、ということを認める必要があるでしょう。というのも、その親自身、自分の異性の親から同じことをされてきたからなのです。

・スピリチュアルなレベル、そして結論

307ページを参照してください。

注《ちゅう》意《い》欠《けっ》陥《かん》多《た》動《どう》性《せい》障《しょう》害《がい》（ADHD）

TDA (trouble déficitaire de l'attention)

「注意欠陥」の項を参照してください。

虫《ちゅう》垂《すい》炎《えん》

appendicite

・肉体的なレベル

虫垂炎（俗にいう盲腸）にかかると、下腹部全体が痛くなり、消化不良、「吐き気」、「嘔吐《おうと》」などが起こります。さらに、食物が腸内を移動しなくなり、大便の排泄が困難になり、食物を受けつけなくなるでしょう。虫垂炎をそのまま放置すると、腹腔炎などを併発しますので、非常に危険です。

・感情的なレベル

「～炎」と名づけられるすべての病気と同様に、虫垂炎も、私たちが、強い怒りを感じた時にかかります。虫垂炎にかかりやすい人は、自分が安全ではないと感じ、誰かに依存するために、自分の思うことをありのままに表現することができません。そのためにいつも強い怒りを感じているのです。さらに、権威のある人が自分をうんざりさせた時に、その気持ちを表現することができません。そして、閉じ込められたような気分になるのです。虫垂炎にかかった人は、ほとんどがその前にそうした経験をしているはずです。

・精神的なレベル

虫垂炎にかかった時の、からだからあなたへのメッセージは、「自分の気持ちを押さえ込まないですぐに表現しましょう」、というものです。あなたはあまりにも長いあいだ、自分を押さえ込んできたのです。これ以上それを続けると、何らかの形で爆発が起こるでしょう。そうした状況から逃げるのではなく、愛の思いでそれを受け止めることが大切です。その際に、自分の限界、そして相手の限界を、充分考慮するようにしましょう。30ページの⑦を参照してください。

・スピリチュアルなレベル、そして結論

307ページを参照してください。

中《ちゅう》毒《どく》

intoxication

・肉体的なレベル

中毒とは、ある一定の量を超えた毒物によって、私たちのからだに引き起こされる病的現象のことです。毒物は、私たちの体内で直接作り出されることもあります。あるいは、呼吸、嚥下《えんげ》、注射などによって体内に取り込まれることもあります。

・感情的なレベル

毒物が体内で作られた場合には、その人が、自分の不健全な考え方によって人生を毒している、ということを示しています。それらの不健全な考え方は、その人自身のニーズにまったく応えていないのです。むしろ、人生において多くの良きことがやってくるのをさまたげています。毒物が外部からやってきた場合には、その人が、外部からの影響を受けすぎている、ということを示しています。その程度があまりにもはなはだしいので、誰かから毒されている、と感じることさえあるかもしれません。そのために、心理的にだけでなく、肉体的にも自分を毒することになったのです。

・精神的なレベル

この世の中には、あなた以外に、あなたを傷つけることのできる人はいません。どうかそのことを知ってください。あなたが他の人によって、あるいは自分の思い込みによって傷つくのは、あなたの反応の仕方に問題があるからなのです。もっとハートを開いて、自分や他人に対して思いやりを持つようにしましょう。たとえその人があなたを害するように思えても、どうか思いやりを持って接するようにしてください。

・スピリチュアルなレベル、そして結論

307ページを参照してください。

腸《ちょう》のトラブル

problèmes d'intestins

・肉体的なレベル

腸とは、十二指腸から直腸までのあいだの器官を指します。小腸は、栄養を吸収するという大切な役目を持っています。それに対して、大腸は、食物の分解を完成させ、水分を吸収し、便の軟度を調節します。からだが必要としなくなった食物のかすをためておくところなのです。小腸に関わる病気としては、「腫瘍《しゅよう》」、「癌《がん》」、「憩室《けいしつ》炎」、「クローン病」、「下痢」などがあります。また、大腸に関わる病気としては、「便秘」、「下痢」、大腸炎、ガス、「腫瘍」、「癌」、「痙攣《けいれん》」、「胃腸炎」、「寄生」虫などがあります。必要があればそうした項も参照してください。

・感情的なレベル

もし小腸にトラブルがあるとしたら、その人は、普段の生活の中で、自分にとって良いと思われることを、保持し、吸収することができていない、ということを示します。また、細部にこだわってばかりいて、状況を全体的に見ることができない、ということを示しています。起こっていることの一部が気に入らないだけで、すぐに全体を拒否してしまうのです。ほんのちょっとしたことが足りないだけで不安になり、居ても立ってもいられなくなります。もし大腸にトラブルがあるとしたら、その人は、もはや必要ではなくなった古い考えや信念を手放すことができない、ということを示しています(その場合には便秘になるでしょう)。あるいは、自分にとって有益な考えを拒絶する人である、ということを示しています(その場合には、下痢になるでしょう)。または、大きな矛盾を抱え込んで、それを解決することができずに悩むタイプである、ということを示しています。いつも何かが足りなくなることを恐れており、物事の良い面を見ることができず、何かにつけて「糞《くそ》いまいましい!」と考えるタイプなのです。

・精神的なレベル

あなたが腸のトラブルに悩んでいるとしたら、からだからあなたへのメッセージはこうです「あなたは、恐れを手放し、自分を低く評価することをやめる必要があります。そして、良い考え、積極的な考えによって自分を育《はぐ》む必要があるのです。また、あなたは物質面においていつも不足感を持っていますが、それはあなたの主観にすぎません。あなたは、本当は、すでに多くを与えられているのです。どうかそのことに気づいてください。神が存在していることを信じ、宇宙が地球上の全生命(あなたもそこに含まれます)の面倒を見てくれていることを信じてください。古いものを手放して、新しいものがやってくる余地を作りましょう」さらに、「おなかの痛み」の項も参照してください。

・スピリチュアルなレベル、そして結論

307ページを参照してください。

直腸《ちょくちょう》のトラブル

problèmes au rectum

直腸は、大腸の終結部、すなわち消化管が終わるところに位置します。直腸がかかりやすい病気としては、「痔核」、「ポリープ」、「出血」、「腫瘍《しゅよう》」、「癌《がん》」などがあります。必要に応じて、それぞれの項を参照してください。ただし、次のことを頭に入れておきましょう。つまり、直腸の病気になっている人は、すぐ自分に無理をさせ、何かを終結させるために自分にプレッシャーをかける人である、ということです。自分に対する要求が大きすぎるのです。

椎《つい》間《かん》板《ばん》のずれ

disque déplacé

・肉体的なレベル

脊柱は33個の椎骨《ついこつ》からなっており、脊柱がしなやかに曲がるのは、椎骨と椎骨のあいだに、椎間板と呼ばれる凸レンズのような形をした円板が入っているからです。この椎間板がたった一つでもずれると、ただちに脊柱のしなやかさに影響を与え、まったく動けなくなることもしばしばです。その痛みは、ほとんどの場合、非常に激しいものです。

・感情的なレベル

椎間板がずれると、動けなくなり、前進することができなくなります。ということは、椎間板がずれた人は、それ以前に、計画を実現するのを阻《はば》むような考え、前進するのを阻むような考えを持っていた、ということを示唆します。また、何かを決意することがなかなかできなかったはずです。自分が決意をする前に、自分の人生や他の人たちに助けてもらいたいと思う人だったのです。

・精神的なレベル

もしあなたの椎間板がずれているとしたら、あなたはこれからもっと迅速に物事を決定するように心がけた方がいいでしょう。他の人を頼るのではなく、また状況が完全になるまで待つのではなく、自分で自分を支えて人生を開拓しましょう。もっと自分を信じてください。自分の限界にもっと柔軟に対応し、どんどん前に進みましょう。もっとたくさんの経験を自分にさせてあげてください。そして、それらの経験から学ぶのです。いつまでも同じことばかり経験しているのではなくて、新しいことをどんどん経験していきましょう。

・スピリチュアルなレベル、そして結論

307ページを参照してください。

痛《つう》風《ふう》

goutte

・肉体的なレベル

痛風は、血中の尿酸が増えすぎたために起こる、代謝に関わる病気です。この病気にかかるのは男性がほとんどで、そのうちの60％は足の親指が痛くなります。痛風にかかると、関節が痛くなるのです。足の親指以外では、膝《ひざ》や足の関節が痛くなります。

・感情的なレベル

足の親指が痛くなった場合、その人は、人を支配したいと思いながらも、自分にそれを許していない、ということが言えます。一見、支配的な人間のようには見えませんが、しばしば間接的な方法で人を支配しています。この病気になるということは、また、その人に柔軟性がないことを示しています。つまり、未来に対して頑固な態度を取り続けているのです。さらに、誰かまたは何かに対して、嫌悪感を持っていることが特徴です。

・精神的なレベル

痛風は、関節炎の一種であると言えるでしょう。からだからあなたへのメッセージはこうです。「あなたは頑固な態度を手放して、本当の自分を取り戻す必要があります。自分が時々、人をコントロールしようとしている、ということを認めましょう。そうでない人間に見せかける必要はありません。あなたが未来に対していだいている恐れは、根拠のあるものではありません。それをしっかり認識しましょう。そして、自分の恐れについて率直に語ることが大切です」「関節炎」の項も参照してください。

・スピリチュアルなレベル、そして結論

３０７ページを参照してください。

唾《つば》を吐《は》く

crachement

・肉体的なレベル

文字通り、口から唾を吐くということです。

・感情的なレベル

唾をしばしば吐く人は、誰かあるいは何かの状況に対し、激しい軽蔑を感じているということなのです。その人は、相手あるいは状況を「飲み込んで」(=受け入れて)自分の成長のために役立てる、ということができずにいます。本当は自分のために役立つ対象を、取り込んで統合する代わりに拒否しているのです。

・精神的なレベル

もしあなたがしばしば唾を吐く人であるのなら、あなたを支配している恐れに気づく必要があります。その恐れがあるために、あなたはこだわりを手放すことができず、誰かあるいは何かの状況に対して、理解と思いやりを持つことができずにいるのです。人生に偶然はありません。そうした誰かあるいは状況があなたの人生に現われたのは、まさに必然であると言っていいでしょう。それはあなたに選択を迫っているのです。あなたは今後も、その対象を軽蔑し続けますか？ それともこだわりを手放して、自由になりますか？ どうか、あなたが持っている恐れはもう今のあなたには必要ではない、ということを知ってください。

・スピリチュアルなレベル、そして結論

３０７ページを参照してください。

爪《つめ》のトラブル

problèmes aux ongles

・肉体的なレベル

爪というのは、手足の指先の皮膚が特別な形に変化したものであり、手足の指先を保護する役割を持っています。さらに、小さなものをつかむ時の道具の役割も果たし、からだを掻《か》く時にも使われます。爪のトラブルの主要なものは、爪を噛むこと、爪割れ、巻き爪などです。

・感情的なレベル

爪を噛むと、爪のあらゆる機能が損《そこ》なわれます。爪を噛むのは、ほとんどの場合、日常生活の細かな面において自分が守られていないと感じて、ひそかに心の中で苦しんでいる(＝自分を噛んでいる)人です。自分のニーズを満たしてくれず、自分を守ってくれない親に対して、恨みをいだいている可能性があります。そして、自分が守られていないと感じるたびに、自分の爪を噛んで、一時的に守られているという感じ、安全な感じを持つのです。爪がすぐ割れる人というのは、今というこの瞬間に、自分が細部において正確ではないために、罪悪感を感じている人である、と言えます。どうでもいいような細部にあまりにもこだわりすぎるために、エネルギーを使い果たしてしまっているのです。巻き爪に関しては、「足の指のトラブル」の項を参照してください。

・精神的なレベル

あなたが爪のトラブルを抱えているとしたら、からだからあなたへのメッセージはこうです。「あなたには間違った思い込みがあります。すなわち、自分を守ってくれる人はいない、日常生活の細かな面で自分を助けてくれる人はいない、自分一人ですべてをやらなければならない、という思い込みです。この思い込みは、あなたのためにならず、あなたにストレスを与えます。あなたは、細かなことに関して、常に完璧であろうとするのをやめた方がいいでしょう」もしあなたが爪を噛むとしたら、次のことを知ってください。つまり、つらい状況を作り出せば、他の人たちはもっと自分を守ってくれるだろう、と考えるのをあなたはやめる必要がある、ということです。そういう期待を持てば持つほど、あなたはさらにネガティブな感情に翻弄《ほんろう》されることになります。他の人たちをもっと信頼して、彼らに何でも素直に頼んでみましょう。そうすれば、あなたは、今あなたが考えている以上に、彼らから守られるようになるはずです。

・スピリチュアルなレベル、そして結論

307ページを参照してください。

爪《つめ》を噛《か》む

se ronger les ongles

「爪のトラブル」の項を参照してください。

手《て》の痛《いた》み

mal à la main

・肉体的なレベル

手は、人間のからだの中で、最も繊細で、最も頻繁に動く器官です。よく見られる手のトラブルとしては、痛み、「骨折」、「関節炎」、「リウマチ」、「湿疹」などがあります。必要に応じてそれらの項も参照してください。

・感情的なレベル

手の痛みが何を意味しているのかを知るには、その痛みがあることによって、人生のどんな領域で、どんなことができなくなっているのかを知る必要があります。つまり、その痛みによって、最も影響を受けているのはどんなことなのかを知る必要があるのです。手は、腕と同様に、心臓の部位の延長です。したがって、手に痛みがあるということは、あなたが行なったことが愛に基づいていない、ということを教えてくれているのです。特に、自分自身に対する愛に基づいていない、ということを教えてくれています。

手は、自分自身、そして他者への愛を表現するために使われるべきなのです。左手は受け取る能力と関係しており、右手は与える能力と関係しています。手に痛みが生じているということは、自分が手を使ってしたいと思っていることを、その人がみずからに禁じている、ということなのです。つまり、自分のニーズ（自分のハートが望んでいること）を満たしていないのです。

・精神的なレベル

左手が痛むとしたら、あなたは受け取ることがきちんとできていません。ですから、自分の受け取り方をもう一度見直す必要があるでしょう。人から手助けをしてもらった場合、あなたは何かを恐れますか？　感謝して、それを愛とともに受け取ることができますか？　それとも、恩知らず、エゴイストと思われるのがいやで、すぐに何かお返しをしようとしますか？　誰かがあなたに何かを与えてくれた時、あなたはその人が見返りを求めていると思いますか？　そうした思い込みがあると、あなたは受け取ることがうまくできず、そのために生きる喜びを感じることができません。人から何かをもらう時は、それを喜びや感謝とともに受け取りましょう。そうすることで、あなたは、自分を、その贈り物に値《あたい》する人間だと認めたことになります。また、自分は他の人から親切にされるほど特別な人間なのだと認めたことになるのです。ところで、右手が痛むとしたら、あなたは与えることがきちんとできていません。もしかすると、あなたは、義務感から与えているのではありませんか？　または、見返りを求めて与えていませんか？　人を手助けするのを恐れていませんか？

んか？「ノー」と言えないために、相手から利用されるのではないかと恐れていませんか？ 何もかも、自分でやらなければならないと思い込んでいませんか？ 与える時は、与えるのが純粋に嬉しいから与える、というようにしましょう。また、自分が期待したほど相手が喜ばなかったとしても、決してがっかりせずに、相手はあなたとは違った趣味や欲求を持っているのだと考えましょう。手の痛みが、あなたの仕事と関係している場合もあります。その場合、手の痛みは、あなたが愛や喜びとともに仕事をしていない、ということを教えてくれているのです。ですから、あなたは手がやってくれるあらゆることに感謝して、ぜひとも手を祝福してください。そうすれば、人から利用されるのではないかという恐れを持つことなしに、あなたはどんな状況でも受け入れることができるようになるでしょう。あなたは、その経験に立ち向かうために必要なものを、すべて、すでに手にしているのです。手の痛みや思い込みがあることによって、優しく他の人たちに触れるとか、ピアノを弾くとか、絵を描くとか、そうした楽しいことができないとしたら、自分はいったい何を恐れているのだろうと自問してみてください。あなたはもう、りっぱな大人なのです。そうした大人であるあなたが、それをいまだに恐れているのは、果たして正当なことなのでしょうか？ 他の人たちから批判されるのを恐れているとしたら、もう大人のあなたはそんな恐れを持つ必要などない、ということを知ってください。手の他のトラブルに関しては、必要に応じて他の項を参照してください。

・スピリチュアルなレベル、そして結論

307ページを参照してください。

低《てい》血《けつ》圧《あつ》

basse pression

・肉体的なレベル

低血圧というのは、血圧が平均よりも低くなった状態のことです。低血圧の人は、めまいがしたり、疲れやすかったり、からだの末端まで血液が循環しなかったり、時には失神したりすることさえあります。たとえ血圧が低くても、それが肉体的な問題を何も引き起こさないのであれば、その人は正常であると言っていいでしょう。

・感情的なレベル

低血圧の人は、簡単にやる気を失ってしまいます。何かに取り組む前から敗北感を持ってしまうのです。生命エネルギーのレベルがすぐ低くなってしまいます。人生が課してくるさまざまな重荷を背負うことができません。熱意に欠けるため、人生の責任をもうこれ以上引き受けたくないのです。こらえ性がないため、物事をすぐにあきらめてしまいます。

・精神的なレベル

もしあなたが低血圧だとしたら、あなたは、人生を創造するためのパワーと充分につながっていない、と言えるでしょう。「お前は無能だ」というエゴの声に耳を傾けすぎているのです。エゴは、戦いもしないうちから、「お前には勝ち目がない」と断言します。あなたに必要なのは、明確な目標を持つことです。こうしたいという何か具体的な目標を立て、良い機会を見はからってそれを実現させましょう。自分はなすすべもなく人生の圧力に屈服するしかない、と信じ込むと、あなたは自分の美しい夢を実現することができません。

・スピリチュアルなレベル、そして結論

307ページを参照してください。

低《てい》血《けっ》糖《とう》症《しょう》

hypoglycémie

・肉体的なレベル

低血糖症は、膵臓《すいぞう》の病気で、この病気にかかると、血中のブドウ糖の濃度が異常に低くなります。主な症状としては、甘いものが無性に食べたくなる、体調不良、「めまい」、「痙攣《けいれん》」、「動悸《どうき》」、顔面蒼白、冷や汗、などがあります。

・感情的なレベル

メタフィジックな見方によれば、膵臓は感情、欲求、自我の働きなどと関係しています。低血糖症になる人というのは、自分のニーズは差し置いて、他の人たちの欲求をかなえようと躍起《やっき》になるタイプです。そして、自分を不自由だと感じています。からだからあなたへのメッセージは、「罪悪感を持たずに、ちょっとした楽しみを自分に与えてあげてください。あなたは、まわりの人たちを幸福にするためだけに生きていませんか？」というものです。低血糖症の人は、また、多くの恐れを持っており、広場恐怖症になる可能性が非常に高いと言えます。「広場恐怖症」の項も参照してください。

・精神的なレベル

あなたは、エネルギーを自分のために使わなければなりません。まわりの人たちの世話を焼く人間は自分以外にいない、と考えるのをやめましょう。あなたのインナー・チャイルドとのコンタクトを取り戻してください。あなたのインナー・チャイルドは、遊びたがっています。楽しみたがっています。あなたは幼い頃に、自分のことを考えるのはいけないことなのだ、と思い込んでしまいました。そのため、自分に対して充分に愛を与えてきませんでした。そして、まわりの人たちを恨んでばかりいました。本当は、彼らはあなたに充分な愛を与えてくれていたのですが、あなたにはそれでは不充分だと感じられたのです。あなたは、愛は人を苦しめるものだ、と思い込んできました。なぜなら、あなたは、充分に愛を受け取っていると思うことができなかったからです。あなたはまわりの人たちの面倒を見なければならなかったので、あまりにも早く大人になってしまいました。でも、失った人生は、今からでも取り戻せます。自分の面倒を見るのはエゴイスティックなことなのだ、という思い込みはもう手放しましょう。エゴイスティックな人とは、自分の利益のために相手を利用したり、自分の欲求を相手に押しつけたりする人のことです。他人の期待に応える前に、まず自分のニーズを満たそうとする人は、エゴイストではなくて自分を愛する人なのです。どうかもっと自分を愛してください。そうすれば、他の人たちからもっとたくさんの愛を受け取ることができるようになるでしょう。

・スピリチュアルなレベル、そして結論

307ページを参照してください。

できもの boutons

・肉体的なレベル

できものは、からだの表面にできる小さな腫瘍《しゅよう》です。

・感情的なレベル

もし、しょっちゅうできものができるとしたら、その人は、イライラしやすい人だということになります。また、自分の計画が狂うことを受け入れられない人です。そんなことでもあれば、怒りを感じ、しかもその怒りを抑圧してしまうのです。どんな領域において自分がいらだつのかを知るためには、できものができる部位が何のために使われる部位なのかを知る必要があります。もしできものがしょっちゅうでき、しかもあなたに起こる問題が深刻で心を乱すものだとしたら、「皮膚のトラブル」の項も参照してください。

・精神的なレベル

もしあなたがいらだちやすい人だとしたら、物事を自分の思い通りにコントロールしようとするのをやめた方がいいでしょう。そして、何かがあなたの望みどおりにいかないとしても、腹を立てるのではなく、柔軟に対処すべきなのです。不測の事態に上手に適応できるようになるといいですね。なぜそうした不測の事態が起こるのかといえば、それは、あなたが予測したことは必ずしもあなたにとって最良のことではない、ということを、あなたに、経験を通じて教えるためなのです。もし、あなたの顔にしょっちゅうできものができるとしたら、あなたは誰かに対して面目を失うことを恐れている、と言えるでしょう。あなたが自分自身に対して多くを要求するほど、他人はあなたに対して多くを要求するわけではありません。どうかそのことを知ってください。もっともっと自分を尊重しましょう。

・スピリチュアルなレベル、そして結論

307ページを参照してください。

手《て》首《くび》のトラブル problèmes au poignet

・肉体的なレベル

手首というのは、前腕と手を結びつけている関節のことです。この手首の関節はとても複雑で繊細なので、トラブルが頻繁に起こります。「痛み」、「捻挫《ねんざ》」、「骨折」などが多く発生します。必要に応じて、それぞれの項を参照してください。

・感情的なレベル

あらゆる関節は、その人の「柔軟性」に関係しています。したがって、手首の関節にトラブルが起こっている場合も、同様です。手を使って奉仕することに関して、柔軟に対応できていないのです。能力を充分に発揮できないのではないか、または、間違えるのではないか、という恐れに支配されて、本来なら自分にとって嬉しいはずのことを、手を使ってやることができずにいるのです。そして、自分の価値を証明するために、自分が望むのとはまったく別のことをするわけです。自分に対する要求が過大で、自分は楽しい仕事には値《あたい》しない人間である、と考えている可能性もあります。罪悪感を強く持っているかもしれません。自分の力だけでなんとかしようと考えるタイプの人でしょう。

・精神的なレベル

からだからあなたへのメッセージはこうです。「あなたの考え方はあまりにも厳格すぎます。自分がやりたいと思っていることは、自分には無理だ、そんなことをやりとげる能力は自分にはない、とあなたが考えているとしたら、それははっきり言って間違っています。一方で、あなたがやることを通して、誰かがあなたを利用しようとしている、とあなたが考えているとしたら、それもまた間違っています。あらゆる仕事は、恐れや罪悪感、見返りへの期待とともに行なわれるべきではなく、愛の思いとともに行なわれなければなりません。もし右手の手首にトラブルが生じたのなら、それはあなたの与える能力に関わっており、左手の手首にトラブルが生じたのなら、それはあなたの受け取る能力に関わっています。いずれにしても、あなたはこだわりを手放して、愛の思い、受容の気持ち、感謝の念とともに行動すべきなのです。また、他者からの支援や指導も素直に受けましょう」

・スピリチュアルなレベル、そして結論
307ページを参照してください。

てんかん épilepsie

・肉体的なレベル

てんかんというのは、慢性的な神経の病気で、全身の痙攣《けいれん》発作、または部分的な痙攣発作がくり返し起こります。その経過はほぼ一定しています。いつ発作が起こるかは予測できませんが、発作はだいたい短期間で終わります。重症なものもあれば、軽症のものもあります。

・感情的なレベル

この病気になるのは、自分の失敗や間違いを許せないタイプであることが多いようです。そういう人は、あらゆる手段を使って、自分の間違いを隠そうとします。自分をしょっちゅう責めます。つまり、自分に対する愛に欠けるところがあるのです。そして、その欠けた部分を、他の人たちの愛によって補おうとします。心の中に暴力的な思いを持っており、その思いが自分に向かってしまいます。その結果として、てんかんの発作を起こし、その暴力的な思いを自分にぶつけてしまうのです。一方、子どもの頃に最初の発作を起こした時、それによって他の人たちの関心や愛情を引くことができ、自分の間違いを責める気持ちから一時的に解放された、という経験をしています。一方で、この病気は、両親の不仲を一時的にやわらげます。というのも、病気に対処するために、両親は協力せざるを得ないからです。

・精神的なレベル

もし、あなたがこの病気になっているとしたら、からだからあなたへのメッセージはこうです。「もし他の人たちから愛情を受け取りたいのであれば、あなたがまず愛情の種を蒔《ま》き、後はそれを収穫するだけでいいのですよ。愛を受け取るために、あなたは、そんなふうに発作を起こして苦しむ必要などないのです。あなたはすでに、自分が思っている以上の愛を受け取っています。ただ、あなたがそれに気づいていないだけなのです」

あなたが愛する人たちにとって、あなたはどんな存在であるのかを、ぜひいちど尋ねてごらんなさい。あなたは失敗や間違いをしてもいいのです。罪悪感を持つ必要はありません。また、あなたが失敗や間違いをしたからといって、他の人たちがあなたを愛さなくなるわけではありません。あなたが失敗や間違いを自分に対して許すことができた時、あなたは心の中に怒りや激しい感情を持たなくなるでしょう。そうなると、あなたは本来の優しい気持ちを、まわりの人たちに対して表現できるようになります。「ひきつけ」の項も参照してください。

・スピリチュアルなレベル、そして結論

307ページを参照してください。

天《てん》然《ねん》痘《とう》 variole

天然痘は、天然痘ウイルスを病原体とする伝染病で、これにかかるとからだに豆つぶ状の丘疹《きゅうしん》が生じます。感染力がきわめて強い、恐るべき病気です。高い熱をともない、治癒しても皮膚上に瘢痕《はんこん》を残します。丘疹は、まず、額、こめかみ、頭にでき、それから腕、胴へと広がり、ほんの3日間でからだ全体に広がってしまいます。子どもがかかった場合は、「小児病」の項を参照してください。大人の場合は、「熱」、「皮膚のトラブル」の項を参照してください。

動《どう》悸《き》 palpitations

動悸とは、ふだんは意識されない心臓の鼓動が感じられるようになることです。心臓がドキドキするという感覚ですが、それは一時的な心臓の乱れによるものです。「心臓のトラブル」の項を参照してください。ただし、次のことを頭に入れておきましょう。つまり、動悸は、多くの場合、私たちが、胸を打つような、あるいは胸を刺すような出来事を、うまく受け入れることができない時に起こる、ということです。喜びあるいは恐れのために飛び上がらんばかりなのですが、それを自分に許すことができないのです。

統《とう》合《ごう》失《しっ》調《ちょう》症《しょう》 schizophrénie

統合失調症は、精神病の一つ、つまり心の病気の一つです。ノイローゼの患者が病識を持っているのに対して、統合失調症の患者は病識を持っていません。人格に重大な障害が起こるため、現実とのコンタクトを失ってしまいます。「精神病」の項を参照してください。

糖《とう》尿《にょう》病《びょう》 diabète

・肉体的なレベル

糖尿病というのは、さまざまな機能を合わせ持つ、人間にとって非常に重要な器官である膵臓《すいぞう》の病気です。膵臓の機能のうちの一つとして、血中のブドウ糖の割合を正常に保つために必要なインシュリンを生産することがあげられます。糖尿病になるのは、膵臓の分泌機能が弱まって、インシュリンの分泌量が下がるためです。糖尿病の原因としては、そのほかに、たとえば肥満などによって、インシュリンがうまく作用しなくなるということもあります。

・感情的なレベル

膵臓は、太陽神経叢《そう》のところにあるエネルギー・センター（＝第3チャクラ）との関わりが深い内分泌腺です。この腺がトラブルを起こすということは、感情のレベルに問題があることを示しています。確かに、〈太陽神経叢のチャクラ〉は、人間の感情や欲望、また自我をつかさどっています。糖尿病になる人は、とても感情的で、またしばしば欲望に翻弄《ほんろう》されます。自分のために何かをほしがるだけでなく、身近な人たちのためにも何かをほしがります。みんながそれぞれ、自分の取り分を手にすることを望むのです。また、他の人が自分より何かをたくさん持っていると、その人に嫉妬《しっと》することがあります。その多くが非常に献身的なのですが、一方で他者に対して期待をしすぎます。みんなに対してお母さん役を演じるのですが、みんなに対する自分の願いがかなわないと、容易に罪悪感を持ってしまいます。そうした自分の願いを実現させるために、いつも心をフル回転させていろいろな方法を探します。そんなふうにたくさんの願いを持っているのは、実は、これまで一度も満たされなかった愛情に対する欲求、優しさに対する欲求を隠すためでもあるのです。幼い子どもが糖尿病になるのは、自分が充分に認められていないと感じている場合が多いようです。悲しみによって心の中にぽっかりと穴が空き、その穴を埋めるために何かを探すのです。その何かがまわりの人からの注目であったりするわけです。注目を引くために糖尿病になるというメカニズムです。

・精神的なレベル

糖尿病からのメッセージは、「あなたはこだわりを手放す必要があります。すべてをコントロールしようとするのではなく、向こうから自然に物事がやってくるのを待つようにしましょう」というものです。あなたの使命は、すべての人の幸福を作り出すことではありません。そんな思い込みはもう捨てましょう。あなたは、自分の望むことをすべて自分に引き寄せようとするタイプですが、まわりが全員そういうタイプの人だというわけではありません。あなたほどそれを望まない人もいますし、あなたと同じものを望まない人もいるのです。あした手に入るかもしれないもののことを考えて放心するのではなく、今ここにある小さな喜びを味わうようにしましょう。あなたは今日まで、自分は他の人たちのために何かを望んできた、と思い込んできました。でも、何よりもそれはあなた自身のためだったのです。どうかそのことに気づいてください。そして、これまで手に入れてきたものを確認してください。そして、大きな願いがこれまで実現しなかったからといって、実現してきた多くの小さな願いに感謝しなくてもいい、ということにはならないことを知ってください。また、糖尿病の子どもにとって大切なのは、自分のことを、家族から無視された子どもだと思わないことです。家族のあいだに自分の居場所を見つけるのは、まさしく子ども自身であるのです。

・スピリチュアルなレベル、そして結論

３０７ページを参照してください。

動《どう》脈《みゃく》のトラブル
problèmes aux artères

・肉体的なレベル

動脈は、心臓から送り出された血液を、全身の組織に運ぶ働きを持っています。何らかの要因がその働きを阻害した時に、動脈のトラブルは起こります。

・感情的なレベル

動脈は、物質的に見ても、あるいは象徴的に見ても、生命力を全身に届ける、全身に循環させる、という機能を持っています。ですから、動脈のトラブルを持っている人は、人生において喜びを充分に循環させていない、と考えられるのです。つまり、人生のある局面、またはいくつかの局面で、交流、循環またはコミュニケーションが充分に行なわれていないのです。疎外されているのは他者との交流でしょうか？　あるいは、喜びの循環でしょうか？　自分のハートから語っているかどうか、自分に喜びや陽気さをもたらしてくれる状況を作り出しているかどうかを、しっかりチェックする必要があるでしょう。

・精神的なレベル

もうあれこれと遠慮するのをやめて、自分に喜びをもたらしてくれる状況を積極的に作り出しましょう。肉体的な喜びを取るか、精神的な喜びを取るかを、ためらう必要はないのです。どうか自分に、その両方の、あらゆる喜びを与えてあげてください。最初はささやかな喜びから始めるとよいでしょう。自分に対してごくたまに喜びを与えるのではなく、あらゆる形の喜びを、持続的に与えてあげてください。人生をあまりにも深刻にとらえすぎると、その美しさ、素晴らしさを見逃してしまいます。

・スピリチュアルなレベル、そして結論

３０７ページを参照してください。

動《どう》脈《みゃく》硬《こう》化《か》症《しょう》
artériosclérose

「アテローム性動脈硬化症」の項を参照してください。

た

動《どう》脈《みゃく》瘤《りゅう》

anévrisme

・肉体的なレベル

動脈瘤とは、動脈が膨張して、そこに血液がたまった状態のことであり、ほとんどが大動脈にできます。動脈瘤を放置すると破裂する危険性があります。胸部に動脈瘤ができていると、痛みを感じたり、咳がでたり、食物を飲み込むことが困難になったりします。腹部に動脈瘤ができた場合、痛みを感じたり、また手で触れられるようなふくらみが生じたりします。脳に動脈瘤ができるのは、先天性の血管形成異常による場合が多いとされています。先天性の動脈瘤の場合は、24ページの①を参照してください。

・感情的なレベル

動脈瘤は、多くの場合、家族に問題が生じ、家族関係がうまくいかなくなって、深い苦しみを感じるようになった人がかかりやすいようです。つまり、心が破れるような苦しみを感じた人がかかりやすいのです。たとえば、離婚をした場合、その自分の決断に対して、無意識のうちに罪悪感をいだいていることが多いものです。そういう人は、それまで、苦しみをため込みすぎ、ついに自分の限界にぶつかってしまったのです。もうこれ以上耐えられないと思って、離婚を決意したのです。どちらかというと、状況に反応しすぎるタイプだと言えるでしょう。

・精神的なレベル

動脈瘤ができたということは、からだからのメッセージがきわめて緊急かつ重大であることを示しています。からだからあなたへのメッセージはこうです。「苦しみを心の中にため込むのはもうやめましょう。そして、相手にあなたの思いをはっきりと伝えるのです。あなたはたぶん、自分の感じやすさを相手に知られるのがいやなのでしょう。しかし、あなたには選択肢は二つしかありません。一つは、相手に対して自分の思いを伝えること。もう一つは、思いをため込んだまま動脈瘤で死ぬこと。あなたは、自分の頑固さに気づき、それを改善する必要があります。その頑固さが、あなたに思いきった解決策を取らせたのですが、その解決策は、あなたのためにしか役立たなかったのです。もうこれ以上、ネガティブな考えを持たないようにしましょう。ネガティブな考えは、苦しみから生まれます。その苦しみをしっかり吐き出してしまえば、あなたは身近な人たちとともに、喜びに満ちた人生を送ることができるでしょう」

・スピリチュアルなレベル、そして結論

３０７ページを参照してください。

トゥレット症《しょう》候《こう》群《ぐん》

syndrome de Tourette

・肉体的なレベル

トゥレット症候群は、まず単純な「チック」から始まり、やがてそれが複雑で多様な動きに慢性化していきます。呼吸に関するもの、発声に関するもの、行動に関するものなどいろいろあります。

・感情的なレベル

この症候群は、コントロールされている、侵害されていると感じている人が、コントロールされること、侵害されることをひどく恐れるようになると発症します。幼い頃に、両親の一方（一般的には、自分と反対の性を持つ親）がひどく支配的で、もう一方がひどく従順だった、という家庭環境を持っていた人がなりやすいと言えるでしょう。さらに、ある困難な状況において自分をコントロールできなくなった、ということを経験している場合があります。しばしば人を裁き、また怒りを感じます。また、自分の弱さを隠しています。というのも、人に対して自分を強く見せたいからです。

・精神的なレベル

からだからあなたへのメッセージは、「あなたは、自分の傷つきやすさ、自分の優しさを受け入れる必要があります。もし、幼い頃にコントロールを失ったことがあるとしても、これからもずっとそれが続くとは限りません」というものです。あなたは、まず、両親を許してください。そうすれば、自分自身を許すこともずいぶん容易になるはずです。「許し」に関しては、本書の巻末にある〈許しのステップ〉を参照してください。

・スピリチュアルなレベル、そして結論

３０７ページを参照してください。

読《どく》字《じ》障《しょう》害《がい》

dyslexie

・肉体的なレベル

読字障害とは、文字を読むことができないというトラブルです。ただし、この本格的な読字障害と、子どもが一時的にストレスに満ちた状況に巻き込まれて、文字を習得することができなくなった、という状態を混同すべきではありません。本格的な読字障害の子どもは、空間の位置関係を正確に把握することができないのです。文字を読む際の空間認知の間違いが継続し、重症化していくのが読字障害なのです。

・感情的なレベル

このトラブルに見舞われるのは、一般的に、知的な成果を上げることを強制されたと感じた子どもです。そういう子は、右脳と左脳を同時に使うことがうまくできないのです。メタフィジックな見方をするならば、この子どもは、〈女性原理〉と〈男性原理〉をうまく統合することができていない、と言えるでしょう。今回、地上で生きるために自分が選んだ性に直面して、魂が混乱をきたしているのです。この混乱は、非常に深い、無意識のレベルで起こっています。一方で、脳は、左脳と右脳のあいだを調和させることができずに、大きな困難を感じているわけです。

・精神的なレベル

もしあなたが読字障害で苦しんでいるとしたら、私は、あなたに、運動療法の専門家に相談することをお勧めします。運動療法の専門家は、あなたにある種の訓練を施して、右脳と左脳をバランスよく統合できるようにしてくれるでしょう。あなたにとってその次に大切なのは、今回地上で生きるために選んだ性を受け入れる、ということです。また、あなたは、自分が知的に完璧でないことに対する言いわけとして、読字障害という病気を選ぶ必要はなかった、ということを知ってください。あなたは、知的に完璧である必要などありません。私たち人間はもともと不完全なのです。そこそこに知的であり、そこそこに才能があればいいのです。

・スピリチュアルなレベル、そして結論

３０７ページを参照してください。

吐《と》血《けつ》 vomissement de sang

「出血」の項を参照してください。ただし、次のことを頭に入れておきましょう。つまり、吐血した人というのは、自分をそれ以上コントロールできなくなった人である、ということです。思いを吐き出す必要があったのです。感情的に自分の限界に達してしまったのです。

吐《と》出《しゅつ》 régurgitation

・肉体的なレベル

吐出とは、食道内の飲食物や、胃の中の飲食物が、口の中に吐き戻されることを言います。

・感情的なレベル

なぜ吐出が起こるかというと、それは、その人が摂取したものをからだが必要としていない、というまったく単純な理由によるのです。あるいは、その人が、見たもの、聞いたものを拒絶した時にも、吐出が起こることがあります。

・精神的なレベル

もし、あなたがまわりで起こっていることを拒絶したために吐出が起こったとしたら、からだからあなたへのメッセージはこうです。「あなたは、その出来事があなたの中に目覚めさせた恐れを、きちんと点検する必要があります。たぶん、その恐れはあなたのお母さんと関係しているはずです。なぜなら、食物というのは、お母さんを象徴しているからです。その恐れは今でもなお『現実的な』ものですか?」

・スピリチュアルなレベル、そして結論

307ページを参照してください。

ドライ・アイ yeux secs

「涙の不足」の項を参照してください。

内《ない》耳《じ》炎《えん》 labyrinthite

・肉体的なレベル

内耳炎とは、耳のいちばん奥にある内耳が炎症を起こした状態のことです。症状としては、「めまい」、「嘔吐《おうと》」、「吐き気」、耳が膨満した感じ、自分の声が残響する感じ、耳鳴り、などがあります。もし難聴になったとしたら、「耳のトラブル」の項も参照してください。

・感情的なレベル

内耳炎になりやすいのは、自分の欲求やニーズに耳を貸すことができないために、強い怒りやストレスを感じている人です。あれこれと気が散ってしまい、堂々めぐりをしているばかりで、そこからどうやって抜け出せばいいのかが分かりません。迷路に迷い込んだように感じているのです（フランス語では「内耳」と「迷路」は同じ言葉である：訳者注）。

・精神的なレベル

からだからあなたへのメッセージはこうです。「ゆったりと呼吸をしましょう。また、自分のための時間を取ってください。もし、どんなことでも可能だとしたら、あなたは何がしたいですか? それをリストに書き出してみましょう。あなたは、自分のニーズに耳を貸す必要があります。自分の内なる声を聞くことによって、内なる光とのコンタクトを取り戻してください。そうすれば、あなたは、その迷路から抜け出すことができるでしょう」また、30ページの⑦を参照してください。

・スピリチュアルなレベル、そして結論

307ページを参照してください。

涙《なみだ》の不《ふ》足《そく》 manque de larmes

・肉体的なレベル

涙は、角膜を保護する役割を持ってい

ます。角膜に栄養を与え、角膜のつやを維持するために不可欠な要素なのです。涙が不足すると、目が乾き、不快、痛み、「炎症」などが発生します。そうした不調は、まばたきをあまりしない人に起こりやすいと言えるでしょう。

・感情的なレベル

涙の不足に見舞われている人は、しばしば自分の感じやすさを隠そうとするものです。自分が優しくて繊細であることが、弱さのしるしであると思っているのです。もしかすると、そのせいで他人に利用されることになるのを恐れているかもしれません。まわりのことがよく見えるので、自分はいろいろなことをすでに充分やってきた、と感じている可能性もあります。まばたきをあまりしない人は、不意を打たれるのが怖いため、まわりに対していつも身構えている必要がある、と感じているのかもしれません。

・精神的なレベル

あなたが涙不足で悩んでいるとしたら、からだからあなたへのメッセージはこうです。「あなたはそろそろ、優しくて繊細な人に対する見方を変えたほうがいいですよ。あなたはいくら優しくなってもいいのです。いくら繊細になってもいいのです。また、愛する人たちをいくら守ってもいいのです。いくらそうしたところで、あなたが自分の限界を超えてしまうことはありません。あなたが優しいのは生まれつきなのです。『優しい』ということは、『弱くて従順である』ということとは違います。あなたは恐れのせいで、いつもまわりに対して身構えていますが、その恐れに本当に根拠があるのかどうか、その恐れが現実的なものであるのかどうかを確かめる必要があるでしょう」

・スピリチュアルなレベル、そして結論

307ページを参照してください。

難《なん》聴《ちょう》 surdité

「耳のトラブル」の項を参照してください。

にきび acné

・肉体的なレベル

にきびは、基本的に、顔面上の皮下脂肪のある部位に限られます。ほとんどの場合、思春期から青年期にかけて現われますが、人によっては、30歳を過ぎてもにきびができることがあります。通常は、数年もすれば治まり、にきびの痕《あと》は残りません。しかし、場合によっては、瘢痕《はんこん》が残ることがあり、そんな場合は、美容上の不都合をもたらすことになります。

・感情的なレベル

にきびは自分から人を遠ざける作用、自分を（特に近くから）見ないようにする作用があります。つまり、にきびは、その人が、自分を愛していないこと、自分を愛せないこと、自分を尊重するのを怖がっていることを表わしているのです。要するに、にきびのできる人は、自分の内面に閉じこもっている、ということになります。だからこそ、にきびは、自分に多くを要求しすぎ、自分を恥ずかしく思う思春期以降にできるわけです。部屋に引きこもるよりも、顔の皮膚にトラブルを引き起こして、他人を遠ざける方を選んだわけです。また、にきびは、両親のどちらか、または両方に気に入られるために、本当の自分を抑えている人によく見られます。「皮膚のトラブル」の項を参照してください。

・精神的なレベル

もしあなたがにきびに悩まされているとしたら、少し時間を取って、あなたが自分自身をどのように考えているかを点検してみてください。どのような精神的態度があるために、あなたは自分自身でいることができないのか、また、本当の自分自身を表現できずにいるのかを、調べてみる必要があるのです。もしかすると、同性の親のようにならなければならない、と考えているのかもしれません。あるいは、同性の親と同じようになるのがいやで、その親に反発しすぎているのかもしれません。そんな場合、あなたは自分自身でいることができません。他人たちがあなたをどう見ているかを、彼らに尋ねてみるのもいいでしょう。彼らのあなたに対する見方と、あなた自身のあなたに対する見方は、はたして一致しているでしょうか？　30歳をすぎてもにきびが治らない場合は、あなたの青年期のことをじっくりと思い出してみましょう。もしかすると、あなたは、青年期に受けた心の傷をそのまま引きずっているかもしれません。だとしたら、そろそろ自分自身に対する見方を変えた方がよいでしょう。40歳を過ぎてもにきびが治らない場合、あなたは青年期に受けた心の傷（特に、人格に関する傷）を非常に強く抑圧している可能性があります。にきびが出る少し前に経験したことを思い出してみましょう。にきびは、あなたが抑圧した心の傷からあなたを解放するために、あなたのからだが使っている手段である可能性があります。あなたはもう、これ以上、心の傷を抑圧し続けることができないのです。心の傷を抑圧するには、ものすごくたくさんのエネルギーを必要とします。「もっと自分を尊重し、自分の内にある美しさを認めてください」と、からだがあなたに言っているのではないでしょうか。

・スピリチュアルなレベル、そして結論

３０７ページを参照してください。

日光不足症候群《にっこうぶそくしょうこうぐん》 affectif saisonnier

・肉体的なレベル

ある人たちは、太陽の光が不足する時間や季節になると、疲れ、無気力、うつなどの症状を訴えます。

・感情的なレベル

この症状に苦しむ人は、しばらく太陽の光に当たると、すぐにまた活力を取り戻します。あっという間に元気になるのです。このように、外部の光によって容易に影響されるということは、〈内なる光〉とコンタクトを取っていないことを意味しています。自分の内なる美しさを見る代わりに、自分を意地悪な人間、だめな人間、正しくない人間であると見なしているのです。

・精神的なレベル

からだがあなたに送っているメッセージは明らかです。あなたはこの病気になる前に、ちょっとしたできごとが原因で、自分を良くない人間だと思い込んでしまったのです。そのために罪悪感を持ち、意気消沈してしまったのです。からだからあなたへのメッセージはこうです。「自分の限界を受け入れましょう。そして、あなたの内に住んでいる、光り輝く美しい存在を、もっと認めるのです」

・スピリチュアルなレベル、そして結論

３０７ページを参照してください。

乳腺炎《にゅうせんえん》 mastite

乳腺炎とは、授乳期間中の女性の乳腺が炎症を起こすことです。「膿瘍《のうよう》」、「乳房《ちぶさ》のトラブル」の項を参照してください。

ただし、次のことを頭に入れておきましょう。つまり、乳腺炎になる人は、母親になったことに関連して激しい怒りを感じたことがある、ということです。30ページの⑦を参照してください。

乳様突起炎《にゅうようとっきえん》 mastoïdite

乳様突起炎とは、外耳管のうしろの側頭骨に付属する粘膜が炎症を起こした状態のことです。この病気は、ほとんどの場合、急性の内耳炎に付随して起こります。「耳のトラブル」の項を参照してください。また、30ページの⑦を参照してください。

尿《にょう》管《かん》炎《えん》 urétérite

尿管炎とは、腎臓から膀胱《ぼうこう》まで尿を運ぶ役目を持った尿管が炎症を起こした状態のことです（尿管と尿道を混同しないでください）。「腎臓のトラブル」の項を参照してください。ただし、次のことを頭に入れておきましょう。つまり、尿管炎は、一般的に、ある人が、ある状態から次の状態に移行する際に起こる病気である、ということです。その人は、古い考えを手放すことができないために、その変化をうまく受け入れることができないのです。そうした状況が、当人に激しい怒りを感じさせるのです。30ページの⑦を参照してください。

尿《にょう》失《しっ》禁《きん》 incontinence urinaire

尿失禁とは、ごく普通に尿をこらえることができなくなった状態です。子どもが夜間にこの症状を示している場合は、「夜尿症」の項を参照してください。大人がこの症状を示している場合は、「膀胱《ぼうこう》のトラブル」の項を参照してください。また、大人が夜間にこの症状を示している場合は、「夜尿症」の項を参照してください。ただし、次のことを頭に入れておきましょう。つまり、この人は、子どもの時に経験したのと同じ状況をいま経験している、ということです。ある人と関わる時、相手が大人で自分は子どもであると感じるのです。相手と自分が対等であると感じられないのです。二人の大人のあいだに「親ー子」の関係が見られるとしたら、その関係は非常に有害なものとなります。自分が「子」であると感じている人は、早急に自分の立場と力を取り戻す必要があるでしょう。

尿《にょう》道《どう》炎《えん》 uréthrite

「膀胱《ぼうこう》炎」の項を参照してください。

尿《にょう》毒《どく》症《しょう》 urémie

尿毒症とは、慢性腎不全の最終段階において出現する症状で、腎機能が低下しているために、排出されるべき老廃物や毒素が血液中に蓄積されて、血液が汚れている状態のことです。「腎臓のトラブル」の項を参照してください。

妊《にん》娠《しん》にともなうトラブル problèmes de grossesse

妊娠にともなうトラブルのうち、最も多いのが、吐き気と出血です。ですから、

「吐き気」と「出血」の項を参照してください。ただし、次のことを頭に入れておきましょう。つまり、その人は、子どもが生まれてくることに対して強い不安を持っている、ということです。

熱《ねつ》 fièvre

・肉体的なレベル

熱とは、からだの温度が正常な範囲よりも高くなることです。体温が38度以上になると、病気のしるしだと考えられます。一般的に、熱が出始めると、その人は寒気《さむけ》を覚えるものです。そして、熱の原因が消える時、その人は熱く感じるものです。熱には震《ふる》えがともなうこともあります。

・感情的なレベル

熱が出るということは、その人が怒りをため込んでいる、ということを意味します。寒く感じるのは、怒りをため込んでいるからなのです。その怒りの原因が消えれば、暖かく感じるものなのです。たとえば、小学校に通っている子どもが、ある出来事が原因で母親から拒絶されたと感じた、としましょう。翌朝、目を覚ました時、その子は高い熱を出しています。寒気を感じ、震えます。そこで、母親は家にとどまって、その子の面倒を見ることにします。すると、この時点で、子どもの心の葛藤は解決するでしょう。なぜなら、その子は、母親の関心を受けることができたからです。そして、からだが暖かくなるのを感じ始めるでしょう。それは、からだが回復し始めたサインなのです。また、何かに対して熱くなりすぎている人も熱を出すことがあります。つまり、何かに対して情熱を持ちすぎている人、あるいは何かが自分の思い通りに進まないので強い怒りを感じている人も、熱を出すことがあるのです。

・精神的なレベル

葛藤の原因を一時的に解決しても、それでは充分とは言えません。もしあなたがしょっちゅう熱を出す人であるならば、あなたの心の中にある深い怒りの原因に気づく必要があるでしょう。あなたが経験したことは、すべて、あなたの物事への反応の仕方が原因となっているのです。あなたがこれまでに経験してきたこと、あるいは学び取ってきたことが、あなたの反応の仕方を決めています。もしあなたがある人に対して怒りを感じているなら、その人に対して怒りを感じることが果たして正当かどうかを調べてみてください。怒りを引き起こす原因は、相手の態度にあるのではなく、相手の態度をあなたがどのように受け止めるか、という点にあるのです。相手には原因がなかった、ということが本当に分かったら、相手に対して許しを請《こ》いましょう。そのためには、本書の巻末にある〈許しのステップ〉を参照してください。そうしない限り、他の人がまた同じ態度を取るたびに、あなたは同じ怒りを経験することになるでしょう。あなたが何かに対して情熱を持ちすぎている場合（つまり何かに対して興奮するあまりついつい自分の限界を超えてしまう場合）には、あなたは恐れに支配されてそうしている、ということを自覚する必要があります。熱が高ければ高いほど、からだからのメッセージは重大なものとなります。ですから、あなたはただちに自分の心の問題と取り組まなければなりません。

・スピリチュアルなレベル、そして結論

３０７ページを参照してください。

捻挫《ねんざ》 entorse

・肉体的なレベル

捻挫とは、限度を超えた急激な動きによって引き起こされる、関節部分の損傷のことです。断続的な激しい痛みに襲われます。最も捻挫になりやすいのは、くるぶし、膝《ひざ》、手首です。

・感情的なレベル

捻挫をする人は、自分が行きたいのとは別な方向に行かされている（足を捻挫した場合）、または、自分がやりたいのとは別のことをやらされている（手を捻挫した場合）と感じているものです。無理やり何かをやらされている、限界を超えて何かをやらされている、と感じ、自分がその人に「ノー」と言えないことで自分を責めているのです。あるいは、規則に違反することになるのではないかと恐れています。そこで、捻挫をすることによって、自分にストップをかけるわけです。

・精神的なレベル

あなたは、自分の見方に固執することによって、あるいは自分のやり方を貫こうとすることによって、非常に苦しんでいます。その苦しみの度合いがどれくらいであるかを自分に教えるために、あなたは捻挫を引き起こしたのです。ですから、あなたはもっと柔軟な人間になるべきなのです。自分のやりたいこととは違うことを他の人から押しつけられていると思い込むのではなく、他の人たちが本当はどんな動機で動いているのかを知ろうとすべきなのです。その結果、あなたは彼らの意図を受け入れることになるかもしれません。あるいは、彼らの要求が自分の能力の限界を超えているために、自分は彼らの期待に応えることができないのだ、ということが分かるかもしれません。そうしたら、そのことを関係者に伝えればいいのです。どうしてもある方向に行かなければとあなたが思い込んでいるとしたら、どんな恐れがあなたにそう思わせているのか、そしてその恐れは今でもあなたにとって真実なのかを確かめるようにしてください。自分自身と他人に対してもっと柔軟になれば、あなたは自分のニーズにもっと容易に応えられるようになるでしょう。

・スピリチュアルなレベル、そして結論

307ページを参照してください。

ノイローゼ névrose

・肉体的なレベル

ノイローゼというのは、神経が病《や》んだ状態で、その人の精神生活に深く関わっています。ただし、精神病と違って、人格まで変化するわけではありません。ノイローゼに悩む人は、自分の意志が弱くなってしまったという自覚があり、ひどく苦しんでいます。ただし、治りたいと本気で思いますので、自分から進んで治療を受けようとします。

・感情的なレベル

ノイローゼにかかるほとんどの人が、強迫的な性格だと言えるでしょう。したがって、エネルギー体である〈サトル・ボディ〉にひびが入っていると考えられます。サトル・ボディとは、肉体に宿る目に見えないエネルギーの体のことで、多層構造をしており、その中心の部分にスピリットがあるのです。私がこれまで数多くのノイローゼ患者を観察してきた結果、そうしたひびは、自分の親に対する恨みが原因で作られる、ということが分かりました。そういう人は、ものすごくたくさんの関心を必要とします。そして、幼少時から、自分が充分な関心を与えられていないと感じて苦しんできたのです。自分が必要とする関心を与えてもらえなかったのです。それは、その人が、実際に関心を与えられなかった、ということではありません。そうではなくて、その人が受け取った関心の量では、その人の大きすぎるニーズを満たせなかった、ということにすぎないのです。そのために、非常に依存的な人間になってしまいました。ですから、依存できる相手が目の前にいなくなると、依存できる他の対象を探し出し、異様ともいえるほどその対象に執着します（たとえば、不潔恐怖症。これなどは、異様なほど「清潔であること」に執着するわけです）。

・精神的なレベル

あなたが今ノイローゼだとしたら、からだからあなたへのメッセージはこうです。「あなたは、自分のあらゆる思い込みを早急に見直さなければなりません。というのも、それらの思い込みによって、あなたは大いに損《そこ》なわれているからです。そうした執拗な思い込みがあるために、あなたは無力感にさいなまれ、自分の心の苦しみを止められずにいます。そうした苦しみから解放される最も効果的な方法は、過去のいろいろな時期にさかのぼり、その頃、あなたの両親（または、両親の代わりだった人たち）は、それぞれが、自分にできる限りのことをしてくれていた、という事実に気づくことです」

今回の人生で、あなたは、自立性を学ぶ必要があります。自分の能力と才能をもっと信じて、あなたがあれほど求め続けた素敵な人生を創造するのです。誰かに助けてもらう時には、その人に依存しすぎないようにしましょう。でないと、あなたは、自分一人では何もできないという思い込みをさらに強化することになります。今の依存状態をさらに強化することになるのです。その人の援助は、あくまでもサポートあるいはガイドと考えるべきでしょう。あなたは、自分の力で今の状況から完全に脱出できる、ということを知らなければなりません。最も有効な方法は、本当の「許し」を実践することです。許しに関しては、巻末の〈許しのステップ〉を参照してください。

・スピリチュアルなレベル、そして結論

307ページを参照してください。

脳《のう》のトラブル

problèmes au cerveau

・肉体的なレベル

脳に関するトラブルのうち、最も多く見られるのが頭痛と偏《へん》頭痛でしょう。「頭痛」、「偏頭痛」の項を参照してください。もっと深刻なものとしては、頭蓋骨の損傷によって引き起こされる脳の損傷があります。さらに、脳の動脈が詰まったり、切れたりして起こる脳血栓や脳血管障害などがあります。また、良性あるいは悪性の脳腫瘍《しゅよう》もあるでしょう。

・感情的なレベル

脳に関するトラブルは、自分の〈存在〉のレベルに関わる問題がある、ということを示しています。脳に関するトラブルを持っている人は、きわめて重要なメッセージを受け取っていることになります。というのも、脳は、人間の器官の中では最も重要な器官だからです。脳は、頭蓋骨という堅牢な「覆い」によって、からだのうちで最も安全に守られている器官です。同様に、私たちは、自分という〈存在〉もあらゆる侵害から守らなければなりません。もしそれを怠《おこた》ったりすると、自分の個性を忘れ去り、他の人たちの思いに振り回されることになるでしょう。それはとても不幸なことです。なぜなら、自分が本当はどんな人間なのか分からなくなってしまうからです。

・精神的なレベル

あなたは、脳のトラブルという決定的に重要なメッセージを受け取っています。したがって、あなたは早急に自分についての考え方を改め、本当の自分を知り、自分が本当にやりたいことをやらなければなりません。あなたの脳は、あなたのからだ全体を支配する器官です。そこが病《や》んでいるということは、現在、あなたの〈存在〉は、あなたの人生全体を支配していない、ということになります。ゆえに、あなたは、〈本当の自分〉（つまり、あなたの〈内なる神〉）とのコンタクトを取り戻し、その結果として、あなたの人生をあなた自身で創造しなければなりません。おそらく、かつてあなたは、自分らしくない生き方をすることによって、ものすごく苦しんだことがあるのでしょう。でも、今はもう苦しむ必要はありません。そうした生き方はあなたのためにならない、とあなたのからだは言っています。

・スピリチュアルなレベル、そして結論

307ページを参照してください。

膿《のう》痂《か》疹《しん》 impétigo

・肉体的なレベル

膿痂疹は伝染性の病気で、俗に、とびひ、と呼ばれ、子どもや若者がよくかかります。黄色っぽいかさぶたをともなったただれができ、黄色い液体の詰まった小水疱が生じることもあります。免疫力の低下した人がかかりやすいと言えるでしょう。「皮膚のトラブル」の項も参照してください。

・感情的なレベル

膿痂疹にかかりやすいのは、身近な人たちの愛情を素直に受け入れにくい子どもや青年であると言えます。身近な人たちの影響を受けるのがいやなので、何とかして自分を守ろうとしてしまうのです。感じることを自分に禁じてしまったために、とても頑《かたく》なな性格になっています。

・精神的なレベル

この病気になっている人に対する、からだからのメッセージはこうです。「あなたはもう他の人たちから自分を守ろうとしなくてもいいのですよ。他の人たちを自分が必要としている、ということを素直に認めましょう。他の人たちに対して心を閉ざすよりも、他の人たちからの影響を受け、他の人たちから『触《さわ》られる』方が、あなたにとっては、はるかに良いのです。感じやすいのは弱いしるしだと考えるのはもうやめましょう。感じやすい人は、いざという時に自分を守ることができない、と考えるのはもうやめましょう」

・スピリチュアルなレベル、そして結論

307ページを参照してください。

脳下垂体《のうかすいたい》のトラブル

problèmes de la glande hypophyse

・肉体的なレベル

脳下垂体は、脳の下部に位置するエンドウ豆くらいの大きさの腺です。

・感情的なレベル

この腺は、それ以外のあらゆる腺をつかさどっています。そして、脳の機能と高度な精神作用をつなぐ役目を果たしているのです。人間は、高度な精神作用（スピリチュアリティ）を持っているために、自分の〈存在〉の豊かさと広がりを充分に知ることができます。脳下垂体にトラブルがあるということは、物質的な世界とスピリチュアルな世界のあいだがブロックされている、ということを意味します。それは、その人が、人間の神聖な側面（特に、自分自身の神聖な側面）を受け入れていない、ということなのです。自分をあまりにも卑小な存在だと考えているわけです。

・精神的なレベル

あなたは、自分が途方もなく素晴らしい存在であることを認めるのを恐れています。しかし、それはあなたのためになっていません。からだからあなたへのメッセージは、「あなたは、本当はもっともっと偉大な存在なのです。どうか、その卑小な自己認識を変えてください」というものです。スピリチュアルなレベルの問題はあまりにも精妙なので、唯物主義的な医者たちは、とうていそれを理解することができません。物理的世界を超えた目に見えない世界がある、ということをあなたもそろそろ認めるべきでしょう。

・スピリチュアルなレベル、そして結論

307ページを参照してください。

脳《のう》しんとう

commotion cérébrale

脳しんとうは、事故などによって頭蓋骨に衝撃を受けて、脳全体が激しい振動を受けた時に起こります。「事故」、「脳のトラブル」の項を参照してください。ただし、その人は、激しい感情、ショック、精神的動揺などを経験している、ということを頭に入れておきましょう。

脳水腫《のうすいしゅ》

hydrocéphalie

・肉体的なレベル

脳水腫というのは、脳室内に多量の脳脊髄液がたまって、脳を圧迫する病気のことであり、頭囲の拡大も見られます。水頭症とも呼ばれます。

・感情的なレベル

メタフィジックな見方によると、水は〈感情体〉と関係しています。したがって、頭に多量の水がたまる人は、感情をため込みすぎている、ということになります。その結果、感情を自分自身だと思い込んでしまっているのです。そのため、情動過多になっており、あらゆる考えが感情によって影響されます。自分の本当の姿を見失っており、人から笑われることを極度に恐れている、と言えるでしょう。

・**精神的なレベル**

もしあなたが脳水腫になっているとしたら、ただちに情動過多と繊細な感受性の違いを学ばなければなりません。さらに、感情を心の中にため込むのではなく、適切に表現することを学ぶ必要があるでしょう。感情を表現し、許しを実践するには、本書の巻末の〈許しのステップ〉を参照してください。もし、あなたの赤ちゃんが脳水腫になっているとしたら、その赤ちゃんは、過去世からの課題を持ち越している、ということを知ってください。そして、赤ちゃんに、この「脳水腫」に関する説明を読んであげてください。きっと赤ちゃんの魂がそれを受け止めてくれるはずです。その赤ちゃんは、新たな肉体に宿って、過去世で解決できなかった問題を解決しようとしています。あなたができることは、赤ちゃんに導きを与えることだけです。それを実践するかどうかは、全面的に赤ちゃんにまかせましょう。

・**スピリチュアルなレベル、そして結論**

307ページを参照してください。

嚢《のう》胞《ほう》 kyste

・**肉体的なレベル**

嚢胞とは、軟組織内に液体の溜まった球状の袋ができる病気です（袋の中身が固い組織である場合もまれにあります）。嚢胞には、良性のものも、悪性のものもあります。

・**感情的なレベル**

嚢胞は、長いあいだ蓄積されてきた悲しみや痛みがからだに表われたものだと言えるでしょう。つまり、エゴがこうむった打撃を緩和するために嚢胞ができた、と考えられるのです。過去の苦しみを解決することができず、いまだに引きずっている人が嚢胞になりやすい、と言えるでしょう。もし嚢胞が悪性である場合は、「癌《がん》」の項も参照してください。嚢胞がからだのどの部位にできたかによって、どの領域で苦しみを蓄積してきたかがわかります。たとえば、もし嚢胞が胸にできたとしたら、その人は、母性に関わる面で苦しみを蓄積してきている、ということがわかります。

・**精神的なレベル**

嚢胞があなたに送ってきているメッセージはこうです。「あなたは、古い傷をいつまで抱えているつもりですか？　もういいかげんに『許し』を実践してください。あなたが心の中にため込んできたものが、あなたを害しているのです。あなたは自分以外のある人があなたを害した、あるいは今でも害していると思っているかもしれませんが、実際には、あなたを害しているのはあなた自身の考え方に他なりません。嚢胞があなたに教えているのは、もうあなたは他者からの打撃に対して防衛的にならなくてもいい、ということなのです。あなたが今なすべきなのは、他者を許すこと、そして自分自身を許すことなのです。どうかそれを知ってください」そして、「許し」を実践するには、本書の巻末の〈許しのステップ〉を参照してください。

・スピリチュアルなレベル、そして結論

307ページを参照してください。

嚢《のう》胞《ほう》線《せん》維《い》症《しょう》

fibrose kystique

・肉体的なレベル

線維症というのは、結合組織が病的に変化して固くなってしまう病気のことです。肺や膵臓がよくこの病気にかかりますので、もしあなたがそのケースに該当するなら、「肺のトラブル」や「膵臓のトラブル」の項を参照してください。

・感情的なレベル

この病気になる人は、自分自身、他の人たち、特に人生に対して非常に頑《かたく》なになっています。また、敗北主義者でもあります。この病気は、しばしば、自分を犠牲者だと思い込んでいる人に見られます。そういう人は、他の人たちの関心を引くためにその病気を使っているのです。そして、他の人たちに依存することを自分に許しているのです。

・精神的なレベル

もしあなたがこの病気にかかっているとしたら、からだはあなたに次のような重要なメッセージを送ってきています。「あなたはそろそろ人生を受け入れて、抱きしめる必要があります。そして、自分自身で自分の人生を創り出すことができる、ということを知ってください。他の人たちの助けがないと自分は何もすることができない、と考えるのはもうやめましょう。そうした態度は、あなたの人生計画に反しています。なぜなら、あなたは病気になることによって、自分の考えを行動に移すことができなくなっているからです。あなたの魂はこう叫んでいます。『何とかして！　私は生きたいの！』」

・スピリチュアルなレベル、そして結論

307ページを参照してください。

膿瘍《のうよう》

abcès

・肉体的なレベル

膿瘍は、からだのかすが、ある局部に集積したものです。膿瘍には、熱膿瘍（化膿菌によるもの。こちらの方がはるかに多い）と冷膿瘍（結核菌によるもの）があります。熱膿瘍においては、化膿が急速に進み、炎症の特徴である、腫《は》れ、発赤、熱、痛みが現われます。冷膿瘍においては、体液が徐々に集まり、炎症の特徴は現われません。

・感情的なレベル

膿瘍は、ある一定期間、怒りが抑圧されてきたことを示しています。抑圧された怒りは、喪失感、無力感、絶望などに変化しているかもしれません。悲しみや怒りがあるために、生きる喜びが感じられなくなっているのです。炎症が引き起こす痛みは、怒りを持った自分に対して罪悪感を感じた、という事実を示しています。自分を悪い人間だと思ったからこそ、そういう自分を罰するために痛みを作り出したのです。どの領域でこの怒りを感じたのかを知るには、膿瘍ができた場所を見ればいいのです。もし足に膿瘍ができたのであれば、あなたはその怒りを、人生が向かう方向（つまり未来）に関する領域で感じたことになります。あるいは、あなたがこれから行こうとしている場所に関連してその怒りを感じた、という可能性もあります。

・精神的なレベル

もしあなたが部屋を掃除しなければ、その部屋は汚くなります。それとまったく同様に、もしあなたが自分の心を掃除しなければ、あなたの心にはゴミがたまり、病気の発生源となるのです。そろそろあなたの心を掃除すべき時期なのではないでしょうか？　あなたは、自分自身に対する不健康な考え、あるいは他者に対する不健康な考えを持っていませんか？　あなたは怒りを感じた時、相手を害する思いを持ちませんでしたか？　あるいは、怒りをあまりにもたくさん抑圧しすぎて、もうこれ以上ため込むことができなくなっているのではありませんか？　たぶんあなたの中には、恐れと結びついた恥の感覚が隠されているはずです。30ページの⑦も参照してください。

・スピリチュアルなレベル、そして結論

３０７ページを参照してください。

喉《のど》の痛《いた》み

mal de gorge

・肉体的なレベル

喉は、空気と食物が通る道で、鼻窩《びか》と喉頭《こうとう》を、また、口と食道を結びつけています。呼吸、嚥下《えんげ》、発話に関して、本質的な役割を担《にな》っています。

・感情的なレベル

以上のことから、喉は非常に重要な器官であることが分かります。まず、喉の痛みが呼吸困難をともなっている場合は、その人が、人生に対する熱意をなくしていることを意味します。「肺のトラブル」の項を参照してください。もし、喉の痛みによって声が失われ、思うように話せない場合は、「喉頭炎」の項を参照してください。もし、喉が腫《は》れて、締めつけられるような気がするならば（つまり、誰かに喉元を押さえられているような気がするならば）、その人は、何かを言ったり、したりすることを、ある人から禁じられている、と感じているはずです。プレッシャーを感じているはずです。もし、喉が痛くて食べ物を飲み込むことができないとしたら、次の質問を自分にしてみてください。「私は今、誰かあるいは何かを受け入れられずにいるだろうか？　私は、何を飲み込むことができないのだろうか？」それは、ある感情であるかもしれません。その感情が巨大になりすぎて、飲み込むことができない可能性があります。あるいは、誰かを受け入れられなかったり、誰かがやったことを受け入れられなかったりしているのかもしれません。そのために、自分に対し、あるいは誰かに対して、怒りや敵意を感じている可能性があります。何かを飲み込めない場合、その人は自分を犠牲者だと感じているはずです。そして、「かわいそうな私！」と思っているのです。

・精神的なレベル

喉には〈創造性のセンター〉があります。ですから、あなたは、自分が望むことを創造する権利を、自分に与えることが大切です。さらに、罪悪感をいだくことなく、また他の人の迷惑になるのを恐れることなく、自分の望む経験をすることが大切です。何かを創造したことで、あるいは何かを決意したことで、自分を責めるのではなく、そういう自分を愛をもって受け入れるようにしましょう。そうすることによって、本当の自分に到達することができます。それでは、ここで、私の個人的な経験をお話してみましょう。あるシリーズものの講演会と研修を始めた時、私は喉がものすごく痛くなりました。普段の仕事に加えて、ほんの短期間に五つの講演と研修を行なわなければならないことを、私は受け入れることができなかったのです。私は、自分のからだが、「もう勘弁して」と言っているように感じました。そして、自分を哀《あわ》れんだのです。しかし、実際には、からだはこう言っていたのです。「その日程を立てたのはあなた自身でしょう？　誰もあなたにそうするように強制していないはずです」そこで、私は、愛をもって、それらのすべてのスケジュールを受け入れることにしました。すると、あっという間に喉の痛みが消えたのです。喉は、心臓と頭を結びつけている器官です。したがって、メタフィジックな見方によれば、「自分に対する愛」と「自分の存在」を結びつけているのです。自分の本当のニーズに基づいて人生を創造すれば、あなたは「自分の存在」に対して開かれ、さらに真の豊かさに対して開かれるでしょう。ですから、自分が望むように人生を創造することによって、あなたはさらに創造性を発達させることができるのです。また、あなたは、何かを決意しようとする時、「普通はこんなことはしない」という思いを手放す必要があります。まわりの人たちが同意しなくてもいいのです。自分の意志を貫きましょう。もし、誰かに喉元を押さえられているような気がするならば、それはあなたの感じ方に過ぎない、ということを知ってください。誰もあなたの喉元を押さえようとしてなんかいません。そう感じさせているのはあなた自身なのです。大切なのは、あなた自身の心を統御することです。他人をコントロールしようとするのはやめましょう。他人をコントロールしようとすれば、あなたは、自分の人生を創造するための時間とエネルギーを無駄使いすることになります。

・スピリチュアルなレベル、そして結論

307ページを参照してください。

乗《の》り物《もの》酔《よ》い

mal des transports

・肉体的なレベル

乗り物酔いとは、自動車、バス、電車、飛行機、船などに乗った時に発生する症状です。乗り物のさまざまな動きが原因となって、顔が青くなったり、冷や汗が出たり、吐き気がしたり、実際に吐いたりします。「吐き気」、「嘔吐《おうと》」、「無気力」、「頭痛」の項も参照してください。

・感情的なレベル

乗り物酔いになる人は、ほとんどの場合、何かまたは誰かを失うことを恐れています。新しい状況にはまり込んでしまって、そこから抜け出せなくなるのではないか、と考えるのです。そして、必死になってすべてをコントロールしようとします。今という瞬間を生きることができず、今この瞬間の喜びを噛みしめることができないのです。そうした症状は広場恐怖症の人に多く見られます。したがって、「広場恐怖症」の項も参照してください。

・精神的なレベル

からだからあなたへのメッセージは、「すべてをコントロールしようとするのは、もうやめましょう。そして、恐れを表現することを自分に許してあげるのです」というものです。興味深いことに、乗り物酔いは、その人が一人でいる時には、ほとんど起こりません。乗り物酔いになっている時に、あなたの心の中に何が起こっているかを観察してみてください。あなたは誰かを信じられずにいるのではありませんか？　その人が、あなたに解決方法を示すことができず、あなたの疑問に答えられないと思っているのではありませんか？　他の人があなたのためにしてくれること、あるいは決めてくれることを、もっと心を開いて受け入れましょう。こだわりを手放し、まわりの人々を信頼し、宇宙を信じましょう。宇宙を信じれば、宇宙はあなたの面倒を必ず見てくれます。

・スピリチュアルなレベル、そして結論

307ページを参照してください。

歯《は》のトラブル

problèmes aux dents

・肉体的なレベル

歯のトラブルとは、虫歯が痛んだり、エナメル質が失われたり、歯が折れたりすることを指します。中には歯並びが悪いことを歯のトラブルだと考える人もいますが、それはむしろ「美容」上の問題でしょう。そういうことを問題にするのは、自分の「本質」でなくて「見かけ」に基づいて生きている人ではないでしょうか。「歯ぎしり」も歯の問題だといえるかもしれません。

・感情的なレベル

歯は、食べ物を噛み砕くという役割を持っています。したがって、歯は、新しい考え方や新しい環境を噛み砕いて同化する、ということに関係しています。歯のトラブルを抱えている人は、そのほとんどが、状況を的確に分析できないために、何かを決意することができずにいる、と言うことができるでしょう。また、歯の役割として、噛みつくということもあります。したがって、歯のトラブルを抱えている人は、すっかり自信をなくしており、人生から身を守るために、人生に噛みつくことができずにいる、と言えるかもしれません。それでは、次に、フランス人の歯科外科医であるミッシェル・カファンが書いた本から一部を引用してみましょう。「上部右側の8本の歯は、その人が外部の世界に何を望んでいるか、ということと関わっています。したがって、この部分の歯にトラブルがあるということは、その人が外部の世界に自分の居場所を見つけることができていない、ということを意味しているのです。上部左側の8本の歯は、その人が内部に持っている世界を表現することと関わっています。したがって、この部分の歯にトラブルがあるということは、その人が、自分の存在に関わる欲求を実現していない、ということを意味しているのです。下部右側の8本の歯は、何か（たとえば仕事）を具体化することと関わっています。したがって、この部分の歯にトラブルがあるということは、その人が、自分の人生を具体的に築き上げることができていない、ということを意味しているのです。下部左側の8本の歯は、自分の感受性を具体化することと関わっています。したがって、この部分の歯にトラブルがあるということは、その人が、家族の中で具体的に愛情や感謝を表現していない、ということを意味しているのです。ある部分の歯並びが悪いという場合も、同様に、上記の基準を適応することができます」

・精神的なレベル

私たちのからだの右側は、父親との関係を表わしています。したがって、右側の歯にトラブルがあるということは、私たちが、まだ、父親との葛藤を解決していない、ということを表わしています。ですから、そんな時は、父親を寛大な心で受け入れ、父親に対する反応の仕方を変える必要があるでしょう。もし、左側の歯にトラブルがあるとしたら、同じことを母親に関して行なう必要があります。また、上部の前にある4本の門歯は、あなたが両親との関係でどんな位置を占めたいと思っているかを表わしています。一方、下部の前にある4本の門歯は、あなたとの関係で両親が占めている立場を表わしています。歯のトラブルがあなたに送ってきているメッセージは、特に、「欲求を行動化し、具体化しなさい」ということです。そのためには、状況をありのままに見ることが必要です。もし必要なら、他の人に助言してもらってもよいでしょう。他の人を恨むのはもうやめて、自分の欲求を実現することに専念してください。自分の内なる力とふたたびつながってください。そして、自分を守るのです。もし、あなたの歯が磨耗してエナメル質が失われているとしたら、あなたは親しい人たちによって消耗させられている、と言っていいでしょう。一般的に、他の人たちの言いなりになっている人は、自分の考えをはっきりと主張できず、しかも心の中では彼らを激しく非難しているものです。自分ではなく、他の人たちが変わるべきだと考えているのです。あなたがまわりの人たちからこれ以上「搾取《さくしゅ》」されたくないのなら、彼らに対して「本当の愛」を向けるとよいでしょう。「本当の愛」こそが最も強力にあなたを守ってくれるのです。夜になって寝ているあいだに歯ぎしりをする人は、昼のあいだに怒りや緊張を心の中にため込んでいます。からだは素晴らしい知性を備えており、目覚めている状態でため込んだ緊張を、寝ているあいだにさまざまな方法で解放してくれるのです。ただし、それはあくまでも一時的なものに過ぎない、ということを知っておいてください。歯ぎしりよりも深刻な症状が出ないようにするために、あなたは自分の怒りや緊張を適切に解放すべきでしょう。そのために、本書の巻末にある〈許しのステップ〉を実践することをお勧めします。

・スピリチュアルなレベル、そして結論

307ページを参照してください。

パーキンソン病《びょう》 maladie de Parkinson

・肉体的なレベル

この病気の症状は、さまざまな面に、さまざまな規模で現われます。たとえば、からだが震《ふる》える、からだがこわばる、からだをうまく動かせない、などの症状が現われます。また、表情が固まってしまう、頭が前に傾く、ろれつが回らない、声が小さくなる、などの症状が現われることもあります。さらに、字がうまく書けない、日常的なあらゆる動作が遅くなる、などの症状が現われることもあるでしょう。女性よりもむしろ男性の方がこの病気にかかりやすいようです。

・感情的なレベル

この病気は、誰かまたは何かを持ち続けることができないのではないか、と恐れている人に多く起こるようです。ですから、病気はまず手から始まるのです。この病気になりやすいのは、頑固で厳格な人です。長年にわたって、自分の感じやすさ、傷つきやすさ、不安、恐れなどを人に知られないように抑えてきた人なのです。すべてをコントロールしようとしてきたのです。その無理がたたってついに病気になってしまったわけです。病気がこの人に伝えようとしていることはこうです。「あなたはついに限界に達してしまったのです。自分のためであれ、他の人たちのためであれ、すべてをコントロールし続けることなどできるはずがありません」すべてを心の中に隠し続けることによって緊張が限界に達し、神経のシステムがそれ以上耐えられなくなってしまったのです。

・精神的なレベル

この病気は進行がゆっくりしているために、途中でその経過を逆転させることも可能です。そのためには、宇宙を信頼し、まわりの人たちを信頼することが大切です。また、これまで得たものに対する執着を手放すことも大切でしょう。あなたは、あらゆることを完璧にこなすためには自分を抑えなければならない、と考えてきたのですが、その結果、すっかり疲れてしまったのです。あなたは完璧でなくてもいいのです。優柔不断であってもいいし、さらには間違いを犯《おか》してもいいのです。どうか、そのことを知ってください。あなたが自分にそうしたことを許せば、同じことを他人に対しても許せるようになるでしょう。恐れを持つことは人間としてきわめて当然なことであるのです。あなたは、これまでずっと、完璧な人間になろうとし続けてきましたが、もういいかげんにそんな願望は手放しましょう。

・スピリチュアルなレベル、そして結論

３０７ページを参照してください。

バーンアウト burn-out

「燃え尽き症候群」の項を参照してください。

肺《はい》のトラブル problèmes aux poumons

・肉体的なレベル

肺は、呼吸に関する主要な器官であって、空気と血液のあいだでガス交換を行ない、静脈血を動脈血に変えます。肺の働きによって、細胞に酸素がもたらされ、また、燃焼の結果として出た炭酸ガスが体外に排出されるわけです。肺のトラブルは数多く存在し、呼吸器系のトラブルはすべてそこに含まれます。

・感情的なレベル

肺は、生きる欲求、良く生きる能力、つまり生命力と直接関係のある器官です。肺は、酸素、つまり「生命」を人間のからだに供給する器官なのです。ですから、肺にトラブルがあるということは、その人が、生きることに困難を覚えて苦しんでいる、ということを示しています。つまり、悲しみを感じているということなのです。失望や絶望を感じているのかもしれません。あるいは、生きる意欲を失い、ある状況やある人が原因となって、息が詰まるような思いをしているのかもしれません。そのために、思うように呼吸ができない（つまり、「生命」を取り込むことができない）のです。動くための空間がないと感じているために、今の状況から抜け出せないのかもしれません。自分が死ぬことへの恐怖、また、他の人が死ぬことへの恐怖、自分が苦しむことへの恐れ、また、他の人が苦しむことへの恐れがあると、肺の機能が大幅に低下します。こんなふうに生きているよりも死んだほうがましだと考えると、〈感情体〉の基本的な燃料である〈欲求〉がなくなってしまうのです。呼吸は、独立、自由の象徴です。生まれて初めての呼吸は、私たちを母親から独立させ、自由にします。ですから、呼吸がうまくできないということは、母親から自分を切り離し、未知に向かっていくことができていない、つまり、まだ自立することができていない、ということを表わしているのです。

・精神的なレベル

肺は、生命に直接関わる器官のうちでも、最も重要な器官の一つです。肺のトラブルが深刻であればあるほど、そこから送られてくるメッセージは緊急の度合いを高めます。からだからあなたへのメッセージはこうです。「『生命』を肺いっぱいに吸い込んでください。そして、生きることをもっと大切にし、生きる意欲を育《はぐ》むのです。あなたが許可しない限り、あなた以外のどんな人も、どんな状況も、あなたを息苦しくさせたり、あなたを閉じ込めたりすることはできません。いたずらに状況を大げさにするのではなく、時間をかけて人生の良い面や幸福の可能性を発見してください。あなたの幸福を作り出すことができるのは、あなただけなのです。生きる喜びを作り出すことができるのも、あなただけなのです。どうか、あなたの考え方、物の見方を変えてください。あなたは、また、社会生活の面でも、人々との交流を取り戻さなくてはなりません。毎日、気が向く、向かないにかかわらず、良い呼吸を実践してください。そうすれば、〈感情体〉のレベル、〈精神体〉のレベルで、生命力を取り込むことが可能となるでしょう」

・スピリチュアルなレベル、そして結論

307ページを参照してください。

肺炎《はいえん》 pneumonie

肺炎というのは、細菌またはウイルスによって肺が炎症を起こした状態のことです。症状としては、突然の発熱、全身の不快感、深い疲労感、筋肉の痛み、「頭痛」、「咳《せき》」、「胸の痛み」などがあります。「肺のトラブル」の項を参照してください。ただし、次のことを頭に入れておきましょう。つまり、肺炎にかかる人は、自分の人生に起こった突発的な出来事によって苦しんでいる、ということです。つまり、その人の「空間」が侵《おか》されたのです。

肺気腫《はいきしゅ》 emphysème pulmonaire

肺気腫は、気管支の先のほうにある末端気管支が拡張することによって引き起こされます。普通は、慢性的な気管支炎の後に起こり、当人は非常な呼吸困難を感じます。「気管支炎」の項を参照してください。ただし、次のことを頭に入れておきましょう。つまり、この病気になったということは、ただちに自分の面倒を見なさい、というサインである、ということです。肺は、メタフィジックな見方によると、「生命」を取り込む能力と直接関わっています。したがって、肺気腫にかかっている人は、自分の自由な「空間」を取り戻して、「生命」を取り込む必要がある、というメッセージを受け取っているのです。

敗《はい》血《けつ》症《しょう》 septicémie

細菌に冒《おか》された器官が感染源となって、全身に細菌が広がった状態のことを敗血症と言います。つまり、全身が細菌感染症になった状態のことなのです。感染源となった器官から、細菌が、くり返し、長期にわたって排出され、血液が毒性を帯びてきた状態です。「血液のトラブル」、「熱」の項を参照してください。ただし、次のことを頭に入れておきましょう。つまり、敗血症になる人は、何らかの強迫観念に取りつかれており、そのために内面がすっかり毒されている、ということです。本書の巻末にある〈許しのステップ〉を参照して、「許し」を早急に実践することをお勧めします。

肺《はい》塞《そく》栓《せん》症《しょう》 embolie pulmonaire

・肉体的なレベル

肺塞栓症とは、肺動脈または肺動脈の分枝が、血中の異物（そのほとんどが血栓）によって部分的あるいは完全に、突然、ふさがれることによって起こります。「静脈炎」の結果起こることがしばしばです。

・感情的なレベル

肺塞栓症は急激に起こることから、当人がものすごく強烈な感情を持ったことが分かります。たとえば、ナイフを突きつけられた時の激しい恐怖のような感情です。生きるか死ぬかという問題に直面したのです。自分がしたこと、あるいはしなかったことによって、強い罪悪感を持ち、死ぬような思いをしたのかもしれません。

・精神的なレベル

肺塞栓症になっている人に対する、からだからのメッセージはこうです。「あなたはただちに、自分に対するその強い罪悪感を手放さなければなりません。他の人の生命または死に対して、あるいは、他の人の決意に対して、何人といえども（つまり、あなたも）責任を負うことはできないのです。あなたは自分に可能な最大限のことをしたのですから、そんなふうに自分を罰そうとする必要はありません」

・スピリチュアルなレベル、そして結論

３０７ページを参照してください。

梅《ばい》毒《どく》 syphilis

梅毒は、セックスを通してうつる、細菌による感染症です。「性病」の項を参照してください。

吐《は》き気《け》

nausée

・肉体的なレベル

吐き気とは、嘔吐《おうと》しそうになる切迫した感覚です。この症状は主として喉のあたりに感じられ、非常に気持ちが悪く、食べ物を受けつけることができません。嘔吐があるのなら、「嘔吐」の項も参照してください。

・感情的なレベル

吐き気を感じている人は、その時、誰かまたは何かによって脅かされている、と感じているものです。自分の身に起こっていることに対して、嫌悪感を持っているのです。というのも、それが、自分の期待したことではなかったからです。あるいは、誰かまたは何かに対して反感を持っている、と言えるでしょう。つまり、それらに対して「むかついている」わけです。妊娠した多くの女性が吐き気を感じるのは、彼女たちが、新たな状況が引き起こしうる今後の変化に対して不安をいだいており、それをなかなか受け入れることができないからです。自分のからだが太っていくことに反感をいだくかもしれません。あるいは、おなかが大きくなることに反感をいだくこともあるでしょう。自由を失うことに恐れをいだいている場合もあります。夫からサポートしてもらえないのではないか、と不安を感じている可能性だってあるでしょう。

・精神的なレベル

からだからあなたへのメッセージはこうです。「あなたは、いま起こっていることをどう受け止めるかという、その受け止め方を変える必要があります。反感ゆえに、自分を拒絶したり、誰かまたは何かを拒絶したりするのではなく、むしろあなたを恐れさせているものを正視し、あなたに反感を起こさせている人または事柄に直面する必要があるのです。あなたはもしかすると、状況を誇張してとらえているのかもしれません。また、あなたは、自分の身に起こったことに直面する力を持っているにもかかわらず、その力に気づいていないのかもしれません。もっと自分を愛してください。そして、誰かや何かにむかつくのではなく、愛に満ちた幸せな心境で日々を過ごしてください」

・スピリチュアルなレベル、そして結論

３０７ページを参照してください。

歯《は》ぎしり

grincement des dents

「歯のトラブル」の項を参照してください。

白帯下《はくたいげ》 perteS blanches

「帯下《たいげ》」の項を参照してください。

白内障《はくないしょう》 cataracte

・肉体的なレベル

白内障になると、目の水晶体が濁《にご》ってくる、つまり、目のレンズが不透明になるために、視力がだんだん落ちていきます。この病気の兆候としては、視界がちょっと暗くなる、視界に黒い点々が現われる、物が二重、三重に見える、といったようなことがあげられます。

・感情的なレベル

白内障にかかると、目に薄い膜がかかったような感じがします。したがって、自分のまわりに起こることがはっきりと見えません。そういう人は、おそらく、自分の失敗や、何かの終焉を見たくないと思っているのでしょう。人生観が暗いので、人生が輝いて見えません。したがって、いつも悲しくて、憂うつな気分がしています。

・精神的なレベル

あなたの白内障が送ってきているメッセージは、「他人に対して求めすぎるのは、もうやめましょう」というものです。あなたは、挫折、失敗、終結、崩壊などをあまりにも恐れているために、人生の美しい側面を見ることができないのです。目から「うろこ」を取り去って、あなたがこれまで作り出してきたものを見てください。それは、あなたが思っているよりもはるかに素晴らしいものなのです。

・スピリチュアルなレベル、そして結論

307ページを参照してください。

白斑《はくはん》 vitiligo

白斑というのは、皮膚の色素脱失のことです。さまざまな形、さまざまな大きさの白い斑点ができます。ただし、色素がなくなったことを別にすれば、皮膚はまったく正常です。「皮膚のトラブル」の項を参照してください。

はげ calvitie

・肉体的なレベル

はげは、毛髪の一部、または全部が抜け落ちた状態のことです。

・感情的なレベル

はげは権威主義のしるしであり、権威を振りかざす人は、はげになりやすい、と言えるでしょう。要するに、とにかく人々を自分に従わせたいと思う人がなりやすいのです。そういう人は、相手の見解を尊重せずに、自分の見解を一方的に相手に押しつけます。中には、ある分野において権威を持っていても、自分の見解をやたら相手に押しつけようとしない、いわば調和型の権威者も存在します。そういう人は、ここでは権威主義的な人とは見なしません。ここで権威主義的な人と言っているのは、自分をありのままに受け入れず、自分の知識や見解を一方的に相手に押しつける人のことです。そういう人は、したがって、しょっちゅう感情的になるために、調和に満ちた美しい人間関係を築くことことができません。

・精神的なレベル

もしあなたがはげているとすると、からだがあなたに送ってきているメッセージはこうです。「どうかありのままの自分を受け入れてください。自分の見解や知識を人に押しつけるのはやめましょう。あなたは権威主義的な人間なのです。それを否定するのではなく、素直に受け入れてください。そうすれば、あなたは他者と調和できる権威主義者になることができるでしょう。さらに、あなたは、新しい考え方に対して心を開き、ありのままの自分とコンタクトすることができるようになるでしょう。他の人たちが望んでいる（とあなたが勝手に思い込んでいる）人物になろうとする必要はないのです」また、「髪のトラブル」の項を参照してください。

・スピリチュアルなレベル、そして結論

３０７ページを参照してください。

パジェット病《びょう》

maladie de Paget

パジェット病というのは、女性の乳輪と乳首が冒《おか》される慢性病です。乳房の皮膚が赤くなって、ジクジクし、やがてかさぶたになって、鱗片《りんぺん》のようにはがれ落ちます。また、出血する場合もあり、乳首が陥没することもあります。「胸の痛み」の項を参照してください。

破《は》傷《しょう》風《ふう》

tétanos

破傷風は、土壌中に生息する嫌気性の破傷風菌が、傷口から体内に侵入することによって発症します。破傷風菌が体内で作り出す毒素によって、全身の筋肉麻《ま》痺《ひ》や硬直性痙攣《けいれん》といった、非常に激烈な症状が発現します。「痙攣」の項を参照してください。ただし、次のことを頭に入れておきましょう。つまり、破傷風は、単なる痙攣以上の、非常に重大で緊急なメッセージを送ってきている、ということです。破傷風で苦しんでいる人の表情は、すさまじいまでの変化を見せます。まるで悪魔に憑《つ》かれた人のように見えるのです。破傷風の原因となった事故や傷が、その人の心の奥に秘められた深い苦悩を呼び覚ましたのかもしれません。もしかすると、その人は、誰か他の人に対するきわめて激しい憎しみを抑圧してきたのかもしれません。その場合には、「許し」によってのみ、持続的で効果的な結果を得ることができるでしょう。「許し」に関しては、本書の巻末にある〈許しのステップ〉を参照してください。

バセドー氏《し》病《びょう》 maladie de Basedow

この病気は、甲状腺機能亢進によって引き起こされるものであり、甲状腺腫と眼球突出をともないます。「甲状腺のトラブル」、「甲状腺腫」の項を参照してください。

発《はっ》汗《かん》のトラブル problèmes de transpiration

・肉体的なレベル

発汗とは、皮膚にある汗腺から汗が分泌されることです。発汗の主な役割は、体温を37度前後に保つことです。運動をしたり、サウナに入ったりすれば当然汗がたくさん出ます。しかし、そうではないのにたくさん汗が出る人もいるでしょう。以下の説明は、そうした人たちのためのものです。あるいは、汗がひどく出にくい、という人も対象になっています。

・感情的なレベル

汗の成分の95％は水です。したがって、汗のトラブルは、直接、感情の問題と結びついているのです。というのも、体液は、私たちの〈感情体〉の象徴だからです。汗が充分に出ない人は、多くの感情を持っているにもかかわらず、まわりの人たちを傷つけるのが心配で、それらを表現できていません。ほとんどの場合、そういう人は、皮膚のトラブルも抱えています。ですから、その場合は、「皮膚のトラブル」の項も参照してください。汗が出すぎる人は、感情を抑えすぎたあげく、ついに限界に達し、それ以上感情を抑えられなくなった人です。多量の汗は、その人に対して、「もっと自分を表現するようにしましょう。たとえ、それが他の人たちの気に入らないものであっても、もっと表現していいのです」というメッセージを送ってきています。おそらく、自分を表現しようとしても、最初のうちはうまくいかないでしょう。でも、それでいいのです。まだ練習が足りない、ということにすぎないのですから。まわりの人たちに素直に事情を話して理解してもらってください。もし、その汗が臭《くさ》いとしたら、それは、その人が自分自身に対して憎しみの思いを持っていることを表わしています。長いあいだ自分の中にため込んできたネガティブな感情のために、自分を責めているわけです。そうした感情を自分に引き起こさせた人たちを許すことが、早急にその人に求められています。そして、また、自分自身を許すことも求められています。「許し」に関しては、本書の巻末の〈許しのステップ〉を参照してください。

・精神的なレベル

からだからあなたへのメッセージはとてもはっきりしています。「あなたは、感情を押さえ込まなければならない、と思っていますが、その思いはもうあなたの役に立っていません。感情を抑圧したところで、何にもならないのです。感情を表現することを学んでください。そうすれば、あなたは、きっと、感情を表現するのは良いことなのだ、ということが分かるでしょう。そして、自分自身の感受性を取り戻すことができるでしょう。感情をブロックしてしまうと、同時に、自分の感受性もブロックしてしまいます。理想的なのは、豊かな感受性を備えていながら、決して感情的にならないことでしょう」

・スピリチュアルなレベル、そして結論

３０７ページを参照してください。

白《はっ》血《けっ》球《きゅう》減《げん》少《しょう》症《しょう》

leucopénie

白血球減少症は、白血球が欠乏する病気です。「血球のトラブル」の項を参照してください。

白《はっ》血《けつ》病《びょう》

leucémie

白血病は血液の病気で、子どもと高齢者が特にかかりやすいようです。この病気にかかると、白血球が増加して、赤血球が減少します。その結果として、貧血と血小板の減少が起こります。そして、血小板が減少することによって、出血が止まりにくくなるのです。さらに脾臓《ひぞう》の肥大も見られます。「血球のトラブル」、「脾臓のトラブル」、「癌《がん》」の項を参照してください。

鼻《はな》のトラブル

problèmes au nez

・肉体的なレベル

鼻には次の三つの主要な機能があります。

①鼻の粘膜によって、吸い込んだ空気を

暖め、湿り気を与えます。これは、正常なガス交換をするためには不可欠な機能です。

②鼻の粘膜によって、吸い込んだ空気に含まれる異物を取り除きます。その結果、気道を守るのです。

③鼻の粘膜によって、ものの香りをかぐことができます。

鼻のトラブルのうちで最もよく見られるのが、いわゆる「鼻づまり」でしょう。鼻づまりになると、私たちは、空気を容易に吸うことができなくなります。私は、ここでは、鼻が大きすぎるという問題は扱わないことにします。というのも、それはむしろ「美容」上の問題だからです。そういうことを問題にするのは、自分の「本質」でなくて「見かけ」に基づいて生きている人でしょう。

・感情的なレベル

鼻は、空気を吸うために最初に使う器官です。そして、空気は、「生命」のもとでもあります。したがって、鼻づまりによって空気が吸えないということは、生命を感じ取っていない、生きる喜びを感じ取っていない、ということでもあるでしょう。そうした問題は、苦しみを恐れるあまり、感覚から自分を切り離してしまっている人、あるいは、愛する人の苦しみを感じるのがつらいので、感覚から自分を切り離してしまっている人によく起こります。あるいは、誰かや何か、またはある状況を感じ取れなくなって（＝理解できなくなって）いる人によく起こります。その対象に対して、「鼻持ちならない」と感じているわけです。また、鼻づまりになる人は、人あるいは状況に対して、「いい匂《にお》いがしない」と感じているものです。猜疑心《さいぎしん》が強く、多くの恐れとともに生きているのです。風邪《かぜ》も含めた鼻のトラブルが、他の季節よりも、人と人が接近する冬場に多い、というのも興味深い点です。接近してきた相手を受け入れることができないから、鼻のトラブルが起こるのです。

・精神的なレベル

あなたの鼻がつまっているとしたら、次の質問を自分にしてみてください。「誰かまたは何かを感じ取れなくなって（＝理解できなくなって）いないだろうか？」何も感じなくなれば、その対象に直面せずにすむだろう、と思い込んだところで、何ひとつ解決しません。その状況で、あなたを最も恐れさせていることは何ですか？　私の観察によれば、みずから何かを感じないようにしてしまう人は、〈不正〉に対する大きな恐れを持っているようです。どうか、その状況を、批判的なあなたのエゴを通して見るのではなく、愛の思いとともに見てください。つまり、その状況をありのままに、思いやりの気持ちをもって受け入れるのです。エゴは、自分こそが正しいと思って、相手または状況を変えようとします。あなたがよく鼻づまりになるとしたら、あなたはとても感じやすい人です。そして、感じやすいことによって感情的になるのを恐れて、感覚から自分を切り離してしまっているのです。あなたは自分の感受性を受け入れ、感じる能力をもっと活用すべきです。そうすれば、あなたの愛する能力は、もっと大きなものとなるでしょう。そして、あなたの身近な人たちを、いま以上に助けることができるようになるでしょう。一方で、あなたは他の人たちの幸福に対して、責任を感じるのをやめる必要もあります。豊かな感受性を持つことと、すぐ感情的になることとは、まったく別のことであると知ってください。そうすれば、あなたは自分の能力をもっと有効に使えるようになり、人生をもっと楽しめるようになるはずです。

・スピリチュアルなレベル、そして結論

307ページを参照してください。

鼻《はな》血《ぢ》

saignement de nez

・肉体的なレベル

ここで扱うのは、しばらくすれば止まる鼻血です。出血が多量で、止まらない場合は、「出血」の項を参照してください。

・感情的なレベル

はっきりした理由がないのに鼻血が出始めた場合は、その人が、一時的に喜びを失ったというしるしです。また、自分に泣くことを許していない人が、その代わりに鼻血を流すということもあります。その時やっている活動に喜びが感じられないため、その活動をやめる口実として鼻血を流す、という場合もあるでしょう。

・精神的なレベル

からだからあなたへのメッセージはこうです。「いま自分がやっていることをやめることによって、他の人たちの関心を引こうとするのではなく、いまやっていることの良い面を発見するようにしましょう。そして、ストレスを感じさせる状況を経験することを自分に許し、充分に泣いてそのストレスから解放されるようにしましょう」

・スピリチュアルなレベル、そして結論

307ページを参照してください。

パラノイア

paranoïa

「強迫観念」、「精神病」の項を参照してください。

ばら疹《しん》

roséole

ばら疹というのは、子どもがかかる病気で、3日間のあいだ熱が出て、その後、からだじゅうに赤い斑点が出ます。そして、さらに2日後に、その斑点が消えるというものです。「小児病」、「皮膚のトラブル」の項を参照してください。

汎《はん》心《しん》炎《えん》 pancardite

汎心炎は、特に、急性の関節リウマチにかかった時に発症するもので、三種類の心内膜全部が炎症を起こした状態のことです。弁膜の損傷、心膜の反応をともなう心機能の不全によって引き起こされます。「心臓のトラブル」、「リウマチ」の項を参照してください。また、30ページの⑦を参照してください。

ハンセン病《びょう》 lèpre

・肉体的なレベル

類結核型のハンセン病にかかると、まずからだの表面に赤色の斑点が現われます。斑点の大きさは1センチ前後で、知覚の麻痺《まひ》をともないます。そして、次に、腕や指が変形してしまいます。前兆としては、骨間にある筋肉の萎縮が起こります。また、癩腫《らいしゅ》型のハンセン病にかかると、顔面や四肢に結節ができ、眉毛《まゆげ》やヒゲが抜け落ちます。

・感情的なレベル

この病気は人に嫌悪をもよおさせます。したがって、この病気になる人は、自分を、良くない人間、不純な人間、不潔な人間だと考えています。自分を完全に拒否しており、他人が自分に関心を示すことなどありえない、と考えているのです。内面は荒廃しきっており、将来の計画など立てようがありません。人生を前にして、完全な無力感を感じているのです。そして、ついには何も感じなくなってしまうのです。

・精神的なレベル

アメリカやヨーロッパではハンセン病は見られなくなりましたが、世界の他の地域ではいまだに発生しています。この病気にかかる人のほとんどが、屈辱感を持っており、しかもそれをまわりの人たちに言うことができません。もし、あなたがそういう人だとしたら、まず自分の屈辱感を意識化することから始めてください。あなたはその屈辱感のせいで、身が苛《さいな》まれる思いをしているはずです。あなたがそのように拒絶された感じを持ち、無力感とともに生きているのは、客観的状況に原因があるからではありません。それは、あなたのエゴが作り出した思い込みにすぎないのです。あなたは、自分には何の価値もない、と思い込んでいますが、それこそまさにエゴの策略なのです。ですから、その思い込みをもう一度見直す必要があります。あなたのからだは、あなたに次のような重要なメッセージを送ってきています。「あなたは本当は素晴らしい人間なのです。そのことに今すぐ気づいてください。どうか自分をほめてあげてください。自分の才能、能力、有用性をぜひリストアップしましょう。あなたは役に立つ人間なのです」

・スピリチュアルなレベル、そして結論

307ページを参照してください。

冷《ひ》え性《しょう》 avoir froid

・肉体的なレベル

冷え性というのは、冷たい空気にさらされなくても、からだが冷える人のことです。

・感情的なレベル

冷え性になるのは、その人が緊張しており、リラックスしていないからです。外見は「熱い」人のように見えても、内面は決して「熱い」人ではありません。魅力的になりすぎること、他人から利用されることを恐れているのです。

・精神的なレベル

あなたが冷え性であるのなら、自分のからだのどの部分が冷えるのかを確かめてください。その部分が何の役に立っているのかが分かれば、あなたがどの領域において、熱くなるのを恐れているかが分かります。からだからあなたへのメッセージはこうです。「もっと自分を信頼しましょう。そして、他人のことばかり考えすぎるのはやめることです。また、出来事を大げさに考えることもやめましょう」

・スピリチュアルなレベル、そして結論

307ページを参照してください。

鼻《び》炎《えん》 rhinite

「鼻のトラブル」の項を参照してください。ただし、炎症ですから、抑圧された怒りが原因である、ということを頭に入れておきましょう。30ページの⑦も参照してください。

ひきつけ convulsions

・肉体的なレベル

当人が意識を失い、一方でからだが不規則に、不随意に激しく動いている状態のことを言います。これは、特に幼い子どもによく見られる症状です。ひきつけ状態にある人は、自分のからだに対して暴力を振るっている、と言っていいでしょう。

・感情的なレベル

ひきつけによって自分のからだに暴力を振るっている子は、また、自分の感情や精神に対しても暴力を振るっていることになります。つまり、そういう人は、内面の揺れがまことに激しいのです。そういう子は、一般的に、他者に対して激しい攻撃性をいだいているのですが、それを表現することができずに抑圧するために、その敵意が自分に向かってしまうのです。とはいえ、その子は、今回の人生でその攻撃性を作り出したわけではありません。すでに知られているように、私たちはくり返し転生輪廻する存在です。ですから、過去世における記憶が、〈感情体〉や〈精神体〉に刻印されているのです。幼い子どもがひきつけを起こす場合、過去世で獲得された攻撃性が今世に持ち越されている、と考えるのが妥当でしょう。

・精神的なレベル

もしあなたが痙攣《けいれん》で苦しんでいるとしたら、あなたのからだからのメッセージは、「あなたは、もうこれ以上、攻撃性を押さえ込むことはできません。私たちが人間である以上、ある種の攻撃性を持つことは当然なのです」というものです。確かに、私たち全員が、自分の攻撃性を上手に方向づけて、バランスを取る必要があるでしょう。心理学の知見によると、攻撃性は、私たちの生きる意志、生き延びる意志の一部をなしている、ということになります。他の人たちの期待に応えたり、他の人たちを喜ばせたりするために、あるいはもっと自分を愛してもらうために、無理をしていつも優しい顔をする必要はないのです。あなたは自分の限界を尊重しなければなりません。そして、怒りや攻撃性をあまりにもたくさんため込みすぎないことが大切です。なぜなら、そんなふうにすれば、結局のところ、苦しむのはあなた自身だからです。まず、あなた自身が自分を愛することが大切なのです。そうすれば、他の人たちもあなたを愛してくれるでしょう。もし、赤ちゃんや幼児がひきつけで苦しんでいるとしたら、どうかこの箇所をその子に読んであげてください。そして、どんな病気も、どんな不調も、心から来ているのだと説明してあげてほしいのです。もちろん、彼らは理屈でそのことが分かるわけではありません。しかし、ハートのレベル、エネルギーのレベルでそれを感じ取り、自分の中に統合することは可能です。一般的に言って、大人よりも子どものほうが、ハートのレベルでのプロセスは早く進行し、完了するものです。

・スピリチュアルなレベル、そして結論

307ページを参照してください。

膝《ひざ》の痛《いた》み

mal au genou

・肉体的なレベル

膝は、足の関節のうちで最も重要な関節です。膝の関節は、起立の状態で体重を支え、歩いたり、階段を上ったり、下ったり、座ったり、身をかがめたり、身を伸ばしたりするのに使われます。以下の記述は、膝のあらゆるトラブル、膝のあらゆる痛みに当てはまります。

・感情的なレベル

膝のトラブルや痛みは、その人が未来に対して柔軟に対応できない、ということを表わします。したがって、傲慢で頑固な人、他人の忠告を受け入れることのできない人が、膝の痛みを抱えることになります。そういう頑《かたく》なな態度を取るために、その人は、メリットよりもデメリットを多く体験します。そんな生き方をしていれば、未来に向けてしなやかに生きていくことなどできないからです。痛みの原因が「関節炎」や「関節症」であるのなら、それらの項も参照してください。

・精神的なレベル

からだからあなたへのメッセージは、「あなたは自分が柔軟だと思い込んでいますが、それはとんでもない自己欺瞞《ぎまん》です。そんな思い込みはさっさと捨てるべきでしょう」というものです。あなたのからだは、あなたが意識化していないことを意識化できるように、いつも、さまざまなメッセージを送ってくれています。他人の忠告を受け入れて、あなたの未来や、あなたの愛する人の未来に、これまでとは違ったやり方で対応してみたらいかがでしょうか？　あなたはコントロールを失うことにはなりません。そんな恐れはもう捨てた方がいいでしょう。あなたが相手の忠告を受け入れたからといって、あなたは相手に屈したことにはならないのです。あなたがそんなふうに頑《かたく》なになったのは、親のようにはなりたくないと思ったからでしょう。でも、あなたは親とは違う人間なのです。そのことを知ってください。もちろん似ている面はいくつもあるでしょう。しかし、あなたは、あなたなりのやり方で人生を生きていくことができるのです。もちろん、その過程で、他者の支援を必要とすることは言うまでもありません。

・スピリチュアルなレベル、そして結論

３０７ページを参照してください。

肘《ひじ》の痛《いた》み

mal au coude

肘は腕のうちでも特に柔軟な部位です。「腕の痛み」の項を参照してください。フランス語で「自由に曲がる肘を持つ」と言えば、「自由に振る舞うことができる」という意味です。したがって、肘が痛くて曲げられなくなっているということは、その人が自由に行動することができなくなっている、ということなのです。立ち往生するのが怖くて、自分を押さえ込み、すっかり固まってしまっている、ということです。もし、肘が骨折しているのなら、「骨折」の項を参照してください。

脾《ひ》臓《ぞう》のトラブル problèmes à la rate

・肉体的なレベル

脾臓は、左の肺の下に位置する器官であり、病気への感染からからだを守るために、とても大きな役割を果たしています。また、血液を浄化する働きや、血液を保存する役割も持っています。緊急の場合には、血中に大量の赤血球を放出して、失われた血液を補う役目も果たします。脾臓のトラブルとしては、「打撲傷」、断裂、肥大、「腫瘍《しゅよう》」、「癌《がん》」などがあります。

・感情的なレベル

脾臓にトラブルが生じるのは、その人が、心配や不安を持ちすぎるからです。その結果、そうした心配や不安にすっかり支配され、生きる喜びを失ってしまったのです。そして、自分に喜びを与えてくれるものを望むことができなくなっているのです。戦う力を失い、失意の底に沈んでしまったわけです。自分がすっかりからっぽになってしまったと感じており、障害が自分の前に現れても戦う気力さえ残っていません。そして、不思議なことに、こういう人は、まるで狂ったように笑うことがあります。からだで笑いながら、心では泣いているのです。

・精神的なレベル

脾臓が悪くなっているあなたへの、からだからのメッセージは、「どうか内なる力を取り戻し、また、喜ぶ力を取り戻してください。そのためには、人生を深刻にとらえるのをやめ、心配をしすぎないことです」というものです。あなたの脾臓は、血液を完全な状態に保ち、病気と戦えるようにします。それが脾臓の使命なのです。その脾臓が病気になったということは、あなたにも脾臓と同じ使命があることを教えようとしているのです。つまり、あなたは自分の生命を完全な状態に保ち、外部からの影響に対して戦う必要がある、ということです。自分に欲求があることを受け入れましょう。欲求を実現させるために必要なことは、すべて、すでに与えられています。あとはあなたがそうしようと決意しさえすればいいのです。自分は弱い人間であるという思い込みをそろそろ手放しましょう。脾臓が、「腫瘍《しゅよう》」や「癌《がん》」になっている場合には、それぞれの項を参照してください。

・スピリチュアルなレベル、そして結論

307ページを参照してください。

脾《ひ》臓《ぞう》炎《えん》 splénite

脾臓炎は、脾臓が炎症を起こした状態のことです。「脾臓のトラブル」の項を参照してください。ただし、次のことを頭に入れておきましょう。つまり、炎症性の病気であるがゆえに、その原因としては怒りが考えられる、ということです。30ページの⑦も参照してください。

尾《び》てい骨《こつ》のトラブル problèmes au coccyx

・肉体的なレベル

尾てい骨は、脊柱が終わる部分の骨です。この骨は、五つの椎骨《ついこつ》によって形作られており、非常に精妙な構造をしています。尾てい骨のトラブルのほとんどは、座った時に尾てい骨が痛む、というものです。尾てい骨の骨折は、比較的簡単に治ります。

・感情的なレベル

尾てい骨は、脊柱の終点に当たるため、私たちの基本的なニーズに関わっています。尾てい骨のトラブルで苦しんでいる人は、生きる上での基本的なニーズに関わる部分で苦しんでおり、宇宙が自分をサポートしてくれるということが信じられずにいるのです。誰かに助けてもらいたいと思っていますが、そんなふうに自分が依存していることを認めようとしません。座った姿勢で尾てい骨が痛むとしたら、その人は、自分が何もせずに座り込んで、誰かの助けを待っていることに罪悪感を感じているのです。他の人たちに対して、自分が活動的に見えることを望んでおり、自分が依存していることを見抜かれたくないのです。一方で、その人は、誰か他の人が働いているのに、自分は何もせずに座り込んでいる、ということに罪悪感をいだいている可能性もあります。あるいは、一人で映画を見に行ったりとか、一人でセミナーに行ったりとか、どこかに行って自分の楽しみのために座っていることに罪悪感を持っているのかもしれません。自分自身が依存的な人間であるために、無意識のうちに、他の人たちも自分と同様に依存的な人間であると考えています。

・精神的なレベル

まず最初にすべきなのは、自分が何を考えているかを意識化することでしょう。そして、誰かに面倒を見てもらいたいと思っている自分に気づく必要があるのです。あなたは、自分も宇宙も信頼していないために、他人に頼ろうとするわけですが、誰かに面倒を見てもらいたいと思っているからと言って、あなたがだめな人間であるわけではありません。また、今そうであるからといって、これから一生のあいだそのままである、というわけでもありません。今のあなたが依存している、ということにすぎないわけです。ただし、自分が依存していることをあなたが否定すればするほど、あなたはますます依存的な人間になるでしょう。人生においてはあらゆることが変化していきます。あなたの生き方も必ず変化していくでしょう。そんなふうに自分を見てあげることが、自分に対する愛なのだということを知ってください。他の人たちもあなたに依存している、とあなたはひそかに思い込んでいます。また、愛する人たちがいなければ、あるいは愛する人たちの同意がなければ、決して自分は幸せになれない、とあなたは決めつけています。しかし、そんなふうに決めつける前に、本当にそうなのかどうかを確かめてください。その答えが「イエス」であれ「ノー」であれ、そうした問いを発することによって、あなたも他の人たちも、自分のニーズを表明することが可能となります。尾てい骨の骨折に関しては、「骨折」の項を参照してください。

・スピリチュアルなレベル、そして結論

307ページを参照してください。

ひび（皮《ひ》膚《ふ》の） fissure

・肉体的なレベル

ここで「ひび」というのは、皮膚にできる小さな割れ目のことです。以下の記述を読むとともに、ひびの生じているからだの部位に関する説明も参照してください。たとえば、肛門にひびができている場合は、「肛門のトラブル」の項も参照してください。

・感情的なレベル

ひびが生じるのは、その人が二つに裂かれた、割られたと感じている時です。それは、二人の人間、あるいは二つの状況のあいだで引き裂かれている、ということかもしれません。ひびが痛ければ痛いほど、その人はその状況によって苦しんでいる、つまり、より大きな怒りを感じている、ということになります。

・精神的なレベル

その状況によって引き裂かれていると感じるのではなく、あなたが本当に望んでいるのはどちらなのかをはっきりさせましょう。そして、その結果に基づいて敢然と行動するのです。他の人があなたに望んでいる人生を生きるのではなく、あなた自身が望んでいる人生を生きる必要があります。

・スピリチュアルなレベル、そして結論

307ページを参照してください。

皮《ひ》膚《ふ》のトラブル

problèmes de peau

・肉体的なレベル

からだの外側を覆っている皮膚には二種類あって、深い層にあるのが「真皮」で、浅い層にあるのが「上皮」です。皮膚はからだを保護しており、外部世界と絶え間なくコンタクトを取っています。皮膚のトラブルは非常に多いのですが、本書では、それらのほとんどについて個別に説明しています。必要に応じて、それぞれの項を参照してください。

・感情的なレベル

皮膚は、原則として、その人が外部との関係で自分をどのように評価しているか、ということを表わしています。皮膚はからだを覆っていますので、その人が自分自身に関してどのようなイメージを持っているか、ということを示しているわけです。自分の自己イメージがどんなものであるかを知りたければ、自分の肌がどうなっているかを見さえすればいいのです。たとえば、優しい肌をしている人は、自分を優しいと考えています。皮膚が乾燥して困っている人は、「魚鱗癬《ぎょりんせん》」の項を参照してください。あらゆる皮膚のトラブルは、その人が自分自身に対して恥の感覚を持っている、ということを示しています。他の人たちが自分のことをどう考えるか、自分に対してどんな判断をするか、ということを気にしてばかりいるのです。そして、ありのままの自分を受け入れることができず、何かと言えばすぐに自分を拒絶します。また、しょっちゅう、自分が攻撃されて傷つけられたと感じます。外部で起こっている出来事や他人からの影響を受けやすいと言えるでしょう。自分をありのままに愛することがなかなかできないのです。皮膚のトラブルが膿《うみ》をともなっている場合、それは、何かあるいは誰かが「鼻につく」ために、あなたがそれを遠ざけようとしている、ということを意味します。また、深刻な皮膚のトラブルも、他の人たちを遠ざけるための手段として使われることがあります。皮膚は、他者とのコンタクトの手段であると同時に、また、他者とのコンタクトを断つ手段ともなりうるのです。自分を恥じている人は、他者と結びつくことができません。そこで、そのための「言いわけ」として自分の皮膚のトラブルを使うことがあるのです。つまり、自分を「触れることのできない状態」にするのです。できれば、新しい皮膚を持ちたい、つまり、生まれ変わって完全に変化したいと思っています。ある人が、別の人と親しくなりたいと思って接近するのに、どうしてもそれがうまくいかない場合、相手をひどく恨んだり、憎んだりするようになるかもしれません。そんな時は、皮膚癌《がん》になる可能性があります。皮膚のトラブルがかゆみをともなう場合は、「かゆみ」の項を参照してください。トラブルが皮膚の表面だけに関わっている場合（たとえば「白斑」）、その人は、別れ、コンタクトすることの喪失、コミュニケーションの喪失などに苦しんでいる可能性があります。それらを拒絶ないし決定的な別離ととらえているのです。こういう人は、常に他の人たち（特に異性）を助けたいと願う人です。からだのどの部位が病気になっているかによって、それがどんな意味を持つかが決まります。たとえば、顔にトラブルが生じているとしたら、それは、その人が、「面目を失うことを恐れている」ということになります。この本で、それぞれのからだの部位にどんな意味があるのかを調べてください。

・精神的なレベル

皮膚というのは、あなたにとっても、他人にとっても、非常に目につきやすい器官です。したがって、皮膚のトラブルがあなたを困らせれば困らせるほど、それは、あなたの自分に対する見方があなたを困らせている、ということになります。ですから、早急にそのことを自覚しなければなりません。自己イメージを変えるにはとても良い方法があります。それは、まず、じっくり時間をかけて、自分の長所をリストアップすることです。そして、リストアップが終わったら、そのリストに、毎日、一つずつ、さらに自分の長所を発見してつけ加えるのです。もし自分の長所を発見するのがむずかしかったら、あなたをよく知っている人たちに尋ねてみてください。あなたが皮膚のトラブルで困っているとしたら、からだからあなたへのメッセージはこうです。「あなたもまた、他の人たちと同様に、弱さ、限界、恐れをもった人間なのです。それを受け入れましょう。弱さ、限界、恐れを持っているからといって、あなたにまったく価値がないということにはなりません。まずは自分自身を救いましょう。それがあなたの愛する人たちの思いに反するとしても、そのことで自分を責めないでください。あなたの価値を決めるのは、この物質的な世界に属する要素ではありません。あなたの価値を決めるのは、あなたがどんな人であるのかということ、つまり、あなたの内面、あなたのハートのあり方、あなたが心の奥底に秘めている人間性なのです」皮膚が赤くなる場合は、「皮膚が赤くなる」の項を参照してください。

・スピリチュアルなレベル、そして結論

３０７ページを参照してください。

皮膚《ひふ》が赤《あか》くなる

rougeurs sur la peau

・肉体的なレベル

ここで取り上げるのは、皮膚が赤くなるだけで、痛みやかゆみなどのトラブルをともなわないケースです。

・感情的なレベル

皮膚が赤くなるのは、その人が、ある人格を演じようとして自分をコントロールした結果、その役割にすっかりはまってしまい、その人格としてまわりに反応している、ということを教えるためです。当人は、かなり無理をしています。自分が作り出した理想になかなか近づけない自分を恥ずかしいと思っているのです。その結果、その恥ずかしいという思いが赤斑としてからだに出たわけです。からだのどこが赤くなっているかによって、その人がどの領域で自分をコントロールしているのかが分かります。本書で、その部位が何の役に立つのかを調べてください。首や顔が赤くなる場合には、その人が突然恐れを感じた、ということが原因になっています。特に、まわりの人たちの期待にそえないのではないか、自分はまわりから期待された人格を持っていないのではないか、という恐れをいだいたことが原因になっています。このタイプの人は、自分をありのままに受け入れることができません。

・精神的なレベル

からだからあなたへのメッセージはこうです。「あなたは、到達するのが難しい理想像を自分に押しつけています。他の人たちは、あなたが思っているほど、あなたに期待しているわけではありません。また、あなたは他人の視線を気にしていますが、それは現実的ではありません。まわりの人たちはあなたのことを、醜《みにく》い人間だなどとは思っていません。あなたは充分に美しい人間です。とても気持ちの良い外見を持った人間なのです」

・スピリチュアルなレベル、そして結論

307ページを参照してください。

肥《ひ》満《まん》症《しょう》 obésité

・肉体的なレベル

肥満症とは、体内に脂肪が蓄積されることによって、体重が重くなりすぎることです。肥満症は、肥満した人がそのことによって健康の危機にさらされた場合に、はじめて問題と見なされます。

・感情的なレベル

肥満症には主な原因がいくつかありますが、どの場合でも共通しているのは、その人が、幼い時に〈侮辱〉を受けて、恥の感覚を持ったことがある、ということです。そして、現在でもなお、恥ずかしい目にあわされるのではないか、あるいは誰かに恥ずかしい思いをさせるのではないか、と恐れているのです。侮辱されること（＝卑下されること）と、恥ずかしい思いをすること（＝身を隠したいと思うこと）を、しばしば結びつけます。

体重を増やすというのは、相手の過大な要求から身を守ることなのです。肥満症になる人は、「ノー」と言うことができず、なんでもかんでも背負い込んでしまうタイプです。肥満症になる人は、また、二人の人間のあいだで板ばさみになっていると感じやすいタイプです。二人のあいだでサンドイッチ状態になっていると感じ、それぞれの人間を幸福にするために、あらゆる努力をしなければならないと考えるのです。そして、必死になって相手を幸福にしようとすればするほど、自分が本当に望んでいることが分からなくなってしまいます。また、異性から欲望の対象として見られたくないので太る、ということも頻繁に起こります。相手から性的に利用されることを恐れているのです。肥満症になる人の中には、人生において自分の立場を確保したいのに、なかなかそうすることができない人もいます。そこで、太ることによって、自分の立場を確保することができると思い込んだのです。

・精神的なレベル

肥満症の人は、感受性がとても鋭いために、自分の姿を鏡に映してそのすべてを見ることができません。あなたは、鏡に映った自分のからだのすべての部分を見ることができますか？　自分の肉体のすべてを見られるということは、あなたが肉体を超えた要素を見ることができる、ということです。つまり、自分の中を見つめて、肥満の本当の原因を探り出すことができる、ということです。だからこそ、あなたはこの本の、この部分を読むこともまたできているわけです。どうかくり返しこの部分を読んで、あなたにいちばん合ったリズムで進んでください。幼い頃に〈侮辱〉を受けたために、あなたは自分を守ろうと決意しました。もう二度と相手につけ込まれたくない、と考えたのです。その決意によって、あなたは何があっても〈良い人〉になろうと思いました。そして、あらゆることを背負い込むような人になったのです。あなたは、相手から何かをもらった場合、「相手から何かを奪ったことになる、だから、いずれそれを相手に返さなければならない」、とずっと思ってきたはずです。でも、それは真実ではありません。そんなふうに考えるのはもうやめましょう。これから、毎日、寝る前にその日の反省を行なうことをお勧めします。一日を振り返り、あなたが恥ずかしいと思い、屈辱感を感じた出来事を一つずつ思い出すのです。そして、自分が感じたことは、本当に正しかったのかどうかを考えてみるのです。もし、どうしても分からない場合は、関わった人に尋ねてみてください。また、何かを頼まれた時は、自動的に「イエス」と答えるのではなく、次のように自問してみてください。「私が本当に望んでいることは何なのだろう？」あなたがそんなふうにしたとしても、相手があなたに向けてくれる愛と尊敬の気持ちは、決して減少しないでしょう。いや、むしろ、あなたが自分を尊重し、自分の立場を確保すればするほど、彼らはあなたを高く評価してくれるはずです。もちろん、あなたは今まで通り、サービス精神旺盛な人であり続けるでしょう。唯一の違いは、あなたが自分のニーズに耳を傾けるようになったということなのです。どうか自分が重要な人間であることに気づいてください。そして、愛する人の人生の中に（単に肉体的にだけではなく）きちんと自分の居場所を確保してください。あなたはとても重要な人なのです。それを本当の意味で知ってください。

・スピリチュアルなレベル、そして結論

307ページを参照してください。

百日咳《ひゃくにちぜき》 coqueluche

百日咳は、細菌による感染症であり、激しい咳《せき》が出るのが特徴です。特に5歳以下の子どもがかかりやすいと言えるでしょう。「小児病」の項を参照してください。ただし、次のことを頭に入れておきましょう。つまり、百日咳にかかる子どもは、まわりからちやほやされなくなったために、激しい咳をして注目を集めようとしている、ということです。

ひょう疽《そ》 panaris

ひょう疽とは、手足の指に細菌が感染して起こる病気で、指の一部の細胞が壊《え》死《し》することもあります。「指のトラブル」、「膿瘍《のうよう》」の項を参照してください。ただし、次のことを頭に入れておきましょう。すなわち、この病気になる人の特徴として、感情の抑圧、無気力状態、他人を助けようとする意欲の欠如、働こうとする意欲の欠如などがある、ということです。

疲《ひ》労《ろう》 fatigue

・肉体的なレベル

この項の説明は、これといった明白な理由がないのに、しばしば、あるいは常に疲労を感じている人のためのものです。そういう人は、筋肉の力がなく、エネルギーが欠如しており、いつも倦怠感に取りつかれています。

・感情的なレベル

そういう人には、具体的な人生の目的がありません。〈感情体〉にエネルギーを供給するためには、人間は、さまざまな欲求を持つ必要があります。目的とは、何かを〈する〉ことによって、あるいは何かを〈持つ〉ことによって、具体的なことを実現しようとすることです。私たちの〈感情体〉（それはまた〈欲求体〉と言ってもいいのですが）は、少なくとも、私たちが、短期的な目標を一つ、中期的な目標を一つ、そして長期的な目標を一つ持っている時に、初めて幸福を感じるのです。疲れている人は、目標を実現するために行動するのではなくて、不安と心配で一杯の思考に埋没しています。そのために、エネルギーが吸い取られ、身動きできなくなってしまうのです。

・精神的なレベル

もしあなたがいつも疲労を感じているとしたら、あなたはおそらく自分をつまらない人間と考えているはずです。また、人生をあまりにも深刻にとらえすぎています。肉体的な活動に対し、精神的な活動の比重が大きすぎるのです。現在の人生においてあなたに与えられているすべてのものに感謝することから始めてください。そして、今この瞬間に感じることのできる心地よさに、注意を集中させるのです。また、あなたに喜びを与えてくれることを、すべて書き出してみてください。そして、それらを実現するために、具体的な計画を立てるのです。そのためにどれほど時間がかかるかは気にしないでください。大事なことは、あなたの〈欲求体〉をエネルギーで満たすことなのです。そうすれば、あなたは人生に対する情熱をふたたび感じるようになるでしょう。重大な争いを解決した後に、大きな疲労を感じることがあるかもしれません。そういう疲労は正常な疲労です。しかし、その大きな疲労が「燃え尽き症候群」につながることがあります。その場合は、「燃え尽き症候群」の項を参照してください。

・スピリチュアルなレベル、そして結論

307ページを参照してください。

広《ひろ》場《ば》恐《きょう》怖《ふ》症《しょう》

Agoraphobie

・肉体的なレベル

広場恐怖症の人というのは、広い空間や公共の場所に対して、病的な恐怖を持ちます。恐怖症の中では、最も多く見られるものです。男性よりも女性の方が2倍も多くこの恐怖症にかかります。男性は、むしろアルコール依存症という仮面をつけて、広場恐怖症を隠します。自分が広場恐怖症なのだと告白するよりも、アルコール依存症なのだと告白する方が、まだましなのです。広場恐怖症の人は、いつも不安にさらされており、時には恐怖のあまりパニックにおちいることもあります。広い空間や公共の場所に行くと、心悸亢進、「めまい」、筋肉の緊張あるいは弛緩、発汗、「呼吸困難」、「嘔吐《おうと》」、「尿失禁」といった身体症状に見舞われます。その結果、パニックになって、奇妙な感じを覚えたり、コントロールを失うのではないか、気が狂うのではないか、公衆の面前で恥をかくのではないか、気を失うのではないか、死ぬのではないか、といった恐れを持つのです。そして、その場から逃げ出したり、自分に不安を抱かせるあらゆる場所を避けるようになったりするのです。広場恐怖症の人たちのほとんどが、低血糖症をわずらっているので、「低血糖症」の項も参照してください。

・感情的なレベル

広場恐怖症の人たちが感じる恐れやその他の感情は、ものすごく激しいので、彼らは、そうした感情を引き起こす状況を何としてでも避けようとします。そのために、彼らは、外出する際に、自分の安全を保証する親しい人につき添ってもらいたがったり、自分が安心できる場所にしか行かなくなったりするのです。あるいは、まったく外出できなくなることさえあります。そんな場合、必ずそれなりの理由を見つけ出します。しかし、彼らが主張する最悪の事態など、決して起こりはしません。広場恐怖症の人たちのほとんどが、幼い頃、母親に依存しており、自分が母親を助けなければならない、自分が母親を幸せにしなければならない、と思っていたのです。ですから、母親と自分の関係を見直すことによって、感情のレベルで癒《いや》される必要があるでしょう。

・精神的なレベル

広場恐怖症の人が持つ最も大きな恐怖は、死ぬことへの恐怖と、気が狂うことへの恐怖です。私がこれまでに行なったほとんどすべての研修に、広場恐怖症の人たちが参加していました。彼らと話した結果、なぜ広場恐怖症が起こるのかという理由が分かるようになりました。そして、何百人もの広場恐怖症の人たちを癒してきたのです。彼らの恐れは幼年期に由来しています。彼らは、幼年期に、一人きりにされた経験があるのです。しかも、彼らが育った家庭に、死の影や狂気の影が落ちていたことが多いのです。自分自身が死にかけたことがあるかもしれませんし、家族の誰かが死んだり、狂ったりしたことがある場合もあります。死に対する恐怖は、さまざまなレベルで体験されますが、本人はそのことを自覚していません。たとえば、広場恐怖症の人は、どんな領域においても変化することを恐れますが、なぜかといえば、変化とは一種の死に他ならないからです。こうして、どんな変化も、広場恐怖症の人に恐怖を抱かせ、そのために広場恐怖症の症状がますます深刻になるのです。そうした変化には、幼年期から思春期への変化、思春期から大人への変化、また独身から結婚への変化、引越し、転職、妊娠、子どもの誕生、事故、離婚、親しい人の死、などが含まれます。それらによって引き起こされた苦悩や恐れは、何年ものあいだ意識されないことがあります。ところが、やがて、ある日、ついに精神的、感情的な限界に達して、苦悩や恐れが意識されるようになるのです。広場恐怖症の人たちは、また、過剰な想像力を持っていることがあります。現実をはるかに超えた極端な事態を想像し、自分はそうした事態に対応できないと思い込むのです。また、その過剰な想像力ゆえに、自分が狂うのではないかと恐れることもあります。しかも、変な人間だと思われることが怖いので、それを人に話すことができません。問題は、気が狂うことにあるのではなく、その過剰な想像力にあるのだ、ということに気づかねばなりません。もし、あなたがこれまで述べてきた症状に当てはまるとしたら、ぜひ次のことを知ってください。つまり、あなたは気が狂うこともありませんし、そのために死ぬこともない、ということです。問題は、幼い頃に、あなたが親しい人の感情に対して心を開きすぎてしまったことにあります。というのも、あなたは、その人の幸福や不幸の責任は自分にあると思い込んでいたからです。相手の感情を予測しなければならなかったので、あなたは相手の感情に過度に敏感になり、いわば〈霊体質〉になってしまったのです。そして、多くの人がいる場所に行くと、人々の感情や恐れをキャッチしてしまうようになったわけです。あなたにとって最も大切なのは、〈責任〉という言葉の正確な意味を知ることです。〈責任〉ということに関してあなたがこれまで思い込んできたことは、実は正しいことではありません。この〈責任〉ということに関する正しい考え方こそが、私の運営する〈ETCセンター〉のあらゆる教えの基礎をなしています。

・スピリチュアルなレベル、そして結論

307ページを参照してください。

貧《ひん》血《けつ》 anémie

・肉体的なレベル

貧血の原因は、ほとんどの場合、赤血球の減少だと考えられます。赤血球は、全身のさまざまな細胞に酸素を運ぶ役割を持っています。また、一部の二酸化炭素を排出する役割も持っています。貧血になると、肌や粘膜が青白く見えるようになり、呼吸と心拍が速くなり、さらに疲れやすくなります。さらに、「頭痛」、「めまい」、「耳鳴り」などが起こる場合もあるでしょう。それらは、脳に酸素が充分供給されないために起こります。

・感情的なレベル

メタフィジックな見方からすると、血液は喜びを表わしているため、貧血気味の人は、生きる喜びを失っている、ということになります。場合によっては、自分が地上に生まれたことを受け入れることができず、生きる意欲を失っているかもしれません。そのために、自分の欲求やニーズから切り離されてしまっているのです。自分が衰弱しつつあるのを感じているはずです

・精神的なレベル

もしあなたが、現在、貧血で苦しんでいるとしたら、どうかあなたの、人生を創造する力とのコンタクトを取り戻し、他人に依存するのをやめてください。そして、生きる喜びを阻害するようなネガティブな考えを持たないようにしましょう。あなたのインナー・チャイルドを解放してあげましょう。そうすれば、生き生きとした遊び心が生まれてきて、人生に対して深刻になることがなくなっていくはずです。

・スピリチュアルなレベル、そして結論

307ページを参照してください。

頻《ひん》拍《ぱく》 tachycardie

頻拍とは、心臓の拍動のリズムが速くなることを指します。「不安（漠然とした）」、「心臓のトラブル」の項を参照してください。頻拍は、また、広場恐怖症によっても起こります。したがって、「広場恐怖症」の項も参照してください。

不《ふ》安《あん》（強《つよ》い） angoisse

不安というのは、対象のない恐れ、原因のない恐れ、というふうに定義できるでしょう。あるいは、仮に何か原因があったとしても、その原因は、普通の人には何の不安も起こさせないものであることが多いのです。強い不安を持つ人は、障害にぶつかると、後ずさりをしてしまいます。自分の能力に自信がないために、戦うことができないのです。これは、長年の探求の結果わかったことですが、強い不安を持っている人は、「広場恐怖症」で悩んでいることが多いものです。ですから、「広場恐怖症」の項も参照してください。

不《ふ》安《あん》（漠《ばく》然《ぜん》とした） anxiété

・肉体的なレベル

漠然とした不安には対象がありません。そんな不安を感じている人は、将来何か良くないことが起こるのではないかと、なんとなく心配しながら生きているのです。

・感情的なレベル

漠然とした不安を感じている人は、「いま」を生きることができません。絶えず

何かを心配しているからです。過去に自分が経験したこと、学んだことにこだわっています。あるいは、自分以外の誰かが過去に経験したことにこだわっています。想像力が並はずれて活発なために、起こるかどうかさえ分からないことまで想像して心配するのです。自分の心配していることがついに起こったということを示す「しるし」を絶えず探し続けています。ですから、心の休まるひまがありません。

・精神的なレベル

あなたの心に漠然とした不安が湧き上がってきたら、それは根拠を欠く単なる想像に過ぎない、というふうに自分に言い聞かせてください。そんな不安に関わっていると、あなたは「いま」を生きることができなくなります。あなたは、自分に関して、何かを証明する必要などないのです。あなたは今のままでいいのです。あなたは、他のみんなと同じく、欠点と長所を併せ持った普通の人間なのです。そのことを受け入れてください。未来はどうなるか誰にも分かりません。ですから、未来に関する無用な心配はいさぎよく手放し、自分の直観を信じて、未来に向けて一歩を踏み出しましょう。そうすれば、必ず直観があなたを導いてくれます。さらに、あなたのまわりにいる人たちをもっと信頼しましょう。そして、その人たちからの援助を受け入れてください。不安に関しては、「広場恐怖症」の項も参照してください。きっと役に立つでしょう。

・スピリチュアルなレベル、そして結論

３０７ページを参照してください。

風疹《ふうしん》 rubéole

風疹というのは、発疹熱のグループに属する病気で、伝染性が強く、急性ですが、一度かかると免疫ができます。発病のプロセスは「麻疹《ましん》」（はしか）のそれによく似ています。「小児病」、「皮膚のトラブル」、「熱」の項を参照してください。

副腎《ふくじん》のトラブル problèmes aux glandes surrénales

・肉体的なレベル

二つの副腎は、それぞれの腎臓の上部に位置しています。副腎にはいくつかの機能があり、それらは、たとえば、緊急時に必要量のアドレナリンを分泌して、脳に合図を送り、心臓のリズムを速め、一方で、貯蔵していた糖を放出して、必要なエネルギーを供給する、といったことです。副腎は、また、コーチゾンも分泌します。このホルモンは、糖の代謝において重要な役割を演じ、また、消炎作用を持っています。さらに、電解質のバランスを保つために必要なホルモンも分泌します。副腎のトラブルとしては、機能の低下、あるいは機能の亢進などがあります。

・感情的なレベル

副腎は、〈尾骨のチャクラ〉とも呼ばれる〈基底のチャクラ〉（＝第一チャクラ）と関係があります。このチャクラは、母なる大地を信じるために必要なエネルギーを私たちに供給してくれるのです。母なる大地である地球は、私たちが持つ必要のある、あらゆる基本的なものを与えてくれます。〈基底のチャクラ〉は、〈持つ〉ということに関わっているのです。

副腎のトラブルは、したがって、その人が物質的な面において（つまり〈持つ〉ことに関して）非現実的な恐れにとらわれている、ということを表わしています。物質的な必要を満たす力が自分にあることを、充分に信じられないのです。想像力が過剰になっている、と言ってもいいでしょう。自分の価値を過小評価しており、自分が力強く、ダイナミックでないことを責めているのです。副腎の機能の亢進は、その人が、副腎を常に警戒態勢に置いている、ということを意味しています。つまり、その人は、いつ緊急の事態が生じるか分からないと考えて、いつも緊張しているわけです。しかし、実際には、何も起こりません。その人の想像力が過剰になっているだけなのです。その人は、バランスと一貫性を失っています。副腎の機能の低下は、その人が、自分の限界を尊重せずに無理をしすぎたために、副腎が疲れきっている、ということを示しています。副腎は休みたいのです。副腎は、その人にこう言っています。「どうか左脳的知性を休ませてください。そして、こだわりを手放しましょう。また、植物、動物、人間のすべての面倒を見てくれている宇宙を、もっともっと信頼してください」

・精神的なレベル

からだからあなたへのメッセージはこうです。「自分のニーズを満たすことができるのは自分だけ、と考えるのはもうやめましょう。つまり、左脳的知性（あなたがこれまでに学んだこと）だけが、あなたの面倒を見、あなたを助けることができる、と考えるのをやめるのです。あなたの〈内なる力〉、すなわち、あなたの〈内なる神〉を受け入れてください。あなたの〈内なる神〉は、あなたの左脳的知性がとうてい及ばないほど、あなたのニーズをよく知っています。あなたが〈内なる神〉を信じさえすれば、あなたの基本的なニーズは、すべて、尊重され、そして満たされるのです。心配してばかりいないで、あなたが今すでに与えられているすべてのものに感謝しましょう。どうか、あなたの〈内なる力〉とのコンタクトを取り戻してください。そうすれば、あなたは必要な活力をふたたび取り戻し、どこへでも好きなところへ行くことができるでしょう」

・スピリチュアルなレベル、そして結論

307ページを参照してください。

副《ふく》鼻《び》腔《くう》炎《えん》

sinusite

副鼻腔炎とは、副鼻腔の粘膜が炎症を起こした状態のことです。「鼻のトラブル」の項を参照してください。ただし、次のことを頭に入れておきましょう。つまり、病気が炎症性のものなので、かかった人は、何らかの怒りを抱え込んでいる、ということです。何か、あるいは誰かが、抵抗し、邪魔をするので、大きな怒りを感じたわけです。30ページの⑦を参照してください。

腹《ふく》膜《まく》炎《えん》

péritonite

・肉体的なレベル

腹膜炎とは、腹腔を覆っている腹膜が炎症を起こした状態のことです。腹膜炎になると、非常に強烈な痛みに持続的に襲われます。時には、ナイフで刺された時のような耐えがたい痛みになります。痛みは、最初は局所的ですが、やがて下腹部全体に広がります。「嘔吐《おうと》」、腸の機能不全、激しい「動悸《どうき》」、「熱」などがともなうこともあります。

・感情的なレベル

腹膜炎になるのは、抑圧された怒りや罪悪感を持っているからです。腹膜炎になる人は、ある状況を、自分に対する攻撃として、つまり「ナイフの一撃」として受け止めます。あらゆることを（特に怒りを）自分の中にため込みます。頑固で厳格なので、自分に対して何かを感じることを禁じてしまいます。そして、すべてがうまくいくはずだと自分に信じ込ませようとするわけです。まわりで起こっていることによって自分の心が動かされたことを、人に知られるのがすごくいやなのです。自分が勇敢な人間であることを見せつけようとします。自分が恐れを感じていることを自覚しようとしません。実は、この人が感じている怒りと罪悪感は自分自身に向けられているのです。というのも、自分にとって耐え難い状況を変えることのできない自分を、ひそかに責めているからです。

・精神的なレベル

あなたが腹膜炎になっているとしたら、からだからあなたへのメッセージはこうです。「あなたは自分に対してもっと寛容になり、自分の限界を受け入れなければなりません。自分が恐れを持っていることを知られると、みんなから弱い人間であると思われる、とあなたは思い込んでいますが、そんなことは決してありません。自分が傷つきやすい人間であることをみんなに明かしましょう。そして、自分にあまりにも多くのことを要求しすぎないようにすることです。自分を罰する必要もありませんし、自分が完璧な人間であると人々に思わせる必要もありません。あなたもまた不完全な人間の一人なのです。どうか、その事実を受け入れてください。そうすれば、あなたは他の人たちから助けてもらって、状況をもっと楽に通過することができるようになるでしょう」また、30ページの⑦を参照してください。

・スピリチュアルなレベル、そして結論
307ページを参照してください。

ふくらはぎのトラブル
problèmes au mollet

ふくらはぎは、膝《ひざ》とくるぶしのあいだにある、筋肉の多い部分です。「脚の痛み」の項を参照してください。ただし、次のことを頭に入れておきましょう。つまり、ふくらはぎは、足に力を与え、前進することを可能にする部位です。この部位にトラブルがあるということは、その人が、本当はもっと速く、またはもっと力強く前に進みたいと思っているのに、恐れがあるためにそうすることができない、ということを表わしています。

ふけ
pellicules

ふけとは、頭皮からはがれ落ちる鱗片《りんぺん》状の角化細胞のことです。非常に細かいふけもありますし、脂性の大きなふけもあります。「皮膚のトラブル」、「髪のトラブル」の項を参照してください。

不《ふ》消化《しょうか》
indigestion

不消化とは、食べすぎ、飲みすぎ、消化できない食べ物の摂取、中毒などが原因となって、食べたものを充分に消化できない状態のことです。「胃のトラブル」の項も参照してください。また、中毒になったあとに不消化になったのなら、「中毒」の項も参照してください。もし、食べすぎ、飲みすぎのあとに不消化になったのなら、次のことを頭に入れておきましょう。つまり、あなたは、ある人またはある状況に関して、あまりに多くの問題を内面に抱え込みすぎている、ということです。でも、そうした重すぎるという感覚は、決して外部に原因があるのではなく、あなたの内部にこそ原因がある、ということに気づいてください。

不《ふ》整《せい》脈《みゃく》 arythmie

不整脈というのは、心臓のリズムが不規則になる病気のことです。したがって、「心臓のトラブル」の項を参照してください。ただし、次のことを頭に入れておきましょう。つまり、不整脈になる人の生き方は不規則である、言い換えれば、喜びの感じ方が不規則である、ということです。舞い上がったり、落ち込んだりがとても激しいのです。ですから、どうして自分が常に喜びの中を生きることができないのかを、ぜひとも検証する必要があるでしょう。その一方で、まず、今の自分をありのままに受け入れる、ということも非常に大切です。

不《ふ》全《ぜん》麻《ま》痺《ひ》 parésie

不全麻痺というのは、筋肉の力が弱くなって、軽い麻痺が起こることです。「麻痺」、「虚弱」の項を参照してください。

不《ふ》妊《にん》症《しょう》 stérilité

・肉体的なレベル

不妊症とは、受精可能な配偶子（精子または卵子）を作って排出することができないか、あるいはそれらを受精させることができない状態のことです（「インポテンツ」と混同しないこと）。

・感情的なレベル

私はこれまでに、医者から不妊症だと言われながら、子どもを一人以上生んだ人をたくさん知っています。一方で、まったく異常がないと言われながら、子どもを一人も生めなかった人もたくさん知っています。ある人たちにとって、不妊症であることは、今世で経験しなければならないことの一部だと言えるでしょう。その中のある人たちは、単に、結婚したら子どもを生むものだから、あるいは、親が早く孫の顔を見たいと言うから、という理由で子どもをほしがります。また、ある女性たちは、単に自分が女性であることをもっと感じたいために、子どもを生もうと思うものです。その時点では、まだ自分の〈女性性〉を受け入れることができずにいるわけです。そういう女性たちは、たとえ子どもがいなくても、自分を受け入れて、幸せになることができる、ということを学ぶために不妊症を選んだ可能性があります。また、子どもがほしいにもかかわらず、子どもを生むのが怖いために、子どもを生むことができないという女性たちもいます。このように、不妊症は、子どもを持たないための無意識的な口実として使われることがあるのです。こういう女性は、子どもがほしいという気持ちを持ち続けるべきでしょう。ある領域において望んでいる結果を出すことのできない人、自分を非生産的であると責めている人も、不妊症になることがあります。自分を無用な存在だと感じているのです。

・精神的なレベル

不妊症が、生まれる前に自分が望んだ結果であり、子どもを生まないことを受け入れるための口実である場合もあります。つまり、今世の地上における経験では子どもを持たない、ということを選んできているわけです。一方、無意識の恐れがあるために、子どもを生むことができない、という場合もあります。あなたの場合はどちらなのでしょうか？　それを知るためには、自分に対して、本書の巻末にある「とても大切な質問」のうち、③の「精神的なレベルに関する質問」をしてみてください。また、あなたが女性であるなら、次の質問を自分にしてみてください。

「あなたは、困難な出産をした女性を知っていますか？」

「あなたは、親から、子どもを生むことについてのつらい話を聞いたことがありますか？」

「あなたは、自分が子どもを生むと、誰かが自分のもとを離れていくと思っていませんか？」

「あなたは、子どもを生むことで体型が悪くなると思っていませんか？」

あなたが出産に関してこれまで得た情報は、必ずしも真実ではない、ということを知ってください。あなたは、自分の願いと恐れのどちらかを選ばなければなりません。状況がどんなものであれ、自分に選択することを許してあげましょう。あなたの人生なのです。したがって、何をするかを決めるのはあなた自身なのです。あとは、自分が決めたことの結果を引き受ける覚悟をするだけです。もし、まだ自分が非生産的であると思っているのなら、どうかあなたを知っている人たちに、彼らもそう思うかどうかを尋ねてみてください。おそらく、彼らがまったくそう思っていないことを知って、あなたはとても驚くことでしょう。

・スピリチュアルなレベル、そして結論

307ページを参照してください。

不《ふ》眠《みん》症《しょう》 insomnie

不眠症とは、睡眠の質と量が通常から逸脱した状態のことです。心理学の研究によれば、不眠症になりやすいのは、感情的で、心配性の人である、ということになります。「不安（漠然とした）」の項を参照してください。そして、感情的な人間ではなく、豊かな感性を持った人間になってください。もしあなたが、夜ベッドに入ってからあれこれと考えるタイプの人間であるとしたら、すぐにそうすることをやめてください。そして、夢が解決をもたらす、と考えることです。

フリードライヒ失《しっ》調《ちょう》症《しょう》

maladie ou ataxie de Friedreich

・肉体的なレベル

これは家族が原因となって発生する病気であり、明らかに健康だと思われる人が、まず、立っている姿勢において不安定になります。次に、ぎこちない振る舞いが出現し、手が震《ふる》えたり、腕が震えたりするようになります。さらに、言葉の音と音を切って発音するようになります。それらを見ると、脳に障害が発生したことが分かるでしょう。

・感情的なレベル

この病気になる人は、家族から影響を受けすぎている、ということが分かっています。当人は、愛情の面で家族に強く依存しており、自分自身であることによって家族にいやな思いをさせるよりは、何もできなくなることを選んだ、ということなのです。

・精神的なレベル

もしあなたがこの病気になっているとしたら、からだからのメッセージは、「あなたは、家族、両親（特に母親）の期待が強すぎるために無力感を感じていますが、そんなふうに少しずつ死ぬような生き方をしてはいけません。それよりも、自分をしっかりと取り戻すべきなのです」というものです。もしかすると、あなたのお母さんは、あなたが生まれる前から強い期待を持っていたかもしれません。それはそれで、ある意味、仕方のないことでしょう。一般に、子どもに大きな期待を寄せる親というのは、自分にできなかったことを子どもにさせようとするものです。どうか、あなたのお母さん、そして家族に対して、もっと思いやりの気持ちを持ってください。決して彼らを恨んではなりません。自分が本当に何を望んでいるのかをはっきりさせ、ただちに行動に移してください。あなたの決意は、お母さんを失望させるかも知れません。でも、失望する責任はお母さんにあるのであり、あなたにはありません。お母さんの夢を実現するのはお母さんなのであって、あなたではありません。あなたはあなた自身の夢を実現すればいいのです。

・スピリチュアルなレベル、そして結論

307ページを参照してください。

震《ふる》え

tremblement

震えというのは、からだの一部、またはからだの全体が、不随意に、異常な動き方をすることです。「パーキンソン病」

の項を参照してください。ただし、次のことを頭に入れておきましょう。つまり、震えが小さい場合は、トラブルの根は浅く、震えが大きい場合は、トラブルの根が深い、ということです。また、震えが足や手の場合、その部位がどんな役割を持っているのかを、本書によって確認してください。そうすれば、その人が、どんな領域において頑固なのかが分かるでしょう。

閉《へい》所《しょ》恐怖《きょうふ》症《しょう》 claustrophobie

・肉体的なレベル

閉所恐怖症は一種のノイローゼ状態であり、広場恐怖症とは反対に、狭いところに閉じ込められた時に起こる激しい苦悩状態です。閉所恐怖症の人は、しばしば広場恐怖症でもあります。「広場恐怖症」の項も参照してください。

・感情的なレベル

閉所恐怖症は、自分の仕事や計画、また、一般的に、自分がやらなければならないことに関して、あれこれと心配しすぎる人がかかるようです。自分の活動に閉じ込められている、と感じる人がなるのです。そういう人は、自分の衝動（欲望や攻撃性）を押さえ込んでいます。

・精神的なレベル

もしあなたが閉所恐怖症にかかっているとしたら、あなたは次のことを自覚しなければなりません。すなわち、あなたは、物事をあまりにもうまくやろうとしすぎるあまり、自分を自分の殻の中に閉じ込めてしまっている、ということです。ですから、その牢獄の鍵を自分で開けようと思わなければなりません。その鍵を持っているのはあなただけなのです。その鍵は、こだわりを手放すこと、そして、自分の弱さや恐れ、限界をありのままに受け入れること（つまり、自分もまた不完全な人間であると認めること）です。

・スピリチュアルなレベル、そして結論

３０７ページを参照してください。

ペニスのトラブル problèmes au pénis

・肉体的なレベル

男性にとってのペニスは、女性にとっての膣と同じ意味があります。ペニスは、男性にとって「つながる」ための器官です。つまり、女性とつながって、オルガスムを得るための器官なのです。ペニスのトラブルとしては、「かゆみ」「インポテンツ」、早漏、「奇形」、「腫瘍《しゅよう》」、「嚢胞《のうほう》」などがあります。

・感情的なレベル

セックスすることをさまたげるトラブ

ルがある場合、当人はセックスがしたいのに、無意識のうちにそれを自分でブロックしているものです。セックスに対して罪悪感を感じている場合もあれば、恐れのせいでセックスができない場合もあります。セックス面のみならず、あらゆる面で自分は喜びに値《あたい》しない、と思い込んでいる人も、セックスができない可能性があるでしょう。セックスのエネルギーは、子どもを作るのに必要なエネルギーです。したがって、それはまた人生を創造する能力の象徴でもあります。セックスができない男性は、自分の思い通りに人生を創造することに対して、恐れあるいは罪悪感をいだいている可能性があるでしょう。

・精神的なレベル

あなたのペニスにトラブルがあるとしたら、からだからあなたへのメッセージはこうです。「あなたは、自分に対して、セックスをする自由、セックスから喜びを得る自由を与える必要があります。恐れや罪悪感を持つのはもうやめましょう。あなたがセックスについてこれまで学んできたことは、必ずしもあなたにとって真実であるとは限りません。セックスというのは、コミュニケーションのための素晴らしい手段であり、愛する人に対して愛を表現するための素晴らしい手段なのです。あなたのペニスを愛の思いとともに使うようにしましょう。そうすれば、それは本来の機能を取り戻し、あなたに喜びを与えてくれるはずです。どうか自分をもっと高く評価してあげてください。そして、セックス面だけでなく、人生のあらゆる面において、自分に喜びを与えてあげてください。創造のために必要なものは、すべて、すでにあなたに与えられています。あとは、その創造力を使う許可を自分に与えればいいだけなのです」

・スピリチュアルなレベル、そして結論

307ページを参照してください。

ペラグラ pellagre

ペラグラは、ビタミンBの欠乏によって引き起こされる病気であり、顔への発疹、口内粘膜の炎症、消化管に関わるトラブル、神経の機能不全などを特徴とします。「皮膚のトラブル」、「口のトラブル」の項を参照してください。ただし、その原因の一つとして怒りがある、ということを頭に入れておきましょう。

ヘルニア hernie

・肉体的なレベル

ヘルニアというのは、臓器の一部、または全体が、それを収めている腔から飛び出した状態を指します。そのほとんどが、下腹部で起こります。

・感情的なレベル

ヘルニアで苦しんでいる人は、追い込まれて身動きが取れない、と感じています。分離または決裂によってその状況から逃れたいと思っているのですが、そうすると物質面で何かが足りなくなるのではないか、と恐れているためにそうすることができません。

・精神的なレベル

望まなくなった状況にいつまでも閉じ込められている必要はありません。じっくり時間をかけて、あなたが本当に望んでいるのは何かを確かめてください。出口を見つけられないのは、あなたの考え方に問題があるからです。あなたは、自分自身ではそこから脱出することなどできない、と思い込んでいるだけなのです。からだからあなたへのメッセージはこうです。「あなたは自分の力でそこから脱出することができます。そのために必要なものをあなたは、すでに、すべて持っているのですよ。あせらず、着実に一歩ずつ進んでください。そうすれば、必ず出口は見つかるはずです」

・スピリチュアルなレベル、そして結論

307ページを参照してください。

ヘルペス（唇《くちびる》の） feu sauvage

・肉体的なレベル

ヘルペスとは、皮膚の上に発疹ができる病気です。非常に頻繁に見られるウイルス性の病気で、特に唇の部分に発生します。

・感情的なレベル

唇にヘルペスができているということは、異性の誰かに対して、非常に厳しい裁きの思いを持っていることを意味します。しかも、その裁きの思いは、異性全体にまで及んでいます。誰かに対して、ものすごい嫌悪感を感じているのです。ヘルペスにかかっているのは、また、誰かとキスをするのを避けるためであるかもしれません。その人から侮辱されたために、その人に対してものすごい怒りを感じているのです。その怒りは、もう少しで表明されるところだったのですが、最後の瞬間に押さえ込まれてしまいました。そこで、その怒りが唇の端に残ったままになったのです。

・精神的なレベル

あなたが唇のヘルペスにかかっているとしたら、からだからのメッセージは、「もうそろそろ、異性に対して裁きの思いを持つのはやめましょう。そして、愛の思いを持つようにしてください」というものです。もしあなたがくり返しヘルペスにかかっているとしたら、メッセージはあなたにとって非常に緊急な意味を帯びています。あなたは本当はすごく異性に近づきたいのに、あなたの考え方がそれをさまたげているのです。あなたは異性を遠ざけることによって、異性を罰していると思っていますが、実はそのことによって自分自身を破壊しつつあるのです。

・スピリチュアルなレベル、そして結論

307ページを参照してください。

ヘルペス（性器《せいき》の） herpès génital

・肉体的なレベル

ヘルペスは非常によく見られるウイルス性の病気です。ここで性器のヘルペスと言っているのは、ヘルペス・ウイルスが、陰茎、外陰部、膣、子宮頸《けい》部、また肛門や臀《でん》部などに感染した状態のことです。その結果、膿疱《のうほう》ができ、組織が損傷して非常な苦痛を引き起こします。治るまでには約2週間ほどかかるでしょう。

・感情的なレベル

この病気の原因は、性的な罪悪感です。自分の性的器官を悪用したことで、自分を罰しているのです。性的欲望を持っているにもかかわらず、善悪の観念に強く縛られているために、性生活がうまくいかないのです。性器のヘルペスにかかっている人は、自分の欲望を正面から見据えずに、誰か他の人にその責任をなすりつけるという傾向があります。

・精神的なレベル

あなたは、自分のセックス・ライフに関して、厳しすぎる考え方をしているために、ものすごく苦しんでいますが、ヘルペスによる痛みは、その苦しみを反映しているのです。あなたはセックスに対する考え方を見直して、自分が性的欲望を持っていることを受け入れる必要があります。セックスに対する強い偏見があるために、あなたは自分自身であることができず、セックスを抑圧しているのです。頭の中の小さい声が「セックスは悪！」と言うたびに、それが本当に自分の声なのか、それともあなたの親（あるいは他の誰か）の声なのかを、しっかりと見極める必要があるでしょう。そして、今後いつまでも「セックスは悪」と信じ続けるのかどうかを自分で決めてください。あなたは、自分のセクシャリティを抑圧することによって、同時に自分の創造性も抑圧しているのです。あなたの創造性は自由に発揮されていません。セクシャリティと創造性は密接な関係があります。性的エネルギーは、創造力の象徴でもあるのです。

・スピリチュアルなレベル、そして結論

307ページを参照してください。

ベル麻痺《まひ》 paralysie de Bell

「顔面神経麻痺」の項を参照してください。

偏頭痛《へんずつう》 migraine

・肉体のレベル

偏頭痛とは、突然、頭の側面が激しく痛み出すことです。しばしば、「吐き気」、そして「嘔吐《おうと》」をともない、数時間から数日のあいだ続きます。偏頭痛になる前に、視覚のトラブルが起こることもあります。また、視野と発音に影響の出る偏頭痛もあり、こちらはいっそうつらいと言えるでしょう。

・感情的なレベル

偏頭痛は、その人の「存在のあり方」と直接関係する病気です。つまり、偏頭痛は、自分に対して、自分が望むあり方を許していない人に起こりやすいのです。たとえば、本当は芸術家になりたかったのに、両親が反対したので別の職業を選んだという若者。この若者は、自分が望む方向を選択するまで、偏頭痛に悩まされました。偏頭痛は、また、自分に対して影響力のある人に異議を唱えると、罪悪感を感じてしまうタイプの人にも起こります。このタイプの人は、自分が本当に望むことを意識していません。そして、「私にはできない」と考えることが多く、他人の影響のもとに、自分のものではない人生を生きることになるのです。また、偏頭痛を持っている人は、多くの場合、セックス・ライフがうまくいっていません。性的器官は私たちの創造力を象徴する部位ですが、その部位をうまく使いこなすことができないのです。つまり、自分の創造力とコンタクトすることができていないわけです。

・精神的なレベル

もしあなたが偏頭痛に悩んでいるのでしたら、ぜひ次の質問を自分にしてみてください。「もし、どんなことでも可能だとしたら、私はどんな人間になりたかったのだろうか？　あるいは、どんな人間になりたいのだろうか？　何があなたを邪魔してきたのか？」そして、何があなたを邪魔してきたのかをよく見つめるのです。そうすれば、あなたを害する考え方、あなたが本来の自分になるのを阻《はば》んできた考え方が分かると思います。ある人に依存すれば、その人からもっと愛されるようになる、と考えるのはもうやめましょう。あなたの心の中にある恐れに気づいてください。恐れを持っている自分を受け入れるのです。そして、そうした恐れは、あなたが目標に達するためにはどうしても必要なのだ、ということを知ってください。

・スピリチュアルなレベル、そして結論

307ページを参照してください。

扁《へん》桃《とう》腺《せん》炎《えん》 amygdalite

・肉体的なレベル

扁桃腺は、空気と食物の通り道の入り口に位置する器官で、からだを細菌から守る役割を持っています。扁桃腺炎は、扁桃腺が細菌に感染した時に起こる病気です。そして、扁桃腺炎になると食物を飲み込むことが困難になります。

・感情的なレベル

この病気にかかるのは、何か「通らないこと」がある場合、または、何か「飲み込めないこと」がある場合です。今の状況の中に、何か「通らないこと」があるかどうか考えてみましょう。あるいは、何か「飲み込めないこと」があるかどうか考えてみましょう。

・精神的なレベル

もし、今の状況の中で、「飲み込めないこと」があるとしたら、それは、あなたの中にあまりにも批判的な部分があるからなのです。それは、エゴの一部であると言えるでしょう。あなたの心の中に反抗的な部分があることを自覚してください。その反抗的な部分は、自分、または他者を裁いているはずです。どうか、もっと大きな愛の心、寛大な心で状況に接してみてください。きっと症状が改善されることでしょう。さらに、30ページの⑦、ならびに、「喉の痛み」の項を参照してください。

・スピリチュアルなレベル、そして結論

307ページを参照してください。

扁《へん》桃《とう》腺《せん》肥《ひ》大《だい》 végétations enflées

「アデノイド」の項を参照してください。

便《べん》秘《ぴ》 constipation

・肉体的なレベル

便が大腸の中に長くとどまったために、便が水分を失って固くなりすぎ、なかなか排泄できなくなった状態が便秘です。排便の時期が遅れたとしても、便が固くならず通常の状態ならば、それは便秘とは言いません。

・感情的なレベル

大腸の機能は、からだにとって有用ではなくなったものを排泄することです。便秘とは、それができなくなった状態のことです。したがって、便秘は、もはや心にとって有用ではなくなった古い考え方を、手放すことができない人に起こります。便をため込んでいる人というのは、嫌われるのが怖くて、あるいは間違うのが怖くて、さらには、誰かや何かを失うのが怖くて、言いたいことやしたいことをため込んでいます。さらに、持ち物に執着しており、もう必要なくなったものも、いつか必要になるかもしれないと思って、なかなか手放すことができないケチな人なのです。便秘はまた、自分の時間や、お金、体力などを無理やり与えなくてはならなくなった時にも起こります。それは、本当は与えたくないのに、与えざるを得なくなった状況なのです。そんな時、私たちは、罪悪感を感じまいとして与えることになります。あるいは、過去の出来事に対して固定観念を持っており、そのためにその出来事を絶えず大げさなものにしてしまう人も便秘になりやすいでしょう。その固定観念をなかなか手放せないのです。そんなふうに過去を手放せない人は、さまざまな心配、暗い想念、怒り、侮辱されることへの恐れ、嫉妬《しっと》などによって、心休まる時がありません。

・精神的なレベル

もしもあなたが便秘で悩んでいるとしたら、からだからあなたへのメッセージは、「あなたの役に立たなくなった古い思い込みは、さっさと手放しましょう。そして、新しいもののために空いた場所を作るのです」というものです。新しいものを食べるには、腸にたまっている便をきちんと排泄しなくてはなりません。新しい考え方に関しても、事情はまったく同じなのです。心配、暗い想念などは、いわば心の大便です。それらはさっさと排泄されなければなりません。何か、あるいは誰かを失うのが怖くて、いつまでも自分を抑えているのは、あなたにとって決してよいことではないのです。あなたが本当に望むことを言ったり、したりしたら、あなたにとって本当によくないことが起こるのでしょうか？　よくよく確かめてみることをお勧めします。

・スピリチュアルなレベル、そして結論

３０７ページを参照してください。

膀胱《ぼうこう》のトラブル

problèmes à la vessie

膀胱とは、二本の尿管で腎臓から送られてくる尿をためておく袋状の器官です。ためられた尿は、随時、尿道を通して排尿されます。膀胱のトラブルで最も頻繁に見られるのは、「尿失禁」、「膀胱炎」、「脱」、「感染」、「腫瘍《しゅよう》」、「癌《がん》」などです。それぞれの項を参照してください。また、「腎臓のトラブル」の項も参照してください。ただし、次のことを頭に入れておきましょう。つまり、体内の水は、欲求をつかさどる〈感情体〉と関係があるために、水に関わる膀胱にトラブルがあるということは、欲求を実現させる時に必要な「待《ま》つ」という能力に問題が生じている、ということになります。また、フランス語で「水を持っている」というのは、「現金を持っている」という意味になります。ですから、膀胱にトラブルを抱えている人は、自分が経済的に成功しないのではないか、と考えている可能性があるのです。なぜなら、「尿」＝「水（＝お金）」を自由にできないからです。もしトラブルのために排尿ができないとしたら、その人は、恐れのために自分の欲求を押さえ込みすぎており、それが自由に発現することを禁じている、ということになります。また、もしトラブルのために尿をもらしてしまうとしたら、その人は、自分をコントロールすることができていない、ということになるでしょう。欲ばりすぎて、自分のあらゆる期待がただちに満たされることを望んでいるのです。「もうそれ以上自分にプレッシャーをかけるのはやめて、もっとリラックスしたほうがいいですよ」と、からだが言っていることになります。

膀《ぼう》胱《こう》炎《えん》 cystite

・肉体的なレベル

膀胱炎とは、膀胱の粘膜に炎症が起こる病気で、原因は尿道からの細菌感染です。熱が出る場合も、出ない場合もあります。いずれにしても、膀胱が焼けるような感じがして、しょっちゅうトイレに行きたくなります。しかし、ほとんどの場合、ほんのわずかしか尿が出ません。

・感情的なレベル

膀胱炎にかかる人は、感情的になって多くのフラストレーションを抱え込んでいます。まわりの人たちがそのことに気づいてくれないために、当人は、焼けるような思いをしているのです。外部の出来事をうまく自分の内部に統合することができず、極端なやり方で自分の意志を表明します。まわりの人たちに期待しすぎている、と言ってよいでしょう。怒りによって焼けるような思いをしているのです。

・精神的なレベル

からだからあなたへのメッセージはこうです。「あなたは自分の生き方に関して、自分で責任を取らなければなりません。世の中の誰ひとりとして、あなたを幸福にする使命は持っていないのです。自分の感情の責任は自分にある、ということを知ってください。あなたを幸福にするのは他の人たちだ、と思っている限り、あなたは何年も何年もむなしく待ち続けるだけでしょう。あなたの感情が乱れるのは、あなたが他の人を責めるからなのです。どうか、見返りを期待せずにまわりの人たちを愛してください。そうすれば、あなたは心穏やかな日々を過ごすことができるようになるでしょう」さらに、「膀胱のトラブル」の項と30ページの⑦を参照してください。

・スピリチュアルなレベル、そして結論

307ページを参照してください。

蜂《ほう》巣《そう》炎《えん》

cellulite

・肉体的なレベル

蜂巣炎は、特に女性に多く見られる病気です。主として、首、胴、お尻、腿《もも》などに発生し、美容上の問題を引き起こします。これはブドウ球菌や連鎖球菌などによって、皮膚や皮下組織が炎症を起こすもので、やがてその部位が固くなって痛み始めます。感染した部位が荒れてオレンジの肌のようになるので、それが蜂巣炎だと分かります。感染部位に触ると、かさぶたのようなざらざらした感じがします。

・感情的なレベル

この病気になる人は、自分の創造性をブロックしていると言えるでしょう。まず、どの部位が蜂巣炎になっているかを確かめてください。そして、本書によってその部位が何の役に立つのかを確認し、あなたのどの領域の創造性がブロックされているのかを知ってください。あなたは自分を抑えすぎていませんか？　あるいは、自分を信頼していないのではありませんか？　もし、蜂巣炎にかかった部位が、美容に関わる部位であるとすると、あなたは恐らく、他の人たちがあなたについて言っていることを、あまりにも気にしすぎているのです。あなたは他人から影響されやすいので、自分の創造性を発揮するために行動することを、いとも簡単にあきらめてしまいます。ありのままの自分を見せること、自分の偉大な創造力を発揮することを恐れているのです。蜂巣炎は、あなたが、多くのネガティブな感情を抱え込んでいることを示している場合もあります。あなたは身近な人たちをコントロールしたいと思っており、しかも自分がそんなふうに思っていることを彼らに知られたくないので、ついつい自分を抑えてしまいます。そのために、多くのネガティブな感情をため込んでいるのです。あなたはさまざまな状況に直面すると、無意識のうちに、自分の心を固くしてしまいます。そんな状況に直面しても、自分はぜんぜん動じていない、と自分をあざむくためです。

・精神的なレベル

次のような質問を自分にしてみてください。

「私は、なぜ自分の創造性を発揮することを恐れているのだろうか？」

「私が、持てる才能を発揮してみんなの注目を集めた場合、どんな困ったことが起こるのだろうか?」

「私は、自分が充分な実力を持っていないことを恐れているのだろうか?」

「私は、自分をだめな人間だと思っていないだろうか?」

　あなたは、自分自身を押さえ込むことによって、他の人たちも押さえ込んでいるのですが、それはあなたにとって決してよいことではありません。しかも、ほとんどの場合、あなたはそのことを意識していないのです。あなたはそろそろ過去を手放すべきでしょう。あなたは過去にしがみつくことによって、〈今という瞬間〉を生きることができずにいます。あなたは自分の能力や才能を惜しみなく発揮していいのです。そして、まわりの人たちからの賞賛を浴びてもいいのです。まわりの人たちからほめられてもいいのです。30ページの⑦を参照してください。

・スピリチュアルなレベル、そして結論

307ページを参照してください。

乏尿症《ぼうにょうしょう》 oligurie

　乏尿症というのは、尿の量が減ってしまう症状です。そのために、本来、尿によって排出されるべき老廃物が体内にたまり、それがからだに対する有毒物質として作用します。「脱水症」、「腎臓のトラブル」の項を参照してください。

ほてり bouffée de chaleur

　ほてりというのは、顔に血が上り、熱くなる現象です。発汗をともなったり、息苦しさをともなったりもします。あっという間に起こり、あっという間に消えます。胃の重さをともなった消化のトラブルがある、というサインかもしれません。また、閉経期の女性によくみられます。「消化のトラブル」、「更年期障害」の項を参照してください。人間関係の葛藤が解消されて、エネルギーのブロックが解除された時にも、ほてりが起こることがあります。

骨《ほね》のトラブル problèmes aux os

・肉体的なレベル

　骨は、からだを支える骨格部を構成します。そして、身長を確保し、運動を可能にするのです。骨が折れた場合は、「骨折」の項を参照してください。

・感情的なレベル

　骨は、からだの中で最も堅固な部分であり、「支え」を表わします。したがって、骨のトラブルは、充分に支えてもらえないのではないか、あるいは他の人を充分に支えられないのではないかという恐れと結びついています。なぜそんな恐れが生じるのでしょうか？　それは、その人が、自分の価値を低く見ているからです。あるいは、自分自身の人生に関わるために、自分は充分に丈夫ではないと考えているからです。他の人たちを支えなければならないと考えている人は、ほかの人たちが自分に依存することを求めています。そのことによって、自己重要感が得られるからです。自分自身だけでは、どうしても自分が重要な人間であるとは考えられないのです。自分が重要な人間であると感じ始めても、すぐにまた自分の価値を低く見てしまいます。そんな人は、歳を取るにしたがって、骨粗鬆症《そしょう》やその他の骨の病気にかかるでしょう。権威を恐れる人も、また、骨のトラブルに見舞われやすいと言えるでしょう。権威に直面すると、自分の価値を低く見てしまうのです。その結果として、かえって自分が権威的になったり、支配的になったりします。他の人が自分に対して権威を振るうことを恐れるからです。

・精神的なレベル

もしあなたが骨のトラブルに見舞われているとしたら、からだからあなたへのメッセージはこうです。「あなたはもっと自分を信じる必要があります。そして、自分をもっと丈夫だと考えてください。あなたは自分が考えているよりもはるかに大きな力を持っているのです。物質の世界において、あなたがやりたいと思っていることをどんどんやってください。そして、自分を安定させるのです。罪悪感を感じる必要はありません。もっともっと自分を愛しましょう。あなたは他の人たちに依存する必要はありません。自分が安定した丈夫な人間であることを証明するためのすべてを、あなたはすでに持っているのです。あなたは、すでに充分価値のある人間なのです。まだまだ不充分だと考えるのはもうやめましょう。愛する人たちが幸福になったかどうかによって自分の価値を決めるのはもうやめるべきです。自分がどうであるのかによって、あなたの価値を決めてください。ある人に価値があるのは、その人がある領域において権威者であるからなのではありません。また、その人が権威者であるからあなたよりも価値がある、というわけでもないのです。あなたは、自分の才能を示すことのできる領域で行動すればいいだけのことです。どんな人にも才能はあります。あなたが自分の才能を発見することができないのなら、あなたをよく知っている人たちに尋ねてみてください」

・スピリチュアルなレベル、そして結論

307ページを参照してください。

頬《ほほ》の痛《いた》み mal à une joue

「顔のトラブル」の項を参照してください。ただし、次のことを頭に入れておきましょう。つまり、頬が痛むのは、あなたが、身近な人の愛を失うよりも、頬をぶたれることを選んでいる、ということです。

ポリープ polype

ポリープというのは、小さな腫瘍《しゅよう》、または良性の腫脹のことです。「嚢胞《のうほう》」の項を参照してください。

ポリオ poliomyélite

ウイルスによって引き起こされるポリオは、四肢が麻痺《まひ》する可能性のある、非常に恐ろしい病気です。後遺症が残る場合も、呼吸器系が麻痺を起こす場合もあります。四肢が麻痺している場合は「麻痺」の項を、呼吸器系が麻痺している場合は「肺のトラブル」の項を参照してください。ただし、次のことを頭に入れておきましょう。つまり、「ポリオ」という言葉は「汚染」という意味である、ということです。ポリオにかかる人は、自分を、汚い人間、内面的に汚れた人間だと考えています。そのために深い絶望におちいっているのです。

麻《ま》疹《しん》 rougeole

麻疹（はしか）は、急性の伝染病で、発疹熱のグループに属し、発病のプロセスは明らかな次の四つの段階を経ます。

①約10日間の潜伏期
②進行期（発熱、鼻炎、咳《せき》、頬への斑点）
③発疹が頭から始まり、全身に及ぶ
④回復期（発疹が収まり、皮膚がはがれ落ちる）

「小児病」、「皮膚のトラブル」、「熱」の項を参照してください。

麻《ま》痺《ひ》 paralysie

・肉体的なレベル

麻痺という言葉は、感覚器官や運動器官の機能停止を表わすために使われます。以下のことに気をつけてください。

・単麻痺は、麻痺が、ある狭い領域の筋肉群に起こった場合を指します。
・両麻痺は、両手あるいは両足が麻痺した場合を指します。
・四肢麻痺は、両手と両足が麻痺した場合を指します。

・対麻痺は、両下肢が麻痺した場合を指します。
・半側麻痺は、からだの左右のどちらかが麻痺した場合を指します。

・感情的なレベル

麻痺は、その人が、きわめて困難な状況に遭遇し、そこから逃げ出そうとする時に起こります。その状況が、その人を動けなくするわけです。麻痺状態におちいることによって、他の人に助けてもらえるし、その状況を引き受けてもらえるのです。その場合、一人きりで、望ましくない状況や人に直面しなくてもすみます。どの領域に問題が潜んでいるかを知るには、からだのどの部位が麻痺したかを確かめてください。

・精神的なレベル

もしあなたが麻痺にかかっているとしたら、あなたを限界づけることができるのは、あなた一人だけである、ということを知ってください。あなたは、自分の人生に起こっていることに直面できないと思っていますが、それはあなたの単なる〈思い込み〉にすぎません。からだからあなたへのメッセージはこうです。「その問題から逃げたいのなら、あなたは確かにその問題から逃げることができます。しかし、それでは何ひとつ解決しません。その問題は、問題としていつまでも残り続けるでしょう。いつかはその問題と直面しなければならないのです。もしかすると、それは、来世になるかもしれません。どんな問題にも必ず解決策が含まれています。これは《宇宙の法則》なのです。問題にとらわれてしまうと、解決策は見えなくなりますが、問題から離れ、問題の全体像を冷静に見渡すようにすれば、すぐそばに解決策があることが分かるでしょう。あなたが自分の創造性を信じようと決意しさえすれば、それは、その時からただちに働き始め、あなたが直面しなければならない問題に、あなたが直面するのをきっと助けてくれるはずです」

・スピリチュアルなレベル、そして結論

307ページを参照してください。

まぶたの痛《いた》み

mal aux paupières

・肉体的なレベル

まぶたは、ホコリ、寒さ、光といった外部からの侵害に対して、目を保護する役割を持っています。まぶたの病気としては、「膿瘍《のうよう》」や「炎症」があります。

・感情的なレベル

まぶたに痛みがあるということは、その人が、外部からの侵害に対して充分に守られていない、ということを表わしています。つまり、目で見るものによって影響されすぎている、ということなのです。あるいは、休むために、または身を引くために、目をつぶることを自分に許していない、ということを表わしています。あらゆることに注意を払いすぎるのです。

・精神的なレベル

もしあなたのまぶたが炎症を起こしているとしたら、からだからあなたへのメッセージはこうです。「あなたがいらだっている原因は、目の前で起こっていることそれ自体にではなく、目の前で起こっていることに対するあなたの見方にあるのです。もし、目の前で起こっていることが我慢できないのなら、そこから身を引いて、しばらく休むといいでしょう。じっくり休めば、あなたの意志も明確になり、他の人たちをコントロールしようとすることなく、彼らにあなたの要望を伝えることができるようになるでしょう。そして、彼らがやってくれることに満足するはずです。つまり、あなたは、もっと寛容になるべきなのです」まぶたに膿瘍ができている場合は「膿瘍」の項を、まぶたの皮膚にトラブルがある場合は「皮膚のトラブル」の項を、それぞれ参照してください。

・スピリチュアルなレベル、そして結論

３０７ページを参照してください。

マラリア

paludisme

マラリアは、蚊に刺されることによりマラリア原虫に感染してかかる病気です。発熱、震《ふる》え、衰弱などを特徴とし、発熱と解熱がくり返され、やがて慢性化します。マラリアが発症する際には、まず20分～60分くらいのあいだ震えが起こります（寒い発作）。その後、体温が40度～42度くらいまで上がります（熱い発作）。それに続いて、発汗が起こり、患者の体力が低下します。「熱」、「寄生」の項を参照してください。

マルファン症候《しょうこう》群《ぐん》

maladie de Marfan

マルファン症候群は遺伝病であり、結合組織の柔らかい線維を冒《おか》すものです。この病気になると、背が異常に高くなり、腕は筋肉を失い、非常に細く、そして長くなり、まるで蜘蛛《くも》の足のように変形します。顔も同様に長くなり、鼻が鉤《かぎ》のように曲がります。「奇形」の項を参照してください。

水《みず》ぼうそう

varicelle

水ぼうそうは、子どもがよくかかる病気で、からだのあちこちに盛り上がった赤い発疹が出現するものです。きわめて良性だと言っていいでしょう。胴、四肢、時には顔にも発疹が出ます。「小児病」の項を参照してください。

三《み》つ口《くち》 bec-de-lièvre

「奇形」の項を参照してください。

耳《みみ》のトラブル problèmes aux oreilles

・肉体的なレベル

耳があることにより、私たち人間は、聴覚を通して外部に自分を開くことができます。したがって、耳は、外部に起こっていることを理解するために自分を開く、という能力を象徴することになります。耳のトラブルとしては、「耳痛《じつう》」、「耳炎」、「乳様《にゅうよう》突起炎」、「炎症」、「湿疹」、「難聴」、耳真菌症などがあります。耳は、また、平衡感覚をつかさどる器官でもあります。平衡感覚が損《そこ》なわれる病気としては、メニエール症候群があります。必要なら「メニエール症候群」の項も参照してください。

・感情的なレベル

耳に関するトラブルがあるということは、その人が、よく聞くことができなくなっているということです。つまり、自分が聞いていることを裁いて、大きな怒りを感じているということなのです（そのために耳炎、乳様突起炎といった各種の炎症にかかります）。もうこれ以上聞きたくないので、外部に対して「耳をふさぐ」わけです。耳炎にかかる子どもたちの数が増えていますが、これは、「新人類」である子どもたちが、大人たちのお説教を聞くことができずに耳をふさいでいる、ということを表わしています。彼らは、「なぜ？」という疑問に対して、エゴに基づいた理由、感情的な理由などもう聞きたくないのです。それよりも、知的な理由、理性的な理由が聞きたいのです。また、彼らは首尾一貫した言葉を聞きたがっています。難聴は、他の人たちの言うことをなかなか聞くことができない人がかかりやすい、と言えるでしょう。自分が何を言うかということばかり考えているのです。こういう人は、自分が非難されていると思いやすく、すぐ防衛的になります。たとえ建設的な批判であっても、それを聞くことができません。他の人たちの意見に耳を貸さない頑固な人は、やがて耳が聞こえにくくなるか、まったく聞こえなくなってしまうでしょう。他人から言われたことに対して「ノー」と言うのを恐れている人も、同様に、耳が聞こえにくくなる傾向があります。また、あまりにも感じやすいので、相手が悩み事について話すのを聞きたがらない人も、耳が聞こえにくくなる可能性があるでしょう。そういう人は、相手の悩み事を聞くと、どうしてもそれを解決してあげなくてはと思うので、自分の時間がなくなってしまいます。それを恐れるわけなのです。もし耳にトラブルがあって、しかも聞く能力に異常がないとしたら、その人は、罪悪感を持っていて、そのために耳のトラブルによって自分を罰そうとしている、と考えられます。もしトラブルが単に「美容」上のことに過ぎないとしたら（たとえば、イヤリングをつけられないといったような）、あなたは自分の容姿を受け入れて愛する必要があるでしょう。そういう容姿をしていることで罪悪感を感じる必要などまったくないのです。

・精神的なレベル

もし、あなたが、まわりで起こっていること、まわりで言われていることを、聞きたくない、あるいは聞けないのであれば、あなたはぜひともハートで聞くということを学ばなければなりません。まわりの人たちの言うことが、あなたの意に染まないとしても、彼らはできる限りのことをしているのです。そのことを理解して、どうか彼らを受け入れてあげてください。彼らが言うことが、あなたをいらだたせるのではありません。彼らが言うことをあなたがどう受け止めるかが、あなたをいらだたせるのです。もっと自分を信じてください。そして、まわりの人たちは必ずしもあなたを害そうとしているわけではない、ということを知ってください。そうすれば、あなたはもっと自分を愛せるようになるでしょう。そして、他の人たちが言うことに対して、もっと心を開くことができるようになるはずです。あなたが他の人の言うことに従った時だけ、その人はあなたを愛してくれる、とあなたが思い込んでいるとしたら、ぜひ、その思い込みを早急に変えてください。そんなふうに思い込んでいるために、あなたは、自分がその人の言うことを聞かなかった時に、違反の現場を押さえられるのが恐くて、アリバイ作りのために耳が聞こえなくなるという選択をしてしまうのです。もし、あなたが、愛する人たちのためなら何でもせずにはいられないタイプだとしたら、彼らの言い分を聞かないために難聴になるという道を選ばずに、彼らの幸せの責任を負わずに、彼らの言うことが聞けるようになる必要があります。そうすることで、あなたは、思いやりの心をさらに育《はぐく》み、耳を閉ざす代わりに心を開くという、実りある生き方をすることができるのです。耳の痛みがあるとしたら、あなたは自分を責めるのではなく、自分の思い込みを変えるようにしてください。そのためには、自分がどんなことに罪悪感を感じているかを、他の人たちに打ち明けてみると良いでしょう。そうすれば、あなたが思い込んでいることが本当のことなのかどうかが分かるはずです。

・スピリチュアルなレベル、そして結論
３０７ページを参照してください。

耳鳴《みみな》り acouphène

・肉体的なレベル
この病気は、外からの刺激がないにもかかわらず、耳のあたりで何かの音がするという不調です。この音は、当人にしか聞こえませんが、決して幻覚ではありません。この病気は、三半規管と関わっています。

・感情的なレベル
耳鳴りは、心の雑音が多すぎる人がかかります。耳鳴りのする人は、心の中に起こるさまざまな感じや自分の考えに、あまりにもとらわれすぎているために、外で起こっていることに耳を傾けることができないのです。さらに、自己コントロールを失うこと、バランスを失うことを恐れており、自分の恐れを押し隠してまで、バランスが取れているように人に思わせたがります。耳鳴りは、沈黙に耳を傾けることのできない人がかかりやすい病気です。そういう人にとって、沈黙とは、「閉ざされている」、「冷たい」ということを意味するのです。

・精神的なレベル
耳鳴りにかかった人は、左脳的知性と直観を取り違えている可能性があります。あなたが直観だと思っているものは、実はエゴのささやきに過ぎないかもしれないのです。あなたは、自分のことを、バランスのとれた勇気のある人間であると人に思わせたいために、結果としてエゴがしかけた罠《わな》におちいっているのです。あなたは、思考に邪魔されて直観の声を聞くことができず、そのために、心のバランスを失っています。自分に対する批判を素直に受け入れる必要があるでしょう。自分に対する批判を素直に受け入れさえすれば、その後で、自由に、自分の好きなことができるようになります。外側からやって来る情報にもっと耳を傾けましょう。そうすれば、あなたは判断力をもっと使うことができるようになります。あなたが沈黙に耳を傾けることができないのは、幼い頃に体験したことに原因があるかもしれません。あれこれとしゃべり散らすのではなくて、時には、じっと沈黙を守ってみてください。

・スピリチュアルなレベル、そして結論
３０７ページを参照してください。

無気力《むきりょく》 torpeur

無気力とは、全般的な脱力状態、また、肉体的、精神的な脱力状態を指します。ただし、「痺《しび》れ」の項を参照してください。ただし、無気力とは、主として、からだはまだ元気なのに、精神的にやる気になれない状態だと言えます。

無《む》呼《こ》吸《きゅう》 apnée

・肉体的なレベル

無呼吸とは、呼吸がみずからの意志に関係なく止まってしまうことです。無呼吸は、ある一定の時間以上は続きません。というのも、無呼吸のままでいると、窒息してしまうからです。ほとんどの人が、最初のうちは、自分が無呼吸になっていることに気づきません。

・感情的なレベル

無呼吸がたびたびあると、私たちは不安になります。というのも、次の無呼吸が長引いて自分は死んでしまうのではないか、と考えるからです。どんな時に自分が無呼吸になるかを確かめなければなりません。一般的には、休息している時に無呼吸になります。したがって、無呼吸になる人は、疲れ（二酸化炭素）を放出し、生命（酸素）を取り入れることに対して、抵抗感を持っているということが分かります。つまり、自分が休息することに対して、無意識のうちに抵抗しているのです。

・精神的なレベル

もしあなたが無呼吸になっているのなら、休息することを自分がどんなふうに感じているのかを、確かめる必要があるでしょう。あなたは、休息しているあいだは自分が生きていないと感じているのではありませんか？　あなたは、活動をやめて休息することに抵抗感を持っていませんか？　もしあなたが仕事中に無呼吸になるのなら、仕事に関して同様の質問をしてみてください。

・スピリチュアルなレベル、そして結論

３０７ページを参照してください。

虫《むし》歯《ば》 carie dentaire

・肉体的なレベル

虫歯は、歯の病気の中では、最も深刻なものです。虫歯は、細菌が糖を分解して作る酸によって引き起こされます。この酸によって、歯の表面を覆っているエナメル質がまず溶かされるのです。それから、さらに象牙《ぞうげ》質が溶かされて、歯に穴が開いていきます。この段階になると、冷たいもの、甘いもの、酸《す》っぱいものなどを食べると、歯にしみたり、歯が痛くなったりします。さらに進んで、髄まで冒《おか》されると、充血や炎症が起こり、神経が刺激されるようになります。痛みが激しくなり、猛烈に痛むこともあります。

・感情的なレベル

歯は、食物を噛み砕いて、消化しやすくするための器官です。したがって、虫歯になるというのは、その人が、何かあるいは誰かを、怒りのあまり受け入れたくないと思っている、ということを意味します。その人は、自分の欲求を表明したり、行動化したりすることをブロックしているのです。また、虫歯になる人は、自分に笑いを禁じている人でもあります。人生をあまりにも深刻にとらえすぎているのです。さらに詳細を知るには、「歯のトラブル」の項を参照してください。

・精神的なレベル

虫歯になった人は、自分が「頑固」であることを自覚すべきでしょう。頑固さは、虫歯と同じくらいの痛みを心に与えます。心の中に怒りをため込むのはもうやめましょう。あなたの物の見方を変えるのです。他の人たちが、みんな、あなたと同じような考え方をしなくてもいいではありませんか。自分を笑い飛ばせるようになりましょう。まわりの人々や出来事の楽しい面を発見するようにしましょう。そうすれば、あなたは、今ほど甘いものを食べなくてもすむようになります。なぜなら、人生がもっと「甘美」に感じられるようになるからです。苦渋に満ちた人生を「甘いもの」で補《おぎな》う必要がなくなるのです。

・スピリチュアルなレベル、そして結論

307ページを参照してください。

胸《むね》の痛《いた》み mal à la poitrine

・肉体的なレベル

胸は、肩とおなかのあいだの部位で、心臓と肺がそこに含まれます。以下の記述は、胸の痛みだけに関わるものです。

・感情的なレベル

メタフィジックな見方によれば、胸は家族を象徴しています。胸が痛むのは、親の胸に抱きしめてもらいたいと思いながら、それが実現しなかったために苦しんだ、ということを表わしている可能性があります。あるいは、自分自身が、誰かを胸に抱きしめるのをためらった、ということを表わしているのかもしれません。あるいは、自分が家族にとって不可欠の存在であると考えて胸をふくらませ、家族のために奉仕しすぎた人も、胸が痛くなる可能性があります。自分あるいは他の人を責めた後で、罪悪感を感じた人も、胸が痛くなるでしょう。家族の他のメンバーの面倒をきちんと見なかったということで、自分あるいは他の人を責めたのです。

・精神的なレベル

あなたの胸が痛んでいるとしたら、か

らだからあなたへのメッセージはこうです。「もっと自分を愛して、ありのままの自分でいることを自分に許しましょう。つまり、自分の欠点、弱さ、限界をそのまま受け入れるのです。幸せになるために、他の人に依存する必要はありません。あなたが自分を愛するために、他の人があなたを愛する必要などないのです」

・スピリチュアルなレベル、そして結論

307ページを参照してください。

胸《むね》やけ brulûres d'estomac

胸やけは、胃の粘膜の炎症が原因で起こります。「胃のトラブル」の項を参照してください。ただし、次のことを頭に入れておきましょう。つまり、胸やけになりやすいのは、何かに対して焼けるような願望を持ちながら、それを入手するのを自分に許していない人である、ということです。あるいは、何かまたは誰かによって焼けるような痛みを与えられ、そのために強い怒りを感じている人も胸やけになりやすい、と言えるでしょう。30ページの⑦も参照してください。

夢《む》遊《ゆう》症《しょう》 somnambulisme

夢遊症は、子どもや思春期の人によく見られる症状です。眠ったままであるにもかかわらず、起きている時のように振る舞い、言葉も普通にしゃべります。しばらくすると、自分でベッドに戻って、何の問題もなく眠り続けます。しかし、翌朝起きた時は、まったくそのことを覚えていません。私の考えによれば、夢遊症は、夢遊症になっている本人にとってのトラブルではなく、むしろ、その人と一緒に暮らしている家族にとってのトラブルなのです。その人と一緒に暮らしている大人たちが不安になるのです。夢遊症は、当人が、非常にはっきりと夢を見ている時に起こるようです。そんな時は、夢と物理的世界を区別することができません。夢遊症になりやすいのは、とても豊かな想像力を持っており、しかも、起きているあいだに、自分がしたいことをなかなかすることができない子どもであると考えられます。そういう子は、夢を見ているあいだだけ、自分を取り戻すことができるのです。

目《め》のトラブル problèmes aux yeux

・肉体的なレベル

目は、視覚のための器官です。目に起こるトラブルは非常に数多くあります。最も多いのは、本来の視覚が損《そこ》なわれて、目がよく見えないようになる、というものです。以下の説明に加えて、それぞれ個別のトラブルに関する項を参照してください。

・感情的なレベル

どんな目のトラブルも、意味しているところは同じです。つまり、ある人またはある物を失う危険を冒《おか》すくらいなら、それよりも目の前で起こっていることを見ない方を選ぶ、というものです。つまり、自分を守ろうとしているのです。すべてを見ること、すべてに目を配ることをやめてしまったわけです。目にトラブルが生じたために、近くのものが見えなくなったとしたら、からだはその人にこう言っています。「あなたは、すぐ近くで起きていることを見ることができなくなっています。それは、あなたの肉体に起こっていることかもしれません。あるいは、あなたの環境や、身近な人に起こっていることかもしれません」その人は、自分が見るものを恐れているのです。そして、その恐れがあるために、実際に起こっていることを見ることができません。つまり、その人は、現実をゆがめて見ているわけです。この、細部を見ることができないということは、きっとその人のためになっているのでしょう。というのも、細部が見えなければ、心を乱されることもなく、心の平和を維持できるからです。「老眼」の項を参照してください。目にトラブルが生じたことによって、遠くのものが見えなくなったとしたら、からだからあなたへのメッセージは、「あなたは、自分自身の未来、または愛する人の未来を見ることを恐れています」というものです。想像が過剰になり、悪いことが起きるのではないかと恐れているのです。もしかすると、無気力、怠惰、投げやりによって、未来を見ようとする気がなくなっているのかもしれません。あるいは、人生に失望したために、未来を見たくないと思っているのかもしれません。「近視」の項を参照してください。左の目は、その人が自分の中に見るものと関係しています。その見方は、自分の母親の見方から影響を受けている、と言っていいでしょう。というのも、からだの左側は、私たちの〈女性原理〉と関わっているからです。右の目は、その人が自分の外に見るものと関係しています。その見方は、自分の父親の見方から影響を受けている、と言っていいでしょう。というのも、からだの右側は、私たちの〈男性原理〉と関わっているからです。

・精神的なレベル

目をつぶることによって現実を見なかったとしても、人生においては何も変わらない、ということをあなたはそろそろ知らねばなりません。ある人やある物を失うことを恐れて、事実を見ないようにするよりも、それにしっかり直面して、事態の進展とともに賢く対応すればいいのです。すべてを見てしまったら、あるいは対象をあまりにもはっきり見てしまったら、あなたは間違うことができなくなる、と考えていませんか？　もしそうだとしたら、そのような思い込みは今ではもうあなたの役に立っていない、ということを知ってください。間違いを恐れていたら、さまざまな経験をすることができません。そして、さまざまな経験をすることなしに、私たちは成長することができないのです。目は「魂の鏡」であると言われています。その意味はこういうことです。つまり、目に関するどんなトラブルも、非常に大切なメッセージを含んでおり、あなたが魂の望む方向に進んでいない、本来の人生計画を実現させていない、ということを教えようとしているのです。視力が悪くなるのは、決して遺伝の問題でも、また、当たり前のことでもありません。あなたの強烈な思い込みのせいで、あなたの視力が悪くなっているだけなのです。ところで、目に関するメッセージはどれも非常に微妙なものです。それを受け取ったからといって、あなたは自分の思い込みをただちに変えることはできないでしょう。そこで、私はあなたに、本書の巻末に載っている「とても大切な質問」に答えることをお勧めします。それによって、あなたの思い込みがどのようにあなたの視力に影響を及ぼしているか、ということが、きっと分かるでしょう。

・スピリチュアルなレベル、そして結論

307ページを参照してください。

メニエール症候《しょうこう》群《ぐん》

syndrome de Méniere

　メニエール症候群とは、内耳の病気で、強烈なめまいを特徴としており、突然転倒したりすることもあるために、病床に伏せる必要があります。このめまいには、「不安（強い）」、「吐き気」、「嘔吐《おうと》」、さらに意識を失いそうな感覚などがともないます。しかし、実際に意識を失うことはありません。めまいの発作の前には、しばしば「耳鳴り」が起こります。「耳のトラブル」、「眩暈（げんうん）」の項も参照してください。ただし、次のことを頭に入れておきましょう。つまり、メニエール症候群からのメッセージは緊急かつ重要である、ということと、当人が感じている罪悪感は事実に基づいていない、ということです。「広場恐怖症」によって引き起こされる恐れと似たような恐れを持っている可能性もあります。

めまい

étourdissement

・肉体的なレベル

　めまいとは、目が回る感じや痺《しび》れを特徴としたトラブルで、視覚や聴覚が影響を受け、意識が半《なか》ば失われます。

・感情的なレベル

めまいは、何かや誰かから逃げ出そうとする時に起こります。そうした状況が、かつての癒《いや》されていない古い傷を呼び起こすからです。あるいは、自分のことを粗忽者《そこつもの》だと考えて裁いている人に起こることもあります。

・精神的なレベル

もしあなたがしばしばめまいを経験しているとしたら、めまいの前に、どんなことがあなたの心に浮かんだかを確かめてください。あるいは、これからどんなことが起こるとあなたが考えていたかを確かめてください。めまいの原因は、過剰な想像力にあると言っていいでしょう。おそらくあなたは自分に起こったことを誇張して受け止める傾向があるのでしょう。それは、幼い時に大きな苦しみや恐れを経験し、それをいまだに解決することができていないからだと思われます。宇宙は、あなたに新たな出来事を経験させて、それと似た過去の出来事をあなたに思い出させるのです。そして、今度は、あなたが「許し」の実践を通してそれらを解決することを望んでいるのです。どうか、他者を許し、そして自分も許してください。「許し」に関しては、本書の巻末にある〈許しのステップ〉を参照してください。

・スピリチュアルなレベル、そして結論

307ページを参照してください。

網《もう》膜《まく》炎《えん》

rétinite

「目のトラブル」の項を参照してください。また、30ページの⑦も参照してください。

燃《も》え尽《つ》き症《しょう》候《こう》群《ぐん》

burn-out

・肉体的なレベル

燃え尽き症候群とは、職業上のバーンアウトを表わすために、医療やセラピーの現場で使われている言葉です。仕事にそれ以上適応できなくなり、肉体と精神の面で機能停止状態になってしまったわけです。しばしば強い焦燥感や深いうつ状態などをともないます。さまざまな症状の中でも、特に目立つのが、深い疲労感、生きる意欲の喪失、欲望の喪失などでしょう。燃え尽き症候群にかかっている人は、巨大な機械や、巨大なシステムといった、自分の力をはるかに超えた何かと戦っているような気分になるのです。この病気にかかりやすいのは、主として、企業の幹部、看護師、教員といった、巨大なシステムの中で、仕事を指示されながら働いている職業人たちであると言えるでしょう。燃え尽き症候群は、しばしばうつ病と混同されることがあります。したがって、「うつ病」の項を参照して、両者の違いを確認しておいてください。

・感情的なレベル

私の観察によると、燃え尽き症候群になるのは、同性の親とのあいだに、解決すべき課題が残っている人であるように思われます。幼い時に、同性の親の承認を得るためにあらゆることを試みたにもかかわらず、結局、その親から自分が求めていた承認を得ることができなかった人なのです。その結果、自分がコントロールされていて無力である、と感じるようになったのです。自分の価値に確信が持てないので、こうした人たちは、いつも、高い成果を出して、自分の価値を証明しようとします。自分の存在それ自体に価値があるということが信じられないため、何かをすることを通して自分の価値を証明しようとするのです。まわりからは仕事のできる有能な人間だと思われていますが、本人自身は、限界ぎりぎりのところでなんとかやっている、と感じています。いつもまわりの人たちからほめてもらいたいと思っていますので、自分がやったことを誰もほめてくれないと、ものすごい孤独感を感じます。そして、「自分がやったことはいったい何だったんだろう?」と考えてやる気をなくしてしまうのです。その結果、自信を失い、自分を無能な人間だと見なして、試合を放棄し、突然ばったりと倒れてしまうのです。そうなると、もう何もできなくなります。何かしようという気力さえ、なくなってしまうのです。

・精神的なレベル

ここまで書いてきた内容に思い当たることがあるとすれば、あなたは、できるだけ早く、自分は存在するだけで価値がある、ということに気づく必要があります。あなたは幼い時に、自分が一生懸命やれば、同性の親からもっと愛されるはずだ、と思い込んだのです。そのことをぜひとも自覚しましょう。そして、その思い込みを変えられるのは、あなた自身だけなのだ、ということを知ってください。あなたに対して、自分の限界を超えてまで頑張りなさい、と言える人など、世界じゅうにただの一人もいません。あなた自身だって、あなたに対してそう言うことはできないのです。自分を愛するとは、自分の才能のみならず、自分の限界、自分の弱さまで、ありのままに認めることなのです。あなたの同性の親が、あなたに多くを要求しているとあなたは感じたのですが、それは事実ではなく、あなたの単なる〈思い込み〉に過ぎなかったのです。あなたが自分に対して多くを要求していたから、あなたはそんなふうに感じたのです。そして、大きくなってからあなたは〈転移〉を行ないました。その結果、あなたの職場の人たちが、あなたの同性の親の役割を果たすようになり、あなたは高い成果を上げることによって彼らから愛されようとしたのです。どうか、あなたはこれから決して無理をせず、自分にできる範囲で仕事をしてください。そして、上司に絶対自分を印象づけなければならないと思い込むのではなく、上司が本当は自分に何を求めているのかを把握するようにするのです。さらに、自分には無理だと思った時は、ためらうことなく「ノー」と言いましょう。それは、あなたの当然の権利なのです。自分の限界を認めれば、あなたは他者を批判することも少なくなり、もっと幸せに生きられるようになるでしょう。幸せな人は、絶えず新たなエネルギーを獲得することができるのです。燃え尽き症候群の人たちは、もともとエネルギーが少ないから燃え尽きたのではありません。そうではなくて、自分を愛する能力がないために、エネルギーが尽きてしまったのです。

・スピリチュアルなレベル、そして結論

307ページを参照してください。

ものもらい

orgelet

・肉体的なレベル

ものもらいというのは、まぶたにできる膿瘍《のうよう》のことです。再発しやすい病気であり、特に「消化のトラブル」を抱えている人に再発しやすいと言えるでしょう。ものもらいになると、とても痛く、破裂すると膿《うみ》が出ます。

・感情的なレベル

ものもらいになりやすいのは、すぐ感情的になる人です。そういう人は、身近に起こったことをなかなか受け入れることができません。目の前で起こったことを見て、その場に固まってしまうのです。自分にとって有利なことしか見たくないと考えるタイプの人であり、身のまわりに起こることをコントロールしたがります。他の人たちも自分と同じような見方をすべきである、と考えていますので、しょっちゅう怒りに駆られます。

・精神的なレベル

ものもらいができたとすれば、からだからあなたへのメッセージはこうです。「あなたは、身のまわりに起こることに対して、もっと寛容になる必要があります。あなたが見ているものに賛成できない場合でも、それを受け入れてください。人生においてすべてをコントロールすることはできないのです。あなたがコントロールできるのはあなた自身だけです。どうかこだわりを手放し、他の人たちをハートの目で見るようにしてください。そうすれば、あなたは自分と彼らの違いを受け入れて、もっと温かい人になれるでしょう」

・スピリチュアルなレベル、そして結論

３０７ページを参照してください。

腿《もも》の痛《いた》み douleur à la cuisse

・肉体的なレベル

腿が痛んだ場合、本当の肉体的な原因を突き止めるのはかなり難しい、と言っていいでしょう。腿が痙攣《けいれん》する場合は、むしろ「痙攣」の項を参照してください。

・感情的なレベル

腿は、私たちを前に進ませる足と骨盤をつなぐ役目を果たしています。腿の痛みのメタフィジックな意味を知るには、さまざまな欲求や感覚に注目しなければなりません。腿には、また、動脈と静脈もたくさん通っており、それらのおかげで、足に血液が供給されます。血管は、喜びをからだじゅうにめぐらせる働きをしています。したがって、血管がたくさんある腿が痛むということは、その人が、自分は、未来の計画を実行して自分に喜びを与えることができそうもない、と考えていることを示しています。その人の心の中にある大人の部分が、あまりにも物事を深刻に考えすぎるのです。自分を押さえ込むことが多く、一方でまた、自分の価値を何とかしてまわりの人たちに証明しなくてはならない、と考えています。

・精神的なレベル

からだからあなたへのメッセージは、「あなたの心の中にいるインナー・チャイルドの欲求をもっと聞き入れて、自由に、遊んだり、楽しんだりしてください」というものです。ただし、それは、あなたの中の真面目な大人の部分を忘れてもよい、ということではありません。そうではなくて、大人の部分と子どもの部分のバランスをうまく取りなさい、ということなのです。あなたの両親の影響を受けた大人の部分の声ばかりを聞く必要はありません。さあ、そろそろあなた自身の主人公になりましょう。

・スピリチュアルなレベル、そして結論

３０７ページを参照してください。

やけど brûlure

・肉体的なレベル

やけどとは、電気、化学物質、放射線など、あらゆる形の「熱いもの」によって、からだの組織が損傷した状態のことです。やけどの意味を知るには、やけどをしたからだの部位が、何をするための部位であるかを確かめることが大切です。

・感情的なレベル

やけどとは、一種の「事故」です。したがって、「事故」の項を参照してください。ただし、次のことを頭に入れておきましょう。つまり、痛みが大きければ大きいほど、当人が感じている罪悪感は大きい、ということです。

・精神的なレベル

「事故」の項に書かれていることに加えて、次のことをさらに頭に入れておきましょう。つまり、やけどのヒリヒリする感じは、あなたのヒリヒリする考え方と関係がある、ということです。いったい誰が、あるいは何が、あなたにそれほどヒリヒリするような思いを抱かせ、そして罪悪感を持たせるのでしょうか？ あなたは、そんなふうに裁くのではなく、自他に対して、もっと優しく、もっと寛容になったらいかがでしょうか？ そして、自分を罰して苦しめるのをもうやめることです。

・スピリチュアルなレベル、そして結論

307ページを参照してください。

痩《や》せ症《しょう》 maigreur

・肉体的なレベル

平均よりも体重がはるかに少ない人が痩せ症にかかっていると言えます。

・感情的なレベル

すごく痩せている人は、ほとんどの場合、自分をつまらない人間だと思っており、自分を拒絶しています。しかも、他の人たちから拒絶されることをすごく恐れているのです。そして、しばしば消えてしまいたいと思っています。目立たないタイプで、他の人たちに対して繊細な気配りをします。拒絶されることを恐れているために、しばしば自分のニーズに反する行動を取ったり、さらに、まったく行動できなくなったりすることさえあります。自信がないために他の人たちに依存しており、しかも、彼らから充分な関心と注意を与えられていない、と感じています。

・精神的なレベル

もし幼い時からあなたが痩せているとしたら、それは、あなたが、幼い時に、自分は拒絶されており、見捨てられている、と思い込んだことを示しています。もしかすると、あなたの出生以前にそうした思い込みが作られた可能性もあります。つまり、あなたがお母さんのおなかにいる時に、両親または一方の親が、あなたが生まれることを望んでいなかった、あるいはあなたとは違う性の子どもを望んでいた、ということです。あなたの両親に尋ねて、次のことをはっきりさせるといいでしょう。つまり、両親は本当にあなたを拒絶していたのか、それとも両親はそのころ人生それ自体を拒絶していたのか、ということです。もし、仮にあなたが本当に拒絶されていたとしても、あるいは両親が充分にあなたの面倒を見なかったとしても、それは彼らがあなたを愛していなかったからではありません。両親は、彼らの人間的な限界を持っていたがゆえにそうしていたにすぎないのです。どうか、そのことを知ってください。限界があったゆえに、それ以外の振る舞い方ができなかったのです。それ以外の解決方法を持っていなかったのです。あなたは、自分の人生を創造するために必要なものはすべて持っています。どうかそのことを信じてください。あなた以外にそれを信じることのできる人はいません。また、現にあなたが拒絶され、見捨てられたとしても、それは一つの〈経験〉に過ぎません。その経験をネガティブなものとして今後も引きずり続けるかどうかは、まさにあなた次第なのです。あなたは、それをもう引きずらないと決意することもできます。あなたは、自分の責任で選択し、そしてその結果を引き受けることができるのです。

・スピリチュアルなレベル、そして結論

307ページを参照してください。

夜《や》尿症《にょうしょう》

énurésie

・肉体的なレベル

夜尿症というのは、3歳を過ぎて自分の排泄をコントロールできるようになっているはずの子どもが、それでも、夜のあいだに尿をもらすことをいいます。ただし、ここでは、悪夢を見たり、強烈な感情に襲われたりしたために尿をもらした場合は除きます。

・感情的なレベル

夜のあいだ尿をもらしてしまうのは、その子が昼のあいだ自分を抑えすぎており、夜になると自分をそれ以上コントロールできなくなってしまうからだと考えられます。そういう子どもは、権威を非常に恐れているものです。特に、父親の権威、あるいは父親の役割を果たしている人の権威を恐れています。ただし、必ずしも物理的な面で父親を恐れているわけではありません。むしろ、父親を不機嫌にすることを恐れていたり、父親の期待にそえないことを恐れていたりするのです。その子にとっては、ベッドを濡らすことよりも、もっと恥ずかしいことなのです。

・精神的なレベル

もしあなたのお子さんがこの問題を抱えているとしたら、ここまでの説明をその子に読んであげてください。今その子に必要なのは、何よりも励ましなのです。あなたのお子さんは、すでに充分すぎるほど頑張っています。ですから、いま必要なのは、その子を優しく励ましてあげることなのです。「あなたはとても良い子で、素晴らしい才能を持っているのよ。そして、仮にあなたが失敗をしたとしても、私たちはずっとあなたを愛しつづけるわ」こんなふうに言ってあげてください。そうすれば、その子はやがてそれを信じ、そして日中のコントロールを手放すことができるようになるでしょう。その子にとってぜひとも必要なのは、両親から（特に父親から）期待されていると自分が思い込んでいることが、本当にそうなのか、という点をしっかり確かめることです。

・スピリチュアルなレベル、そして結論

３０７ページを参照してください。

やぶにらみ

loucherie

「斜視」の項を参照してください。

癒《ゆ》合《ごう》のトラブル

problème de cicatrisation

・肉体的なレベル

傷や、やけどなどがなかなか癒《い》えない時に、癒合のトラブルが起こっています。

・感情的なレベル

癒合のトラブルが起こっている人は、自分に起こった病気や、自分が遭遇した事故から、何かをしっかり学んで、成長しようとしていないのです。つまり、人生の新たな局面を開こうとせず、過去の問題にいつまでもしがみついているわけです。そして、自分の傷ややけどを利用して、まわりの人の関心を引こうとしているのです。

・精神的なレベル

あなたの傷を引き起こしたのが、どんな不調、病気、事故であるのかを確認してください。そうすれば、からだがあなたに送ってきているメッセージを解読することができるでしょう。いつまでも自分の古い問題にしがみつくことによって、あなたは自分で自分に痛みを与えています。痛みの原因はあなた以外にはないのです。あなたは、今という瞬間を生きておらず、前進することをみずからに禁じています。まだまだ過去にとらわれているのです。からだからあなたへのメッセージはこうです。「古い傷を維持するためにあなたのエネルギーを使うのではなく、未来の計画を立てるためにあなたのエネルギーを使ってください」

・スピリチュアルなレベル、そして結論

３０７ページを参照してください。

癒《ゆ》着《ちゃく》 adhérences

・肉体的なレベル

癒着は、病原菌の攻撃に対して生体が抵抗するために起こした炎症が原因となって起こります。その結果、通常であれば分離している組織どうしがくっついてしまうのです。いくつかの組織で同時に起こることもあります。線維質の組織が発達し、別の組織どうしを結びつけて固くなります。癒着の生じた部位は、病気の原因の最も確かな指標となります。

・感情的なレベル

この病気は、なんらかの攻撃にあった時に、ある考え方にしがみつき、頑《かたく》なになる人によく起こります。その考え方が頭を支配すると、その人は感じることができなくなります。

・精神的なレベル

からだに不必要な組織を作り上げたということは、あなたがしがみついているその考え方はずいぶん前からあった、ということになります。からだが余分なものを作るには、それなりの時間がかかるからです。あなたは、自分を損《そこ》なうその古い〈思い込み〉を手放すことができます。自分を受け入れてもらい、愛してもらうために、あなたは頑《かたく》なにならなくても大丈夫なのです。

・スピリチュアルなレベル、そして結論

307ページを参照してください。

指《ゆび》のトラブル problèmes de doigts

・肉体的なレベル

指は手の先端に位置する器官であり、驚くべき正確さでさまざまな動きをすることができます。指のトラブルは、こわばり、痛み、「骨折」などの形をとって現われます。その結果、指は正確な動きを失ってしまうのです。

・感情的なレベル

指は、正確さに関係する器官です。したがって、指にトラブルが生じたということは、現在のあなたの正確さの追及が、良き意図に基づいていない、ということをあなたに教えていると考えられます。とは言え、それは、もうこれ以上正確さにこだわるなということではありません。もっと別の方法でやってごらんなさい、ということなのです。指のトラブルは、あなたが「指を噛んだ時（＝後悔した時）」、「誰かに指をつつかれた時（＝叱られた時）」、「指を使って何もしない時（＝怠《なま》けた時）」などに起こるでしょう。それぞれの指には、メタフィジックな意味があります。

親指は、「指導的な指」とも言われます。というのも、他の指に対して指導的な役割があるからです。親指は、私たちの意志、責任に関わる側面を表わしており、「押す」時に最も大きな役割を果たします。したがって、親指のトラブルは、その人が、あまりにも誰かの後押しをしすぎている、またはある細部に関して心配しすぎている、ということを表わしています。誰かに追い立てられている時、または、何かを実現するために自分を無理に駆り立てている時、あるいは、誰かに何かを無理にやらせようとしている時などにも親指のトラブルが起こります。コントロールしすぎる人に、親指のトラブルは起こりやすいのです。

人差し指は、性格の強さ、決断力の強さを表わします。この指は、指し示すため、命令を与えるため、脅すため、何かを人に理解させるために使われます。つまり、「権威」を象徴する指なのです。したがって、権威を代表する人から人差し指でさされると、相当な圧迫を感じるはずです。

中指は、制限や内面生活を表わします。さらに、セクシャリティとも関係があります。中指にトラブルのある人は、セックス面であまりにも完璧であろうとしすぎるのかもしれません。あるいは、内気であるために、人から拒絶されたとすぐに感じてしまうタイプである可能性もあります。

薬指は、他の指と一緒に動かさないと、単独ではあまりよく動きません。薬指は、カップルの関係において夢見られた理想を表わします。あるいは、その理想に到達するための相手との依存関係を表わします。薬指がトラブルを起こしているということは、心の中に悲しみを抱え込んでいることを意味します。薬指が不調であるということは、その人が物事を全体的に見られない、ということなのです。細部しか見られないために、人生がうまくいかないのです。

小指は、精神の機敏さやコミュニケーションの巧みさを表わしています。他の指から独立していることが示すのは、自立性の高さ、また、好奇心の強さでしょう。さらに、直観力を表わしてもいます。フランス語で、よく、「小指が教えてくれたんです」と言うのはそのためでしょう。小指にトラブルのある人は、他の人たちが自分のことをどう思っているかをとても気にしています。また、自立して生きる、直観を使いこなす、ということができていません。それなのに、一方では、みんなより目立とうとします。また、自分が人に対して救いの手を差しのべないことに罪悪感を持っています。

これらの指が骨折している場合には、「骨折」の項も参照してください。

・精神的なレベル

指のトラブルのほとんどが、次のようなメッセージを送ってきています。「あまり細部を気にしてばかりいると、本当に大切なことを見失いますよ。完璧主義がかえってあなたの生き方を阻害するのです。あなたが細部に目を配れる人間であるのはとてもいいことです。ただし、そうした完璧主義は、あなたの〈存在〉の本質が何であるかを見る時にだけ使ってください。あなたの本質が完璧であるということを見る時にだけ使うのです。あなたが〈する〉こと、そして〈持つ〉ことに関しては、完璧主義を適応すべきではありません。また、他人に関しても、細部へのこだわりは捨てるべきでしょう」

・スピリチュアルなレベル、そして結論

307ページを参照してください。

卵《らん》管《かん》のトラブル

problèmes aux trompes de l'utérus

・肉体的なレベル

卵管は、ファロピオ管とも呼ばれ、卵子が卵巣から出て、子宮に向かう時に通る管のことです。また、卵管は、精子が、卵子を受精させるために通っていく管でもあります。卵管のトラブルで最も多いのは、何らかの原因で卵管が閉鎖してしまうことです。卵管が炎症を起こしている時は、「卵管炎」の項も参照してください。

・感情的なレベル

卵管は、卵子が精子に出会って受精する場所です。したがって、この場所にトラブルがあるということは、その女性が、自分の〈女性原理〉と〈男性原理〉のつながりをブロックしている、ということを表わしています。ですから、その女性は、男性との関係がうまくいっていませんし、人生を自分の望むように創造できていません。

・精神的なレベル

からだからあなたへのメッセージはこうです。「直観にしたがい、それをただちに行動に移しましょう。そして、罪悪感を感じることなく、自分の人生を創造するのです。そうすれば、男性があなたの人生にもたらしてくれるものに、もっと自分を開くことができるでしょう。あなたは、幼い頃の恐れを引きずっているために、自分の殻に閉じこもっていますが、それらの恐れはもうあなたのために役立っていません。どうか、それを知ってください」「子宮のトラブル」の項も参照してください。

・スピリチュアルなレベル、そして結論

307ページを参照してください。

卵《らん》管《かん》炎《えん》

salpingite

卵管炎というのは、卵管が炎症を起こしている状態のことです。「卵管のトラブル」の項を参照してください。ただし、炎症ですので、抑圧された怒りが原因になっている、ということを頭に入れておきましょう。30ページの⑦も参照してください。

乱《らん》視《し》 astigmatisme

・肉体的なレベル

この病気は、眼球の表面の曲率の乱れによって引き起こされ、その結果、物の像がゆがんで見えるようになるのです。

・感情的なレベル

乱視は、内面生活と社会生活とのあいだにずれのある人がなりやすいようです。つまり、物事を客観視できない人が乱視になりやすいのです。考え方がまわりの人たちのそれとずれた場合、しばしば内面の葛藤が起こることになります。しかも、そういう人は、頑固なため、自分の考えには耳を貸しますが、まわりの人たちの考えには耳を貸しません。ですから、まわりの人たちから促されて自己変革をする、ということが非常に難しいのです。一方、自分で自分を変えたいと思った時は、実に容易に自己変革をすることができます。また、乱視にかかりやすい人は、とても傷つきやすいという特徴も備えています。

・精神的なレベル

他人の視点で物事を客観的に見て、物事に正面から向き合ったとしたら、いったいどんな不都合があなたに起こるでしょうか？　あなたは、何を恐れているのでしょうか？　もしかしたら、あなたは、幼い頃、もう他人からは影響されたくない、自分の見方で人生を見るのだ、と強く決意したのかもしれません。その決意は、確かにその時はあなたの役に立ったのでしょう。しかし、あなたが大きくなった現在、おそらく、それは役に立っていないはずです。少なくとも、いつでも役に立つというわけにはいかないでしょう。他の人たちがあなたとは異なる考え方をするのを、ありのままに受け入れましょう。そして、自分を価値のない人間であると考えるのをやめるのです。そうすることによって、あなたは、まわりの人たちとの葛藤を大幅になくすことができるでしょう。その結果、心の平静を保つことが可能となります。「目のトラブル」の項も参照してください。

・スピリチュアルなレベル、そして結論

３０７ページを参照してください。

卵《らん》巣《そう》のトラブル problèmes aux ovaires

・肉体的なレベル

二つある卵巣は女性の性腺で、男性の二つの睾丸に対応しており、性ホルモンを分泌し、また、卵子を排出します。卵巣のトラブルとしては、痛み、「炎症」、「癌《がん》」、剥離《はくり》などがあります。

・感情的なレベル

卵巣は、肉体と〈聖なるチャクラ〉〈第二チャクラ〉を結びつける役割を果たしており、この〈聖なるチャクラ〉は、女性の創造性のエネルギーをつかさどっています。卵巣にトラブルが起こると、子どもを作る生殖の機能と、性ホルモンによる女性らしさの双方が影響を受けます。卵巣が病気になるのは、自分の創造性としっかりつながっていないからだと考えられます。「私にはできない」という考えにとらわれているのです。何かを自分で創り出さなければならない場面に遭遇すると、すぐに不安になってしまうのですが、その理由が、自分は女性だからということなのです。何かを始める時も不安になりやすいと言えるでしょう。

・精神的なレベル

からだからあなたへのメッセージはこうです。「あなたは、『自分の力で充分やりとげられる』と考える必要があります。あなたができないのは、あなたが女性だからではありません。女性だからという理由で、自分を低く見る人は、卵巣のトラブルだけでなく、月経のトラブルも抱える可能性があります。そういう人は、自分の能力を男性に対して証明しようとするものですが、心の中では、自分にそんな力があるとは信じていません。忘れないでいただきたいのは、子どもを作るには女性と男性がともに必要だということです。これは、あなた自身に関しても同じことなのです。つまり、あなたの人生を作り上げるには、〈内なる女性〉と〈内なる男性〉がともに必要だということです。あなたが自分の〈内なる男性〉の創造力を信じることができれば、あなたは、また、自分の〈内なる女性〉の力も自由に使えるようになります。そうなるためには、あなたは自分を信じるとともに、人生で出会う男性たちを信じることが必要です。特に自分のアイディアと直観力を信じるようにしてください」

・スピリチュアルなレベル、そして結論

３０７ページを参照してください。

リウマチ

rhumatisme

リウマチは、関節に関わる疾患です。どのリウマチも、痛み、機能障害、硬直といった共通の特徴を備えていますが、リウマチ全体を二つの大きなカテゴリーに分けることができます。すなわち、変形性のリウマチと炎症性のリウマチです。前者に関しては、たとえば「関節症」を参照してください。また、後者に関しては、たとえば「関節炎」を参照してください。

流産《りゅうざん》

avortement

・肉体的なレベル

流産というのは、妊娠してから22週未満に胎児が娩出されることです。22週以降であれば、胎児は、娩出されても、生き延びることが可能です。そういう場合、それは早産と呼ばれます。流産は、さまざまな形態を取りえます。

・自発的流産……これは自然分娩のように自発的に起こる流産で、胎児と胎盤が娩出されます。この場合、胎児はほとんどがすでに死んでいます。

・人工流産……これは、いわゆる妊娠中絶のことで、病院で妊娠2カ月以内に行なわれれば、原則としてその後に問題が起こることはありません。

・医学的流産……母体に何らかの問題が生じて、妊娠の継続が困難になった場合に、医学的な見地から流産を引き起こす場合です。

・感情的なレベル

自発的流産は、母親と胎児の魂のあいだで無意識のうちに行なわれた選択の結果、起こります。胎児の魂が考えを変えたのかもしれませんし、母親の方にまだ赤ちゃんを受け入れる準備ができていなかったのかもしれません。胎児が母親の胎内にいるあいだは、母親と胎児とのあいだに、魂レベルでの交流があります。母親が次に妊娠した時、いったん霊界に帰った魂がもう一度戻ってくる場合もあります。母親が将来に対してあまりにも大きな不安を感じた場合、自分の意志で人工流産の処置を受けることもあります。その結果、体調が悪くなったりすれば、母親の罪悪感はますます大きなものとなるでしょう。そんな場合には、胎児の魂に対して、自分が感じた不安についてきちんと話をする必要があります。そして、自分にはあれ以上妊娠に耐えることができなかった、ということを伝えましょう。そうしないと、罪悪感が原因となって、さらに余病が発生し、ふたたび妊娠することが困難になってしまう可能性さえあります。そんな場合には、一生のあいだ、自分が葬《ほうむ》った胎児のことばかり考えて過ごすことにもなりかねません。

・精神的なレベル

私はこれまで、人工流産を行なった女性が、その後、ひっきりなしに生殖器のトラブルに見舞われるのを目撃してきました。たぶん、胎児の生命を絶ったために深い罪悪感にさいなまれ、自分を罰し続けているのでしょう。中には、心理的にいつまでも赤ちゃんを抱えている人たちもいます。そんな女性は、不思議なことに、妊娠している時のような大きなおなかをしているものです。中には、赤ちゃんの代わりとして、子宮内に線維腫を作り出す人もいます。そういう女性たちは、自分がした選択を今なお受け入れられずにいるのでしょう。もし、あなたがすでに妊娠中絶をしたのだとすれば、その時自分には限界があって赤ちゃんを育てることができなかった、ということを素直に受け入れましょう。一方で、もしいま妊娠中絶を考えている人がいるとしたら、私はその人に対し、本当に慎重に考えるようにと強く促《うなが》します。あなたが妊娠したのは、それを通してあなたに経験すべきことがあるからなのです。どうかすべてを神にゆだねて、不安に負けないようにしてください。そうすれば、すべてが必ずうまくいくでしょう。あなたのおなかにいる胎児の魂とじっくり交流してみてください。その上で、あなた自身で決断することをお勧めします。その際に、他の人たちの影響を受けすぎないようにしましょう。もしあなたがどうしても妊娠中絶を行ないたいと思うのであれば、その動機に応じた報《むく》いが必ずやってくることを覚悟してください。もし間違った動機から中絶を行なったとしたら、あなたが小さな生命に対して行なった拒絶という行為が、いずれ厳しい形で必ずあなたのところへ戻ってくるでしょう。もしあなたの心が安らぎに満たされているのなら、あなたは中絶という決意の結果を容易に引き受けることができるでしょう。いずれにしても、蒔《ま》いた種は刈り取らなければなりません。ですから、あなたが拒絶をすれば、いつの日かあなたは必ず誰かに拒絶されることになるのです。そのことを受け入れてください。いずれにしても、私たちは、あらゆることを自分が計画した通りにはやれないものです。時には息切れもします。すべてにおいて、自分の限界を認めることが大切でしょう。

・スピリチュアルなレベル、そして結論

307ページを参照してください。

緑《りょく》内《ない》障《しょう》 glaucome

・肉体的なレベル

緑内障は、眼圧の上昇により視神経が圧迫されて損傷し、そのために視野狭窄《きょうさく》が起こる病気です。

・感情的なレベル

緑内障になるのは、自分が見ているものを受け入れられない人です。また、過去において、性愛に関するショッキングな出来事を見て、それを受け入れられなかった人です。つまり、数年にわたって、猜疑心《さいぎしん》をいだき続け、多くの苦しみを心の中にため込んできた人がかかりやすい病気だと言えるでしょう。苦しみを抑圧してきたことによって、心の中に緊張が生じ、それがついに限界に達したのです。古い傷を呼び覚ますような出来事を見るのを拒否した時に、ついに緑内障が発生するのです。

・精神的なレベル

からだからのあなたへのメッセージはこうです。「あなたは過去から自由にならなければいけません。そして、そのための最良の方法が『許し』なのです。（『許し』に関しては、本書の巻末にある〈許しのステップ〉を参照してください。）あなたが愛し、またあなたを愛している人たちは、あなたとはまったく違う人間なのです。その違いを受け入れるようにしましょう。あなたはとても感じやすい人ですが、その感じやすさがうまく使われていません。その感じやすさのためにあなたは深く傷つき、美しい人間関係を築くことができずにいます。身近な人たちの限界と苦しみをしっかり見て、そしてそれを受け入れるようにしてください。そうすれば、あなたは、自分自身の限界と苦しみを受け入れられるようになるでしょう。身近な人たちを信頼することが大切です」「目のトラブル」の項も参照してください。

・スピリチュアルなレベル、そして結論

３０７ページを参照してください。

リンパ・システムのトラブル

problèmes du système lymphatique

リンパ・システムとは、リンパ管によってリンパ液を全身に恒常的にめぐらせるシステムです。リンパ液は、無色または琥珀《こはく》色の液体で、血液と協力して物質交換を行います。血液から栄養物を受け取り、細胞まで運びます。さらに、細胞が作った老廃物を血液まで運ぶのです。リンパ・システムのトラブルとしては、「ぐりぐり」や「癌《がん》」があります。必要に応じてそれらの項を参照してください。

冷《れい》感《かん》症《しょう》

frigidité

・肉体的なレベル

冷感症というのは、性交をしても喜びを感じない女性に関する病名です。「オルガスムの欠如」とは区別してください。なぜなら、後者は、性交による喜びは感じても、オルガスムには達しない女性のことを指すからです。

・感情的なレベル

冷感症の女性というのは、ごく幼い頃に、あらゆる喜びをもう感じまいと決意したのです。一般的に、冷感症になる女性は、頑《かたく》なな性格を持っており、感性と自分を切り離しています。自分が「熱い」人間になることを無意識的に恐れているのです。一方で、この女性は、本当は、普通の女性以上に正常な性生活を必要としています。それにもかかわらず、セックスの面で自分をコントロールしすぎているのです。したがって、生活の他の領域で、やがてコントロールを失うだろうと思われます。

・精神的なレベル

もしあなたが冷感症で悩んでいるとしたら、あなたは「快楽」を、「罪」、「悪」、「良くないこと」と思っているはずです。その思い込みがあまりにも強かったために、あなたはそんなふうに自分をコントロールするようになってしまったのです。しかし、どんな人間であっても、人間というのは、必ず限界を持っています。あなたも例外ではありません。そして、その限界に達した時、突然コントロールを失うのです。その対象はセックスだけではありません。アルコール、食べ物、涙、不安発作、からだの震《ふる》えなど、いろいろとあるでしょう。性的快楽の欠如は、あなたのパートナーを罰するよりも、はるかにあなた自身を罰しています。どうか、自分自身に対して「熱い」人間になることを許してあげてください。あなたの魂もそれを望んでいるはずです。あなたはいつ爆発するか分からない爆弾のようなものです。快楽を感じることを自分に許してあげましょう。そうすれば、あなたは生まれ変わり、きっと新たな人生が始まるはずです。

・スピリチュアルなレベル、そして結論

307ページを参照してください。

レット症《しょう》候《こう》群《ぐん》

syndrome de Rett

・肉体的なレベル

レット症候群は、6カ月から2歳くらいの女児だけに発症する神経疾患で、これにかかると運動能力が低下し、知能の停滞、言語障害といった精神的なハンディキャップを負うことになります。

・感情的なレベル

その子は生まれた時は正常だったのです。それなのにこの進行性の病気にかかったということは、その子が、何らかの理由から、自分は人生に立ち向かえないと判断した、ということになります。手と足が動かないために、今後は、全面的に親に依存することになるでしょう。もしかすると、今回、地上に転生する前に、この魂は、地上の生活に対して大きすぎる期待をいだいていたのかもしれません。ところが、いざ地上に生まれてみたら、その期待が満たされなかったために、ものすごくがっかりしたのです。そして、すっかり疑い深くなってしまったのでしょう。特に物質のレベルで大きな不安をいだいているようです。

・精神的なレベル

もしあなたがレット症候群にかかったお子さんの親であるなら、どうかこの箇所をその子に読んであげてください。知的には理解できないかもしれませんが、波動のレベルでは充分に理解できるはずです。彼女が地上にふたたび生まれてくることにしたのは、地上において経験すべきことがあったからなのです。そして、そのために必要な能力は、すべて、彼女に与えられています。それらの能力に気づくには、実際にさまざまなことを経験しなければなりません。もし、それを今回の人生で行なわないとしたら、別な人生でそれを行なうために、また必ず地上に生まれてこなくてはならないでしょう。この女児の両親は、罪悪感を持つ必要はありません。レット症候群は、その子が自分で選び取った病気だからです。この病気は、その子の地上での経験の一部なのです。両親が行なうべきことは、その子を無条件に愛し、その子がどうするかを完全にその子にゆだねるということです。その子が地上を去りたいと思うのであれば、どうかそうさせてあげてください。そして、その子が選択したことに対して自分たちがどう感じたかを素直にその子に伝えるのです。自分たちの限界を尊重しましょう。まわりの大人たちは、ハンディキャップを背負ったその子からいろいろと学ぶことがあるのです。

・スピリチュアルなレベル、そして結論

３０７ページを参照してください。

瘻《ろう》 fistule

・肉体的なレベル

瘻というのは、二つの組織、または二つの腔のあいだに通路ができて、一方から他方へ、あるいはからだの外へ、液体が漏れることです。

・感情的なレベル

瘻は、その人が、さまざまな物事を混同する時に作られます。外的な状況にたやすく影響され、何かをすることが難しいと感じやすいのです。そのために、混乱し、攻撃的になり、さらに、うつになります。どんな領域でその態度が見られるのかを知るためには、瘻がからだのどの部位にできたかを確かめればいいのです。そうしたら、本書で、その部位に関する記述を読んでください。

・精神的なレベル

もしあなたが瘻に悩んでいるとしたら、からだからあなたへのメッセージはこうです。「あなたはまわりにいる人たちからの影響に対して、心をしっかりと閉ざす必要があります。そして、自分自身の決意に基づいて物事を行なうのです。とはいえ、他の人たちがあなたをだめにしようとしているわけではありません。むしろまったく逆で、彼らは良き意図に基づいてあなたを支援しようとしているのです。でも、現時点では、あなたは自分自身の決意に基づいて行動すべきなのです。自分の判断力をもっと使うようにしましょう。自分が感じることや望むことを信じてください。自分の経験は自分で作り出すようにしましょう」

・スピリチュアルなレベル、そして結論

307ページを参照してください。

老《ろう》眼《がん》 presbytie

・肉体的なレベル

老眼というのは、水晶体の調節ができないために、近くのものがはっきり見えなくなる症状です。

・感情的なレベル

現代西洋医学によれば、45歳を過ぎた人が老眼になるのは当然のことです。現代西洋医学は、仮説と統計に基づく科学であり、統計によれば、45歳を過ぎた人たちのうち、老眼になっている人の数の方が多いのです。フランス語では、accommodation という言葉は、「(目の)調節」という意味と、「(環境への)順応」という意味で使われます。そして、私たちは、歳を取るとこの accommodation が両方ともうまくできなくなるのです。つまり、メタフィジックな見方によれば、眼の調節ができなくなって老眼になっている人は、身のまわりで起こっていることにうまく順応することもできなくなっている、ということになります。したがって、鏡に映る自分の老いたからだ(もはや欲望の対象にはならないからだ)を見ることもできにくくなっています。自分の家族が置かれている状況も、自分の仕事場の環境も、うまく見ることができなくなっているのです。

・精神的なレベル

近くのものがはっきり見えなくなってきたあなたに対する、からだからのメッセージはこうです。「あなたは、身近に起こることによって心を乱される必要はないのですよ。あなたが老いたからと言って、あなたは能力を失っているわけではありません。確かにあなたの肉体は衰えてきたでしょう。それは当然のことです。でも、感情的、精神的に見た場合、あなたは年齢相応の成熟を遂げ、知恵を獲得しているのです。もし、あなたが、肉体レベルのことを気にしすぎるのなら、あなたは心の目を働かせることができなくなるでしょう。そして、加齢とともに獲得した自分の価値を見誤ることになります。あなたが今どのように人生を見るかということが、あなたの将来を決めるのです。これからの人生であなたが出会う人々や状況に、あなたがうまく順応できれば、あなたの視覚も人生の質も大いに改善されるでしょう」

・スピリチュアルなレベル、そして結論

307ページを参照してください。

老衰《ろうすい》 sénilité

・肉体的なレベル

老衰とは、私たちが老いるに従って、肉体活動とともに精神活動がだんだん衰えていくことです。感覚機能、知的機能が衰え、人間関係を良好にする能力も衰えていきます。

・感情的なレベル

幼少の頃に、親から充分な関心を向けてもらえずに苦しんだ人が、年老いてから、相手に世話を焼いてもらいたくて（つまり、甘やかしてもらいたくて）、老衰になることがあります。かつて愛に飢えていたのですが、現在でも愛に飢えているのです。

・精神的なレベル

もし、あなたが、老衰の人の世話をしているのであれば、どうか、愛と受容の思いで世話をしてあげてください。そうでないと、状況がきわめて不愉快なものとなり、関わる全員が「負け」になる可能性があります。一方で、老衰になった人に、そんなふうに病気にならなくても、人の関心を引くことはできる、ということを教えてあげてください。苦しまずに、もっと人の関心を引く方法もあるのです。一緒になってそうした方法を探ってみてください。老衰にならなくても甘えさせてもらえる、ということが分かれば、その人は、もしかすると回復するかもしれません。また、その人は、幼い頃に自分の世話を充分してくれなかった両親を許す必要があります。彼ら自身、幼い頃に両親から充分に世話をしてもらえなかったのです。私たちは、自分が受け取らなかったものを人に与えることはできません。両親を許すことができたら、今度は、両親を恨んだ自分を許しましょう。

そして、かつて甘えられなかった分、いま甘えるようにすればいいのです。許しの実践に関しては、本書の巻末の〈許しのステップ〉を参照してください。

・スピリチュアルなレベル、そして結論

３０７ページを参照してください。

狼瘡《ろうそう》 lupus

・肉体的なレベル

狼瘡とは、主として女性がかかる皮膚の病気です。慢性の狼瘡にかかると、特に顔面に赤い斑点ができ、それが鱗《うろこ》のようにはがれ落ちます。これは大変しつこい病気で、しばしば再発します。拡散性の狼瘡は全身性エリテマトーデスと呼ばれます。これにかかると、からだのあらゆる場所に病変が生じ、活発な時期と小康状態をくり返します。発熱、不調、疲労、食欲不振、痩《や》せなどをともないます。

・感情的なレベル

慢性の狼瘡に関しては、「皮膚のトラブル」の項も参照してください。全身性エリテマトーデスにかかった人は、自分を破壊しようとしている、と考えられます。自分の存在理由を見つけることができず、死にたいと思っているのです。しかし、本当に死ぬ決意をすることができません。心の奥底では生きたいと思っているからであり、現にきちんとした生きる理由はあるのです。そういう人は、他人に支配されやすく、自分を肯定することがなかなかできないタイプだと言えるでしょう。

・精神的なレベル

狼瘡という病名には、「狼《おおかみ》」という文字が含まれています。そのことから分かるように、狼瘡にかかる人は、身近な人たちに対して、自分が狼のように獰猛《どうもう》だと感じており、しかもそんな自分を憎んでいます。そんなふうに自己破壊的な思いを持つのは、あなたが人生の初期において、本当につらい経験をしたからでしょう。しかし、人生は生きるに値《あたい》しないという考えを変えるのに、遅すぎるということはありません。あなたが本当に望むことは何でしょうか？　どうかじっくりと時間をかけて、それを探ってみてください。そして、それが見つかったら、どうしてもそれを実現するのだと決意してください。一歩ずつ着実に前進すれば、必ず目的に達することができます。あなたが本当に望む方向に歩き始めれば、たとえゆっくりであったとしても、あなたはきっと自分の存在理由を見つけ出すことができるでしょう。

・スピリチュアルなレベル、そして結論

３０７ページを参照してください。

ロジャー病《びょう》

maladie de Roger

ロジャー病というのは、先天性の疾患であり、心臓に奇形が見られるというものです。左心室から右心室への血流が少ない、というのが特徴です。「心臓のトラブル」の項を参照してください。また、24ページの①にある、先天性の病気に関する説明を参照してください。

肋《ろっ》骨《こつ》の骨《こっ》折《せつ》

fracture d'une côte

「骨折」の項を参照してください。ただし、次のことを頭に入れておきましょう。つまり、肋骨を骨折する人は、自分の「鎧《よろい》」を取り上げられてしまい、自分にはもう、身を守る術《すべ》がないと感じている、ということです。

とても大切な質問

本文中の「スピリチュアルなレベル、そして結論」に対応するのは、以下の部分になります。

あなたの〈存在〉に関わる重要なニーズに応《こた》えるのをさまたげている霊的《スピリチュアル》なブロックを解明するために、以下の質問に答えてください。これらの質問に答えることによって、あなたの病気や不調の本当の原因が分かるはずです。

①肉体的なレベルに関する質問

私のからだに起こっていることを最も的確に言い表わすには、どんな言葉を使えばいいだろうか？

私は、今、からだに起こっていることを、どんなふうに感じているだろうか？

この質問に対する答えを見れば、その病気を引き起こした人や状況に対して、あなたがどう感じているかが明らかになります。

②感情的なレベルに関する質問

A：この病気があるせいで、私は何をすることができなくなっているだろうか？

この質問に対する答えを見れば、ブロックされているあなたの欲求が明らかになります。

B：この病気があるせいで、私はどんな人間になれずにいるだろうか？

この質問の答えは「私は、〇〇人間になれずにいる」といった内容になります（〇〇のところには、形容詞や動詞、または文章などが入ります）。

③精神的なレベルに関する質問

私が〇〇人間になったとしたら（〇〇には②-Bで得られた答えを入れる）、私の人生では、どんないやなこと、または困ったことが起こりえるだろうか？　そのことで私は、どんなふうに自分を裁くだろうか？　また、他の人たちは、どんなふうに私を裁くだろうか？

この最後の質問に対する答えは、あなたのためにならない〈思い込み〉を明らかにします。この〈思い込み〉は、あなたの欲求をブロックし、あなたがなりたい人間になることを阻止しています。その結果、あなたのからだに問題が起こっているのです。

スピリチュアルなレベル

②-Bの質問に対する答えは、あなたが本来なりたいものを表わしています。でもその欲求は、あなたの〈思い込み〉によって阻まれているのです。

これらの質問に関する結論

あなたは、自分の役に立たなくなった〈思い込み〉を知ることができたでしょうか？　自分がなりたい人間になることをさまたげている〈思い込み〉を自覚することができたでしょうか？　もし、それができたとしたら、あなたがすべきことは次のことです。

つまり、幼い頃、もう二度と痛みを感じまいとして、そうした〈思い込み〉を作ってしまったインナー・チャイルドとコンタクトを取って、自分がそういう〈思い込み〉を作ったということを完全に許すのです。そして、幸せになるために、その思い込みをまだ自分が必要としているかどうかを自問するのです。

もしも答えが、「イエス」であるなら、その〈思い込み〉はまだ、あなたのためになっているということです。あなたがあなたの人生の主人公なのですから、あなたはその〈思い込み〉を持ち続けることができます。ただし、その〈思い込み〉を持っている限り、あなたは必ずまた同じ問題に遭遇することになるでしょう。あなたの人生に変化は訪れません。そのことだけは、忘れないでください。

もし、あなたがその〈思い込み〉をまだ必要だと感じつつも、その思い込みがあると自分は幸せになれないということが分かっているのなら、あなたはその〈思い込み〉から徐々に解放されつつある、と言ってよいでしょう。あなたは癒しへの道を歩みつつあります。

もし、あなたが、これ以上その〈思い込み〉を持っているのはいやだと心の底から思うなら、自分に対して、**なりたい人間**になることを許し、そのために必要な行動を起こしてください。

さあ、勇気を持って前に進みましょう！

結論：〈許しのステップ〉を実践するために

この本を終えるにあたり、もう一度くり返して言っておきたいことがあります。

それは、**癒しが起こるためには、あなたは自分を許さなければならない**、ということです。

自分を許すことによって、初めて、あなたは自分を愛することができるようになります。そして、その結果として、あなたの心臓に変化が起こり、さらにその結果として、あなたの血液にも変化が起こるのです。

愛に満ちたその新たな血液は、あなたのからだ全体を、魔法の薬となってかけめぐります。そして、からだ全体の細胞を変化させ、本来の調和状態に導くのです。

たぶん、頭でいくら考えても、あなたはそのことを納得できないでしょう。でも、実際にそれを体験したとして、あなたには何か失うものがありますか？

それでは、〈許しのステップ〉を以下に述べてみましょう。

このステップを実践することによって、すでに何千人もの人たちが、本当に素晴らしい結果を手に入れています。どうか、そのことを忘れないでください。

①あなたの感情を特定する（複数の感情があるのが普通です）

たとえば、自分自身に対する裁きの心、また他者に対する裁きの心、そしてその心があなたにもたらす状態を意識化しましょう。あるいは、あなたは誰かに嫉妬《しっと》していませんか？　誰かを恨んでいませんか？　誰かを憎んでいませんか？

②責任を引き受ける

そうした感情を持った責任は、相手にではなく、あなたにあります。その責任を引き受けましょう。ただし、責任を引き受けるためには、自分は常に〈愛〉と〈恐れ〉のどちらかを選ぶことができる、ということを知っていなくてはなりません。

あなたは何を恐れていますか？　たとえばあなたは、人から非難されることを恐れているのではありませんか？

③相手を受け入れ、こだわりを手放す

相手を受け入れ、こだわりを手放すためには、相手の立場になって、その時の相手の気持ちを感じ取ることが必要です。たとえば、その人は、その時、今あなたがその人を責めているのとまったく同じやり方で、自分を責め、またあなたを責めていたのかもしれません。だとしたら、あなたは、その人があなたを責めるように仕向けたのです。そのためにあなたは何をしたのでしょうか?

④自分を許す

このステップは、最も重要です。この段階を通過するためには、自分が、恐れ、思い込み、弱さ、限界——それらがあなたを反応させ、苦しませました——を持っていたこと、そしてまだ持っていることを、ありのままに受け入れ、そして許す必要があります。

今の状態が永遠に続くわけではありません。それを知った上で、今の自分をありのままに受け入れてください。

⑤許したことを相手に伝える決心をする

六番目のステップに進む準備として、あなたが相手を責め、裁いたこと——それは、相手が、あなたの古い傷を思い出させたからでした――を相手に伝えているところを思い描いてみてください。その時、喜びと自由を感じたとしたら、あなたにはそれを相手に伝える準備ができています。

⑥相手に会いに行く

相手に会いに行き、あなたが相手を裁いたこと、そしてあなたがそれを申し訳ないと思っていることを伝えましょう。（あなたが相手を許したことを伝えるのは、相手がそれを望んだ時だけにしてください。相手が望まないかぎり、「あなたを許します」とは言わないようにしましょう。）そして、同じ理由で相手があなたを裁いたことがあるかどうかを聞いてみましょう。そして、それはいつ、どんな状況だったのかを聞いてみましょう。

⑦過去とのつながりを確認する

過去に、父親、母親、祖父、祖母、そして先生などの、権威ある人とのあいだに同じようなことがなかったかどうかを探ってください。それらの人たちは、きっとあなたが裁いた相手と同性のはずです。それらの人たちとのあいだで、同様に、この〈許しのステップ〉を行なってください。

※あなたが、誰か他の人ではなく自分自身を裁いた場合には、①②④そして⑦のステップのみを行なってください。

*　*　*

もし、これらの〈許しのステップ〉を実践するのが難しい場合には、以下のページに書かれていることを読んでみてください。これらは、私が他の本に書いてきたことの中から、重要だと思われる箇所を引用したものです。そして、時期が来たら、また〈許しのステップ〉に取り組んでみてください。

▼許しのプロセスに必要な時間を、充分自分に与えましょう。ステップとステップのあいだにかかる時間は、一日かもしれませんし、あるいは一年かもしれません。大切なのは、許しに至ろうとするあなたの気持ちが真剣なものである、ということです。傷が大きく、深く、しかもエゴが強力に抵抗する場合には、許しに至るまで、本当に長い時間がかかる場合があります。

▼許しのプロセスの⑥のステップが難しく感じられるのは、たぶんエゴが抵抗しているからでしょう。「私を傷つけたのはあの人なのに、どうして私があやまらなければいけないの!? 私があの人を恨むのは当然じゃない！」と思ったとしたら、それはあなたのエゴの声なのです。この時、あなたのハートは閉ざされています。というのも、あなたのハートが最も強く望んでいるのは、他人を思いやり、心に安らぎを感じることだからです。

▼許しを請《こ》いに行く時、あなたは相手の反応を恐れる必要はありません。相手は、何も言わない、話題を変える、驚く、話を拒否する、泣く、許しを請う、あなたの腕の中に飛び込んでくる、といったふうにさまざまな反応を示すでしょう。どんな反応であっても、それを尊重してください。そして、あなた自身の反応も尊重しましょう。未来に起こることを予測できる人は、世界じゅうに一人もいないのです。

▼許しのプロセスの⑥のステップにおいて、相手が望まない限り、「あなたを許します」とは言わないように、と書いておきましたが、これはとても重要なことです。それには、次の三つの理由があるのです。 ①私たちが相手から傷つけられたと思っていても、相手はまったくそういう意図を持っていなかった、ということがよくあります。〈現実〉は私たちが思っているのとは違うことが多いのです。相手は、あなたが傷ついたなどとはまったく思っていない場合もあるのです。 ②許しのプロセスは、何よりも、あなた自身を自由にするためのものです。相手を許すのは、あなた自身を許すためのステッ

プにすぎません。③そしてまた、「あなたには他人を許す力はない」ということを悟る必要があります。その人を本当に許せるのは、その人自身だけなのです。

▼もし、相手があなたを許せないとしたら、それはその人が自分自身を許していないからです。あなたが相手を許したからといって、相手もまたあなたを許すとは限りません。それを強制することはできないのです。あなたを許すかどうかは、あくまでも相手の問題です。あなたは相手の反応に責任を持つ必要はありません。自分の反応だけに責任を持てばいいのです。ただ、もしかすると、あなたが自分を許したことに感化されて、相手もまた自分を許すことができるようになるかもしれません。

▼あなたが気持ちを相手に伝えた時、相手がショックを受け、自分を正当化しようとすることがあるかもしれません。そういう場合には、ただちに、あなたの言動によって相手が「非難された」と感じたのかどうかを尋ねる必要があります。もしそうだったとしたら、あなたの心の中に、相手を責める思い、相手を変えようとする思いがあった可能性があります。

▼「私をどれくらい傷つけたか、ということに相手が気づき、私に対して素直にあやまってくれるだろう」、と期待して会いに行くとしたら、あなたの中にはまだ相手を非難する気持ちが残っています。でも、そんな場合でも、自分を責める必要はありません。その先のステップに行くにはまだまだ時間が必要だ、

ということをありのままに受け入れるだけでいいのです。あなたは、頭では許すことができたのですが、まだハートで許すことができていません。頭で許すとは、相手を知的に理解しているにすぎない、ということです。それでは、真の解放感と安らぎを得ることはできません。ただ、それはよくあることなのです。頭で許せただけでも大きな前進です。少なくとも、あなたは相手を許そうと思っているからです。

▼あなたがある人を許すということは、その人の行為に同意するということではありません。そうではなくて、あなたが、その人の行為の背後に潜んでいた気持ちを、ハートの目で見ることができるようになった、ということなのです。

▼許すことを通して、あなたは、ありのままの自分でいることを、自分に対して許すことができるようになりました。自分もまた限界と弱さを持った人間である、ということを許せるようになったのです。

さて、ここで、人間にとって最もやっかいな三つの感情を取り上げることにしましょう。それらは、〈恐れ〉、〈怒り〉、そして〈悲しみ〉です。これらの感情は、通常は、強く抑圧されていることが多いのです。というのも、それらが、子どもの時に受けた心の傷を思い出させるからです。

それらの傷は、〈拒絶〉、〈見捨て〉、〈侮辱〉、〈裏切り〉、〈不正〉によって負った、五つの重大な傷に属しています。

自分が人間であることを受け入れ、自分に癒されていない傷があることを認め、自分を許し、そして他人を許しましょう。そうしないと、〈恐れ〉、〈怒り〉、そして〈悲しみ〉の原因を作ったのは他人であると考えて、その他人を非難し続けることになります。そうして、やがて病気になってしまうのです。
とはいえ、実はこの三つの感情を上手に扱うことは可能です。

〈恐れ〉に気づくことによって、自分が自分を守ろうとしていることを自覚できるようになるでしょう。そして、その結果、自分の心のあり方だけが自分を守ってくれる、ということが分かるようになるはずです。

〈怒り〉に気づくことによって、自分を肯定し、自分のニーズに気づき、相手にはっきりと自分の要求を伝える必要がある、ということを知るでしょう。

〈悲しみ〉に気づくことによって、自分は何かを失ってしまったと思い込んでいる、あるいは何かを失うことを恐れている、ということを知るでしょう。悲しみを自覚して、こだわりを手放すことを学びましょう。

以上が、〈自分を愛する〉ということです。自分を愛するとは、自分をありのままに受け入れ、あらゆる〈経験〉をすることを自分に許す、ということなのです。そうすれば、あなたは、エネルギーに満ちた健康なからだに宿って生きることが可能となり、人生で望むことは何でもかなえられるようになるでしょう。

この本を読むことで、あなたが、より意識的になり、人生の質を向上させ、真実の愛の中に生きられるようになることを心から祈っています。

あなたの〈内なる神〉は、からだを通して、常にあなたに**「自分を愛して！」**と言っています。どうかそのことを忘れないでください。

注

以下の「さくいん」は333ページよりお読みください。

や

ゆ

よ

ら

り

れ

ろ

ほ

ま

み

む

め

も

ひ

ふ

へ

に

ね

の

は

つ

て

と

な

せ

そ

た

ち

す

こ

さ

し

く

け

お

か

き

さくいん

あ

い

う

え

オンラインワークショップのご案内

リズ・ブルボーのワークショップや
リズ・ブルボー公認の講師によるワークショップを
オンラインで受講できます

VOICE WORKSHOP

https://www.voice-inc.co.jp

VOICE ホームページ上部にある「ワークショップ」のタブをクリック
「リズ・ブルボー」で検索

リズ・ブルボーは 1982 年にカナダで学校を設立

学校のウェブサイトはこちら
（英語とフランス語）

www.listentoyourbody.net

リズ・ブルボーの本が読めるのはハート出版だけ

https://www.810.co.jp

◇著者◇
リズ・ブルボー（Lise Bourbeau）
1941年、カナダ、ケベック州生まれ。いくつかの会社でトップセールスとして活躍したのち、自らの成功体験を人々と分かち合うためにワークショップを開催。現在、20カ国以上でワークショップや講演活動を行なっている。肉体のレベル、感情のレベル、精神のレベル、スピリチュアルなレベル、それぞれの声に耳をすますことで〈心からの癒し・本当の幸せ〉を勝ち取るメソッドは、シンプルかつ具体的なアドバイスに満ちており、著書は本国カナダであらゆる記録を塗りかえる空前のベストセラーとなった。https://www.ecoutetoncorps.com/

◇訳者◇
浅岡夢二（あさおか・ゆめじ）
1952年生まれ。慶應義塾大学文学部仏文学科卒業。明治大学大学院博士課程を経て中央大学法学部准教授。専門はアラン・カルデック、マリ・ボレル、リズ・ブルボーを始めとする、フランスおよびカナダ（ケベック州）の文学と思想。人間の本質（＝エネルギー）を基礎に据えた「総合人間学（＝汎エネルギー論）」を構築。フランス語圏におけるスピリチュアリズム関係の文献や各種セラピー・自己啓発・精神世界関連の文献を精力的に翻訳・紹介。リズ・ブルボー『〈からだ〉の声を聞きなさい』シリーズ、『五つの傷 合本版』や『ジャンヌ・ダルク 失われた真実』『光の剣・遥かなる過去世への旅』など訳書多数。著書に『フランス文学と神秘主義』『ボードレールと霊的世界』がある。

自分を愛して！ 病気と不調があなたに伝える〈からだ〉からのメッセージ

平成19年10月31日 第1刷発行
令和7年3月15日 第35刷発行

著　者　リズ・ブルボー
訳　者　浅岡夢二
装　幀　フロッグキングスタジオ
発行者　日高裕明
発　行　株式会社ハート出版
〒171-0014 東京都豊島区池袋3-9-23
TEL03-3590-6077 FAX03-3590-6078
ハート出版ホームページ https://www.810.co.jp

ISBN978-4-89295-574-7 印刷・製本 中央精版印刷株式会社

リズ・ブルボー著作一覧（訳・浅岡夢二）

〈からだ〉の声を聞きなさい ［増補改訂版］

世界を感動させた永遠のベストセラー　本体1800円

〈からだ〉の声を聞きなさい ② ［新装版］

もっとスピリチュアルに生きるために　本体2100円

私は神！ リズ・ブルボー自伝

あなたを変えるスピリチュアルな発見　本体1900円

五つの傷 合本版

『五つの傷』『五つの傷 癒しのメッセージ』を一冊に！

「拒絶」「見捨て」「侮辱」「裏切り」「不正」の傷を癒やす方法　本体2500円

〈からだ〉の声を聞きなさい Q&A ［大切な人との関係］編

出会い、恋愛、そして結婚の本当の意味とは　本体1300円

あなたは誰？

すべてを引き寄せている〈自分〉をもっと知るために　本体1500円

LOVE LOVE LOVE ラブ・ラブ・ラブ

〈受け入れる〉ことで すべてが変わる　本体1900円

〈からだ〉に聞いて 食べなさい

もっと自分を愛してあげるために　本体1500円

お金と豊かさの法則

〈お金〉と〈こころ〉のスピリチュアルなQ&A　本体1500円

官能とセクシャリティ

［こころ・からだ・たましい］のレッスン　本体1800円

〈からだ〉の声を聞く 日々のレッスン

人生に〈気づき〉をくれる365日のセルフワーク　本体1800円

ガン－希望の書

〈からだ〉の声があなたに伝えるスピリチュアルなメッセージ　本体1800円

いつまでも若さとエネルギーを失わない生き方

スピリチュアル・アンチエイジングで〈こころ〉と〈からだ〉の力を取り戻す　本体1500円